„Ich liebe dieses Buch, und zwar nicht nur, weil Michio Kushi daran mitgewirkt hat, sondern auch, weil es von einer Frau mitgeschrieben wurde, die wirklich Erfahrung mit der alltäglichen makrobiotischen Küche hat, ein Kind großgezogen und vielen Menschen die Makrobiotik beigebracht hat. Das Buch behandelt sehr klar, was makrobiotische Ernährung ist, und wie sie sich mit dem täglichen Leben vereinbaren läßt."

Mayumi Niimi,
Madonnas private makrobiotische Köchin

„Gleich, ob Sie eine Firma betreiben oder einfach im beruflichen Alltag sehr beschäftigt sind - gesunde Mahlzeiten sind von äußerster Wichtigkeit, um Energie und Verstand stark zu halten, damit Sie sich an dem, was Sie tun, erfreuen können und nicht einfach nur den Tag überstehen. Dieses Buch mit seinen einfachen Schritten zu einer nährenden Lebensweise verhilft Ihnen dazu, genau das zu tun."

Tom Gegax,
US-Multi-Unternehmer,
Gründer von Tires Plus Stores, Verfasser von „The Big Book of Small Business, Winning in the Game of Life".

„Sind Sie es leid, krank und müde zu sein? Gabriele und Michio Kushi bringen die alte Weisheit der Makrobiotik ins 21. Jahrhundert, und zwar mit klaren, prägnanten Anwendungsmöglichkeiten für die Theorien, die so Vielen dabei geholfen haben, ihren Weg zu Gesundheit und Wohlergehen zu finden...mit Gabrieles äußerst schmackhaften Rezepten."

Christina Pirello,
mit dem „Emmy Award" preisgekrönte US-Chefköchin
Gastgeberin der US-Fernseh-Serie ‚Christina Cooks', US- Kochbuch- Bestsellerautorin, Expertin in und Anwältin für natürliche Gesundheit.

Dieses Buch ist den sieben uns nachfolgenden Generationen gewidmet.

Gabriele Kushi – Michio Kushi

Einführung in

die makrobiotische Küche in 10 leichten Schritten

- Ausgeglichen essen im 21. Jahrhundert

OST WEST VERLAG

Title: The Macrobiotic Kitchen in Ten Easy Steps,
- *Balanced Eating in the 21st Century*
by Gabriele Kushi with Michio Kushi

Publisher: Ost West Verlag, Völklingen, Germany, 2015
Consulting Editor: Richard Theobald

Deutschsprachige Rechte: OST WEST VERLAG
- Ost-West-Bund e.V., Völklingen 2014
Beratender Herausgeber: Richard Theobald
Fotografien: Allen Brown

1. Auflage April 2014
2. Auflage Mai 2014
3. erweiterte Auflage Februar 2015
4. Auflage September 2015

Bibliografische Information der Deutschen Nationalbibliothek:
Die Deutsche Nationalbibliothek verzeichnet diese Publikation in der Deutschen Nationalbibliografie. Detaillierte bibliografische Daten sind im Internet über http://dnb.d-nb.de abrufbar.

Anmerkung des Herausgebers: Personen mit Gesundheitsproblemen wird empfohlen, den Rat eines qualifizierten medizinischen oder psychologischen Therapeuten und eines makrobiotischen Beraters einzuholen, bevor mit der Durchführung irgendeiner diätetischen oder anderer in diesem Buch besprochenen Anwendung begonnen wird Es ist unerlässlich für jeden Leser, der bestimmte Gründe zu der Annahme hat, dass er selbst oder ein Familienmitglied ernsthaft erkrankt ist, direkt den entsprechenden medizinischen, heilkundlichen, diätetischen oder psychologischen Rat einzuholen. Weder dieses noch irgendein anderes gesundheitsbezogenes Buch sollte als Ersatz für eine qualifizierte gesundheitliche Betreuung verstanden werden.

ISBN 978-3-930564-34-7

Inhaltsverzeichnis

Vorwort

Anlässlich unserer Forschungen beim *Physicians Committee* (Ärztekomitee) in Washington, DC, haben wir festgestellt, über welche Kraft sorgfältig zubereitete Nahrungsmittel verfügen können. Menschen mit Gewichtsproblemen, Herzleiden, Diabetes und chronischen Schmerzen kommen zu uns und ändern ihre Ernährung in der Hoffnung, ihren Gesundheitszustand zu verbessern. Die Ergebnisse treten schnell ein und sind oft überraschend: Übergewicht schmilzt dahin, Herzleiden und Diabetes entwickeln sich langsam zurück, und chronische Schmerzen verschwinden. Bei jedem sieht das natürlich anders aus, aber insgesamt haben wir festgestellt, dass eine Änderung der Ernährung sehr viel mehr Wirkung hat, als man vermuten würde – häufig bewirkt sie mehr als eine medikamentöse Behandlung.

Während meines Medizinstudiums wurde der Ernährung nur oberflächlich Beachtung geschenkt. Uns wurde beigebracht, auf Medikamente zu vertrauen und uns nicht mit den ernährungsbedingten Ursachen von Krankheiten zu befassen. Ich kam vor zwei Jahrzehnten bei einem von Michio Kushi in Boston veranstalteten Symposium für Ärzte an einen Wendepunkt. Zusammen mit einer Arbeitsgruppe aus unterrichtenden Ärzten hob er die Informationen über Ernährung auf ein ganz neues Niveau. Viele der von ihnen vorgestellten Konzepte waren für mich und die anderen am Kurs teilnehmenden Ärzte völlig neu, und ich konzentrierte mich äußerst intensiv auf ihre Worte.

Auch viele der von ihm und seinem Team erwähnten Nahrungsmittel waren mir neu. Ich war in Fargo, North Dakota, aufgewachsen und kannte Roastbeef, Ofenkartoffeln und Mais, war aber noch nie mit Vollkornreis und Misosuppe in Kontakt gekommen und traute Brokkoli und Gurken auch nicht so recht über den Weg. Aber ich traf eine Reihe von Menschen, die die von Michio Kushi beschriebene Vorgehensweise ausprobiert hatten. Bei ihnen hatte es funktioniert und sie konnten wundervolle Erfolge verzeichnen.

Und dann entdeckte ich noch etwas. Während des Seminars aß ich ein paar Tage lang makrobiotische Gerichte, und es ging mir dabei großartig. Irgendwie fühlte sich dieses Essen genau richtig an. Schmackhaft, nahrhaft und manchmal ein bisschen abenteuerlich - das war neu, aufregend, spendete Energie und befand sich offenbar in perfekter Harmonie mit der Chemie des Körpers.

Im Laufe der Jahre haben die Wissenschaftler ihr Interesse der Makrobiotik zugewandt und sie in sehr strengen Forschungsarbeiten auf die Probe gestellt. Konzepte, die mit Yin, Yang und Gleichgewicht beschrieben wurden, werden jetzt mit Begriffen, wie statistische Signifikanz, P-Werte und Konfidenzintervall bezeichnet und untersucht. Und wir wissen jetzt, dass diese uralte gesunde Tradition über Heilkräfte verfügt.

Dieses Buch legt das alles in Ihre Hände. Lassen Sie sich von mir ermutigen, dieses schrittweise Herangehen auszuprobieren und sich mit anderen über Ihre Lernergebnisse auszutauschen. Ich hoffe, dass Sie, genau wie wir, feststellen, dass umsichtig zubereitete Nahrungsmittel ebenso erfreulich für die Geschmacksnerven sind wie kraftvoll für die Gesundheit.

Dr. med. Neal D. Barnard
Präsident des Physicians Committee
for Responsible Medicine,
Medizinische Fakultät der
George Washington University,
Washington, DC, USA

Über das Buch

Aus der Nahrung, die Sie zu sich nehmen, werden Ihre Zellen erschaffen, und sie erhält Ihr Leben. Außerdem werden Sie durch Ihre gesamte Lebensweise einschließlich Ihrer Umgebung, Ihrer Gedanken, Gefühle und Handlungen erhalten. Sich für eine *nährende Lebensweise* zu entscheiden und *Bewusstsein in Ihre Ernährungsgewohnheiten* zu bringen, verschafft Ihrem Leben einen Reichtum an Zufriedenheit und guter Gesundheit. Durch eine kleine Korrektur hier und da kommen Sie solch einer lebenspendenden Fülle sehr viel näher.

Heutzutage ist es gar zu einfach, schnell irgendwo irgendetwas zu essen, anstatt zu Hause zu kochen. Folglich wird Ihre Energie chaotisch und ihre Kraft reicht nicht für den ganzen Tag. Wenn Sie wie die meisten Menschen sind, kämpfen Sie sich durch den Tag, indem Sie versuchen, weniger oder gar kein Fastfood zu essen, oder Sie essen den ganzen Tag lang Knabberzeug und bekommen Tage lang keine gute Mahlzeit. Selten wird zuhause gekocht oder werden Speisen von Grund auf selbst zubereitet, und viele Mahlzeiten werden durch verpackte, raffinierte und mit Zucker, Salz, gehärteten Fetten und Chemikalien überladene ersetzt - häufig unter dem Deckmäntelchen naturbelassen zu sein. Wenn Ihnen diese Essgewohnheiten bekannt vorkommen, stellen Sie sich die folgenden Fragen: Ist meine Gesundheit in größerer Gefahr? Bin ich zu Änderungen bereit, die mir das Leben retten könnten?

Sehr viele Menschen spielen derzeit mit dem Gedanken, sich auf gesündere Essgewohnheiten umzustellen. Schlankheitsdiäten und hoch dosierte Nahrungsergänzungsmittel werden als Hilfen beworben, werden aber nur allzu oft zu einem Ersatz für eine grundlegend gesunde Ernährung. Die Werbung unterstützt auch Nahrungsmittel in Übergrößen, imitierte Lebensmittel und Proteingetränke mit den unterschiedlichsten Versprechen. Diese unterschiedlichen Sichtweisen können völlig verwirren. Es ist nicht leicht zu wissen, wo man anfangen und was man tun soll.

Die Gewohnheiten unseres Lebenswandels beeinträchtigen auch unsere Gesundheit. Ein überfüllter Zeitplan kann einen Burnout herbeiführen. Möglicherweise benutzen Sie täglich bei der Arbeit und dann noch spät am Abend und an den Wochenenden zu viele elektronische Geräte, was unter Umständen zu Schlaflosigkeit führt. Das Stadtleben oder lange, stressige Wege nehmen Ihnen vielleicht die Zeit, draußen in der frischen Luft neue Kraft zu sammeln. Vielleicht sehnen Sie sich danach, eine qualitativ gute Mahlzeit zu essen und sich im Freien unter Bäumen aufzuhalten oder auf einer grünen Wiese spazieren zu gehen. Aber das heutige Leben macht es uns nicht leicht, unseren Gefühlen zu folgen. Wo soll man anfangen? Wie schafft man es, aus dem gewohnten Trott auszubrechen?

Sie wissen, dass die heutigen Lebensweisen und Ernährungsgewohnheiten eine Schattenseite haben. Viele Krankheiten fangen damit an, dass Sie sich von der Natur entfernen und keine gesunden und lebenserhaltenden Nahrungsmittel essen. Gesundheitsorganisationen bestätigen diese negative Beziehung schon seit Jahrzehnten. Wissenschaftliche Forschungsergebnisse zeigen, dass unsere Lebensweise und die Nahrung, die wir zu uns nehmen, die Gesundheit beeinflussen, und unsere eigene

Erfahrung bestätigt das. Fast täglich erleben wir, dass bei engen Freunden, Familienmitgliedern, Nachbarn oder Menschen am Arbeitsplatz Krebs, Übergewicht oder Diabetes, MS oder ein Herzleiden festgestellt werden... und die Liste lässt sich fortführen. Möglicherweise fallen Sie selbst in eine dieser Kategorien und denken *„Wie geht es weiter? Sind dies die Nachteile des heutigen Lebens?"*

Letzten Endes liegt es bei Ihnen, Ihre Gesundheit zu schützen und zu erhalten. Warum fangen Sie nicht jetzt sofort damit an, so gut wie irgend möglich für Ihren Körper zu sorgen? Fragen Sie sich: Worauf habe ich den meisten Einfluss und was kann ich am besten steuern? Was kann ich wirklich ändern, wenn ich heute damit anfange? Ist das nicht die Nahrung, die man über den Mund zu sich nimmt?

Dieses Buch möchte Sie unterstützen und Sie *Schritt um gesunden Schritt* zu einem neuen Anfang und einem neuerlichen Beschluss führen, naturbelassene, vollwertige Nahrungsmittel und gesunde Lebensstrategien zu wählen. Der makrobiotische Umgang mit dem Leben, dem Gleichgewicht zwischen Yin und Yang und einer Ernährung in Harmonie mit der Natur bietet den Rahmen für eine gesundheitsförderliche Lebensweise. Die Rezepte mit natürlichen Lebensmitteln werden Ihnen dabei helfen, die Umstellung auf gesunde, der Jahreszeit entsprechende Essgewohnheiten stressfrei zu bewältigen.

Das Feuer in der Küche ist das Zentrum Ihres Heims und Ihres Lebens – die Grundlage einer gesunden Lebensart. Gesunde Ernährungsgewohnheiten sind wichtig, um Ihre Träume träumen und manifestieren zu können. Sie erhalten den höchsten Nährwert für sich selbst und Ihre Lieben, wenn Sie in Ihrer Küche Prinzipien der Ausgewogenheit anwenden und selbst zubereitete Nahrung zu sich nehmen. Auch auswärts zu essen kann eine harmonische und freudige Erfahrung sein, wenn Sie wissen, wie Sie bei diesen Gelegenheiten die richtigen Speisen wählen.

Sie können heute anfangen. Wie? Es ist ganz leicht! Ersetzen Sie nach und nach die weniger gesunden Nahrungsmittel durch gesunde und verschieben so Ihre Essgewohnheiten ganz natürlich. Nur wenige Menschen können oder sollten über Nacht radikal von einer überwiegend auf Fleisch und Zucker basierenden Ernährung auf pflanzliche Nahrung mit Getreide, Bohnen, Samen, Nüssen und Gemüse übergehen. Wir schlagen vor, dass Sie den Übergang zu makrobiotischen naturbelassenen Nahrungsmitteln und einer ausgewogenen, von der Jahreszeit abhängigen Lebensweise Schritt für Schritt vollziehen, und aus diesem Grund haben wir auch dieses Buch geschrieben. Es wird Ihrem Körper leichter fallen, sich an die vielen neuen Nahrungsmittel und Zubereitungsmethoden zu gewöhnen, und der Übergang wird sanft ausfallen und lange anhalten. Natürlich können Sie, wenn Sie wollen, Ihre Essgewohnheiten auch schneller umstellen, falls Ihre Lebenssituation das erfordert.

Wenn Sie schrittweise vorgehen, schlagen wir vor, dass Sie mit jedem Schritt zwei Wochen lang experimentieren. Lesen Sie alles sorgfältig, einschließlich der makrobiotischen Informationen über Yin und Yang und die Darstellungen der jahreszeitlichen Zugehörigkeit der Nahrungsmittel, und probieren Sie die Rezepte aus.

Fangen Sie an, Ihrem Leben neue Frische zu verleihen, indem Sie in Schritt 1 grünes Blattgemüse essen, und statten Sie Ihre Wohnbereiche mit großblättrigen grünen Pflanzen aus, da diese Sie mit gutem Sauerstoff versorgen. Lernen Sie alles über die Bedeutung grüner Pflanzen für die Ernährung und die Geschichte dieser wundervollen Nahrungsmittel.

Dann fahren Sie fort mit Schritt 2, der die gesamte Gruppe der Vollkorngetreidesorten umfasst, und vereinbaren das mit Ihrem in Schritt 1 erworbenen Wissen. Manche Menschen reagieren mit einer Vielzahl von Symptomen allergisch auf glutenhaltige Nahrungsmittel sowie auf Soja, Zitrusfrüchte, Erdnüsse, Milchprodukte und so weiter und auf Chemikalien in Nahrung und Luft. Um es für Sie einfacher zu machen, warnen wir bei Gluten und bieten Ersatz durch glutenfreies Getreide an. Glutenhaltige Nahrungsmittel sind im vollwertigen und naturbelassenen Zustand nicht allgemein schlecht, aber Menschen mit Glutenallergien oder Autoimmun-Empfindlichkeiten, die durch unterschiedliche Ursachen entstehen können, wie den übermäßigen Verzehr von raffinierten und denaturierten glutenhaltigen Mehlprodukten und weißem Zucker, sollten sie bis zu einer nachhaltigen Gesundung vermeiden.

Auf Ihrem Weg durch alle Schritte werden Sie nach und nach und mühelos alle Nahrungsmittelgruppen, Rezepte und Veränderungen der Lebensweise ‚in der Tasche' haben, und Ihre Küche wird für den Rest Ihres Lebens eine Wohlfühlküche sein. Indem Sie die Zubereitungsmethoden in diesem Buch anwenden, können sie schwierige Umstände und ungesunde Verhaltensweisen hinter sich lassen und kommen der Verwirklichung Ihrer Träume näher. Viel Positives wird geschehen, und es wird sich ganz natürlich entfalten.

Gabriele Kushi und Michio Kushi

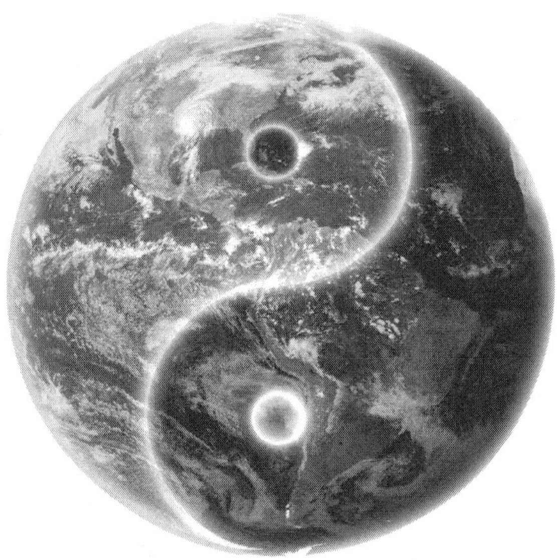

Einleitung

Kunst und Wissenschaft der Makrobiotik

Die Makrobiotik (griechisch: großes oder langes Leben) befasst sich mit der Kunst und Wissenschaft einer nachhaltigen Lebensweise und Ernährung in Harmonie mit dem Rhythmus der Jahreszeiten, um die Heilkräfte der Natur für die persönliche Gesundheit und die des Planeten und den Frieden zu unterstützen.

Die Lehren der Makrobiotik zeigen, wie sich gesunder Menschenverstand und das Wissen um natürliche Möglichkeiten, die häufig vergessen sind oder übersehen werden, wieder erlernen lassen. Millionen Menschen auf diesem Planeten leben aktiv makrobiotisch, weil es ihnen damit gut geht und weil sie eine nachhaltige und friedvolle Zukunft fördern wollen. Sich durch den Verzehr lokal erzeugter Nahrungsmittel mit dem Wechsel der Jahreszeiten zu verbinden und im Gleichgewicht mit den persönlichen Bedürfnissen und Zielen zu halten, eröffnet Ihnen die Verbindung mit der Natur. Tun Sie den ersten Schritt, alles andere folgt mit Leichtigkeit. Es wird Ihre Intuition schärfen, und Sie werden die Veränderungen erkennen, die in Ihnen selbst stattfinden.

Einfluss der Makrobiotik auf die Welt

Im Verlauf der Geschichte haben Philosophen und Ärzte den Begriff der Makrobiotik häufig als Ausdruck für „das, was Wohlbefinden und Langlebigkeit fördert" verwendet. Zum ersten Mal taucht er in den Schriften des Hippokrates auf. Christoph Wilhelm Hufeland[1], deutscher Arzt aus dem neunzehnten Jahrhundert, hat das erste Buch mit dem Begriff Makrobiotik im Titel verfasst. Hufeland befürwortete eine moderate Lebensweise, auch wenn er das Konzept des Gleichgewichts von Yin und Yang und dessen Anwendungen, das wir heute als Makrobiotik kennen, nicht berücksichtigt hat.

Der Begründer der makrobiotischen Bewegung des zwanzigsten Jahrhunderts, der verstorbene Georges Ohsawa aus Japan, hat an die fernöstliche Philosophie des Yin und Yang angeknüpft, fernöstliche Lehren studiert und traditionelle japanische Nahrungsmittel und medizinische Denkansätze angewendet und hat so die heutige Grundlage der makrobiotischen Lehren geschaffen. Durch ausgedehnte Reisen, zahlreiche Bücher und seine Ignoramus-Schule in Japan hat er nach dem Zweiten Weltkrieg für einen friedvollen, nachhaltigen Umgang mit dem Leben zusammen mit seiner Frau Lima und seinen Schülern die Lehren der Makrobiotik weltweit verbreitet. Ronald Kotzsch hat dokumentiert[2], wie die Arbeit der Ohsawas den Weg für die fernöstliche Medizin und Lebensweise sowie für ein gründliches Nachdenken über Ernährung und Nahrung als Möglichkeiten der Krankheitsvorbeugung und Heilung bereitet hat.

---

[1] Christoph Wilhelm Hufeland, Makrobiotik; oder, Die Kunst, das menschliche Leben zu verlängern (1842).

[2] Ronald E. Kotsch, Ph.D., Macrobiotics: Yesterday and Today (Tokyo: Japan Publications, 1985).

Seit den 1950er Jahren gründeten Makrobiotiklehrer weltweit eine riesige Bibliothek sowie Unterrichtseinrichtungen und makrobiotische Lebensmittelfirmen. Beispielsweise hat Aveline Kushi ihr Leben der Verfügbarmachung makrobiotischer Produkte gewidmet (von ihr stammt auch der Ausdruck *Natural Foods* (Naturkost). Aveline hat der Naturkostbewegung Aufschwung verliehen, als sie in Boston Erehwon, den ersten Naturkostladen in den Vereinigten Staaten, eröffneten. In Europa hat Pierre Gevaert 1957 das erste Unternehmen zur Verteilung und Herstellung makrobiotischer Lebensmittel gegründet, das zu Ehren von Georges Ohsawas Frau den Namen Lima erhielt.

Die Makrobiotik spielte Ende der 1970er Jahre mit der Eröffnung des Kushi-Instituts, des ersten Zentrums für makrobiotische Bildung, in Boston und London die Rolle eines Katalysators für die Akzeptanz alternativer und ergänzender Medizin. Das Institut verfügt inzwischen über Zweigstellen in den Vereinigten Staaten, Europa und Japan, und viele Lehrer und Schüler sind ihm weltweit verbunden. 1999 gewannen die Beiträge von Aveline und Michio Kushi zur Entwicklung der modernen Gesellschaft die Anerkennung der *Smithsonian Institution*, wo die mit ihrer makrobiotischen Arbeit in Zusammenhang stehenden Dokumente und Gegenstände archiviert wurden, und im *National Museum of American History* (Nationalmuseum für Amerikanische Geschichte) wurde die *Kushi Family Collection* (Sammlung über die Kushi-Familie) angelegt.

Prominente Persönlichkeiten wie Madonna, Gwyneth Paltrow) und Dirk Benedict (Schauspieler und Verfasser des Buches *Mein Leben als Kamikaze Cowboy*) führen und fördern weiterhin ein nährendes makrobiotisches Leben. Der verstorbene John Lennon, John Denver, Gloria Swanson und William Dufty (Verfasser von *Sugar Blues*) sind dafür bekannt, dass sie die Kunst der Makrobiotik gekannt und praktiziert haben.

Gesundheitliche Vorteile der Makrobiotik

Unter makrobiotischer Lebensweise wird häufig die makrobiotische Ernährung verstanden, und die ist heutzutage vor allem als Heilnahrung bekannt. Viele der natürlichen und vollwertigen Nahrungsmittel, die in der makrobiotischen Küche Verwendung finden, haben sich als sehr nützlich für die Stärkung des Immunsystems, Senkung hoher Cholesterinwerte, Vorbeugung von Herzleiden, Gewichtsmanagement, Erleichterung von Wechseljahresbeschwerden und zum Schutz vor degenerativen Krankheiten erwiesen.

Die Vorteile einer makrobiotischen Ernährung und Lebensweise finden in zahlreichen wissenschaftlichen und medizinischen Zeitschriften Erwähnung. Im Jahr 2000 wurde in einer wichtigen Studie[3] über die bei Krebspatienten angewandten alternativen Behandlungsmethoden von unkonventionellen Methoden berichtet, unter anderem über eine makrobiotische Heilernährung, die bei der Reduktion von Stress und der Minimierung von Beschwerden wirksam war und den Patienten ein Gefühl der

[3] A. Sparber, et al., "Use of complementary medicine by adult patients participating in cancer clinical trials," *Oncology Nursing Forum* 27(4) (2000): 623–30.

Kontrolle vermittelte. Viele Menschen haben auch darüber berichtet, wie sie ihren Brustkrebs, Morbus Crohn und andere Krankheiten mit Hilfe einer für sie eigens zusammengestellten makrobiotischen Heilernährung heilen konnten. Fälle bedeutender Heilungen wurden mit unterschiedlichen Ausmaßen an medizinischer Dokumentation in Buchform veröffentlicht.

Personen in medizinischen Berufen empfehlen ihren Patienten für die zusätzliche Behandlung bestimmter Krankheiten in den USA heute oft die Makrobiotik. Die makrobiotische Ernährungs- und Lebensweise hat dazu beigetragen, die Welt mit der Idee vollwertiger und natürlicher Nahrungsmittel bekannt zu machen. Das könnte in diesen Zeiten zunehmender Krebsfälle, Herzleiden, Fettleibigkeit, Allergien, AIDS und den Gefahren durch Umweltverschmutzung, die alle eine Folge unserer heutigen unausgewogenen Lebensweise sind, eine gute Ernährungsweise sein.

Eine *makrobiotische Heilernährung* ist ein Ernährungs- und Lebensführungsprogramm, das von einem erfahrenen Makrobiotikberater für Menschen mit einer bestimmten Krankheit individuell begleitet werden sollte. Dieses Programm dient vorübergehend zur Unterstützung der Gesundheit und muss im Laufe der Genesung angepasst und dann von einer weiter gefassten *makrobiotischen Standardernährung und -lebensweise* abgelöst werden. Die Wissenschaft der westlichen Welt hat den Nutzen der gesundheitsfördernden Nährstoffe, die in vielen dieser natürlichen Nahrungsmittel enthalten sind, aufgezeigt. Die Informationen in diesem Buch sind kein Programm zur Selbsthilfe, sondern eher eine vorsichtige Erinnerung, ein ausgeglichenes, jahreszeitlich angepasstes Leben mit natürlicher, vollwertiger Nahrung zu führen. Zur Behandlung und Anleitung bei Ernährungsumstellungen im Krankheitsfall fragen Sie einen Arzt, Ernährungsberater oder erfahrenen Makrobiotikberater um Rat.

Hier stellen wir Ihnen die *makrobiotische Standardernährung* als Ernährungs- und Lebensweise für den Alltag vor. Das ist eine sehr viel weitere Betrachtungsweise als die Heilernährung und enthält die Aspekte von Yin und Yang, die sich an den Jahreszeiten orientieren und bei denen sich alles um natürliche, vollwertige Nahrungsmittel auf pflanzlicher Basis dreht. Sie können die makrobiotische Standardernährung und -lebensweise nach Ihrem Geschlecht, Alter, kulturellen Erbe, Aktivitätsniveau, Ihren persönlichen Bedürfnissen sowie Klima und Umgebung, in denen Sie leben, ausrichten.

Vergessen Sie aber nicht, dass Ihre Bedürfnisse sich mit der Jahreszeit und im Laufe der Jahre ändern. Wie die Theorie der Makrobiotik besagt, ändert sich alles ständig und damit auch Ihre Bedürfnisse hinsichtlich der Ernährung. Der Nutzen einer makrobiotischen Heilernährung oder der makrobiotischen Standardernährung lässt sich mit zahlreichen Dingen der Lebensführung unterstützen, wie Do-In, einer asiatische Selbstmassage, sowie Meditation, Yoga, Spazierengehen oder sonstigen Aktivitäten, die Körper, Geist und Seele unterstützen und kräftigen. Lesen Sie die vielfältige Makrobiotik- Literatur für Ihre weiteren Studien.

Das makrobiotische Prinzip von Yin und Yang

In der Makrobiotik vereinen sich die 5.000 Jahre alte Weisheit des fernen Ostens und die moderne Wissenschaft des Westens. Die alte Philosophie von Yin und Yang bietet das Konzept, und die Makrobiotik mit den wichtigsten Prinzipien befasst sich mit der Lehre. Das Yin, die sich ausdehnende und das Yang, die sich zusammenziehende Energie sind zwei fundamental gegensätzliche und sich ergänzende Naturkräfte. Die Anwendung von Yin und Yang in der Makrobiotik ist in allen Bereichen praktisch und fassbar und unterscheidet sich so von der Lehre der Traditionellen Chinesischen Medizin (TCM) mit deren stärker energetisch und metaphysisch orientierten Sichtweise. Beide Systeme bedienen sich des Yin und Yang und nutzen sie nur aus unterschiedlichen Blickwinkeln.

In der Makrobiotik benutzen wir Yin und Yang, um die vereinenden Prinzipien, die alle Einflüsse ausgleichen und zu allgemeinem Wohlbefinden führen können, zu erklären. Wir betrachten die diametral entgegengesetzten Kräfte, die allen Dingen eigen sind. Sie können diese ständig sich verändernden, kontrastierenden und ausgleichenden Kräfte der Natur in allem, was existiert, am Werk sehen, und sie beeinflussen unser Leben. Beispiele sind unter anderem Ausdehnung und Zusammenziehung, dunkel und hell, Mann und Frau, Nacht und Tag, groß und klein, weit und nah, heiß und kalt.

Vergleichen Sie in Ihrer Küche die Kräfte der über der Erde wachsenden Pflanzen mit denen der unter der Erde wachsenden oder die von Nahrungsmitteln aus kälteren Klimazonen gegenüber denen aus einem warmen Klima beziehungsweise raffinierter Nahrungsmittel gegenüber unraffinierten. Sie erkennen das an den unterschiedlichen Formen – rund oder lang – oder an der roten und weißen Farbe der Nahrungsmittel. Sie erreichen Gegensätzliches, je nachdem wie Sie Ihr Gemüse schneiden, in große Stücke oder kleine Stifte, oder wie Sie es zubereiten, es dämpfen oder im Drucktopf garen.

Die Verwendung unterschiedlicher Garmethoden und Gemüsesorten – je nach Jahreszeit – erscheint sehr sinnvoll, wenn wir sie unter dem Gesichtspunkt von Yin und Yang betrachten. Die Vorstellung von Ausdehnung (Yin) und Zusammenziehung (Yang) hilft Ihnen, Ihre Rezepte so ausgeglichen zu gestalten, dass sie nachhaltige, gesunde Mahlzeiten ergeben. Bestimmte Nahrungsmittel isst man besser im Sommer, wie die weichen, wässrigen Sommerkürbisse, aber andere unterstützen Ihre Energie im Winter, wie die harten Winterkürbisse. Die makrobiotische Kunst und Wissenschaft des Gleichgewichts zwischen diesen Wundern in Ihrem Leben mag Ihnen manche Prüfung auferlegen, wenn Sie aber die Idee verstanden haben, können Sie das Gelernte leicht auf alle Lebensbereiche anwenden. Fangen Sie an, Ihr neues Wissen in Ihrer Küche zu gebrauchen, indem Sie die Nahrungsmittel verwenden, die in der Jahreszeit und Klimazone, in der Sie sich befinden, wachsen. Nach und nach und mit der Zeit wird Ihr körperliches, geistiges und seelisches Wohlbefinden es Ihnen danken, wenn Sie den Strömungen der Natur folgen.

Beispiele für die gegensätzlichen und sich ergänzenden Yin- und Yang- Tendenzen in der Natur		
	YIN	**YANG**
Funktion	Zerstreuung	Verschmelzung
	Auflösung	Aussaugung
	Trennung	Sammlung
	Zersetzung	Bildung
Bewegung	inaktiver, langsamer	aktiver, schneller
Schwingung	kürzere Wellen und höhere Frequenz	längere Wellen und niederigere Frequenz
Richtung	aufsteigend und vertikal	absteigend und horizontal
Stellung	weiter außen und peripher	weiter innen und zentraler
Gewicht	leichter	schwerer
Temperatur	kälter	heißer
Helligkeit	dunkler	heller
Feuchtigkeit	feuchter	trockener
Dichte	dünner	dicker
Größe	länger, größer	kürzer, kleiner
Gestalt	ausgedehnter und zerbrechlich	kompakter und härter
Form	länger	kürzer
Konsistenz	weicher	härter
Atomteilchen	Elektron	Proton
Elemente	N, O, K, Ca. usw.	H, C, Na, As, Mg. usw
Umgebung	Schwingung...Luft...Wasser...Erde	
Klimatische Einflüsse	tropisches Klima	kälteres Klima
biologisch	mehr pflanzlich	mehr tierisch
Geschlecht	weiblich	männlich
Organstruktur	eher hohl und ausgedehnt	kompakter und fester
Nerven	mehr außen liegend, Orthosympathikus	mehr innen liegend, Parasympathikus
Haltung	sanfter, ruhiger	lebhafter, kontaktfreudiger
Arbeit	mehr psychologisch und geistig	mehr körperlich und sozial
Dimension	Raum	Zeit

Charakteristische Tendenzen von Yin und Yang bei Nahrungsmitteln und Pflanzen allgemein		
	YIN	**YANG**
Na/K-Verhältnis	kaliumreich	natriumreich
Klimatische Einflüsse	wächst bevorzugt in warmem und heißem Klima	wächst bevorzugt in kalten Klimata oder im Winter
Wachstums-geschwindigkeit	schnelles Wachstum	langsames Wachstum
Größe	größer	kleiner
From	länger	kürzer
Wassergehalt	saftiger, wässriger	trockener, wasserärmer
Konstistenz	weicher	härter
Wachstumsrichtung	eher gerade aufwärts über der Erde und seitwärts unter der Erde	eher seitwärts auf der Erde und gerade nach unten in der Erde
Blattgrößen	größer	kleiner
Blatt-Ränder	glatt	zick-zack
Garzeit	kürzer	länger
Wirkung auf den menschlichen Organismus nach Verzehr	kühlend, entspannend, verlangsamend, beruhigend,mehr Schlafbedürfnis	erwärmend, anregend, aktivierend, aufregend, weniger Schlafbedürfnis
Nährstoffe	Fett...Eiweiß...Kohlehydrate...Mineralstoffe	
Geschmack	würzig - sauer -süß -salzig -bitter	
Geruch	stärker	weniger

Eine ausgewogene Lebensweise

Mit der Makrobiotik lernen Sie, sich wieder mit der Natur zu verbinden und sich nach dem Kreislauf der Jahreszeiten zu richten, und die Verwendung vollwertiger Nahrungsmittel hilft Ihnen, Alltag und Gesundheit ins Gleichgewicht zu bringen. Ebenso, wie Sie Ihre Kleidung der Jahreszeit entsprechend wählen, werden Sie lernen, Gemüse, Bohnen und Getreide entsprechend zu wählen und zuzubereiten. Im Frühling legen Sie mehr Gewicht auf frische Nahrung und kürzere Garzeiten. Verwenden Sie beispielsweise oft Sprossen, wenn alles sprießt, und essen Sie möglichst wilde Salate mit Löwenzahn. Im Winter sehen Sie längere Garzeiten vor und kochen herzhafte Eintöpfe. Indem Sie Ihre Energie auf diese Weise mit der Umwelt harmonisieren, kräftigen Sie Körper, Verstand und Geist.

Verbringen Sie Zeit in der Natur – je mehr, desto besser werden Sie sich fühlen.

Spazieren oder wandern Sie im Wald. Beschäftigen Sie sich angemessen im Freien mit Gärtnern, Gehen, Laufen, Radeln oder Sonstigem. Atmen Sie tief, beobachten die Natur und seien Sie voller Respekt und Dankbarkeit für alles, einschließlich Ihrer Ahnen. Verjüngen Sie Ihren Körper, Verstand und Geist mit geeignetem Muskeltraining und Streckübungen die, regelmäßig durchgeführt, den größten Nutzen für eine ausgewogene Lebensweise bringen. Entspannen Sie in Meditation oder machen Atemübungen.

Zu einer natürlichen und harmonischen Lebensweise gehören auch natürliche Materialien für Kleidung und Bettzeug, chemiefreie Reinigungsmittel für Haushalt und Küche, nachhaltige Produkte im Garten und biologische Kosmetik.

Eine ausgeglichene Lebensweise unterstützt eine natürliche Landwirtschaft ohne Gentechnik sowie natürliche Nahrungsmittelverarbeitung und -herstellung. Während wir unsere Umgebung sauber und natürlich halten und tierisches Leben achten, erhöhen wir unser Bewusstsein für die Umwelt. Wir fördern den Wasserschutz ebenso wie natürliche Techniken zur Reinigung kontaminierten Wassers und einen natürlichen Umgang mit körperlichem und geistigem Wohlbefinden.

Finden Sie Gelegenheiten, diese Werte zu stützen. Falls möglich, suchen Sie Arbeit in nachhaltigen Geschäftszweigen, investieren und kaufen Sie in umweltfreundliche/n Unternehmen, kaufen Sie umweltfreundliche Baumaterialien und arbeiten für den Erhalt einer natürlichen Umwelt. Kämpfen Sie gegen Tierquälerei und kaufen tierversuchsfreie Produkte. Führen Sie ein bewusstes und verantwortliches Leben, um einen möglichst kleinen Fußabdruck auf dieser Erde zu hinterlassen, sodass sieben Generationen nach uns noch einen Platz zum Leben haben. Dies ist auch das, was die Indianer-Ältesten den Jungen beibringen.

Natürliche, vollwertige Nahrungsmittel in Ihrer Küche

Natürliche, vollwertige Nahrungsmittel verfügen über starke Nährstoffe und gesundheitsfördernde Eigenschaften, die Ihrem Bedarf an einer ausgewogenen, jahreszeitlich orientierten Küche gerecht werden. Verwenden Sie nährstoffreiche, vollwertige Nahrungsmittel ohne raffinierten Zucker und künstliche Süßungsmittel. Vermeiden Sie verarbeitete Lebensmittel, weißes Mehl und Lebensmittel mit chemischen Zusatzstoffen und Hormonen. Verwenden Sie auch qualitativ hochwertiges Quellwasser oder gefiltertes, chlorfreies Wasser. Wählen Sie Bio, wann immer möglich und vermeiden Sie genveränderte Produkte. Seien Sie sich bewusst, dass Produkte mit der Bezeichnung „natürlich" absolut nicht natürlich sein müssen, da sie gentechnisch veränderte oder raffinierte und chemisch verstärkte Inhaltsstoffe enthalten könnten.

Bereiten Sie der Jahreszeit entsprechend ausgewogene Mahlzeiten aus der riesigen Vielfalt von Nahrungsmitteln aus dem Pflanzenreich zu. Verwenden Sie auch Vollgetreide, Hülsenfrüchte (Bohnen und Tempeh), grünes Blattgemüse, Wurzeln und rundes Gemüse, rohe Nahrungsmittel, Meeresgemüse, Samen, Nüsse, Obst, Kräuter, unraffinierte Öle und Meersalz. Unterstützen Sie die Nahrungsaufnahme durch fermentierte Produkte, wie Sauerkraut, Miso, Umeboshipflaumen und Tamari, eine glutenfreie Sojasauce, traditionelle Nahrungsmittel aus allen Ländern der Erde, die Gesundheit und Heilung fördern. Auch wenn diese dort, wo Sie leben, nicht zum Alltag gehören, haben sie doch alle gute, gesundheitsfördernde Eigenschaften.

Verwenden Sie eine Vielzahl von Schneidetechniken und Zubereitungsmethoden. Dämpfen Sie die Nahrung leicht, kochen im Drucktopf oder dünsten sie. Legen Sie großes Gewicht auf die fünf Geschmacksrichtungen: salzig, süß, bitter, scharf und sauer. Rohe und gekeimte Nahrungsmittel und Gemüsesäfte bieten die frischesten natürlich vorkommenden Vitamine.

Diese makrobiotische Vorgehensweise sorgt für eine vollständige, ausgewogene, auf pflanzlicher (veganer) Nahrung basierende Küche. Wenn Sie Nahrung aus dem Tierreich verzehren wollen, wählen Sie Tiere, die in der Evolution am weitesten von uns entfernt sind. Ökologisch gefangene Tiere aus dem Wasser, wie Fisch, sind in ihrer Entwicklung weit vom Menschen entfernt. Die meisten Fischarten werden genauso schnell verdaut wie Gemüse und enthalten außerdem gesunde Fette. Vermeiden Sie das Fett der auf dem Land lebenden Tiere, wie Schweineschmalz oder Butter, Molkereiprodukte, rotes Fleisch, Geflügel und Eier. Wenn Sie Fleisch aus dem Reich der auf dem Land lebenden Tiere essen möchten, wählen Sie freilaufende Tiere, die mit biologischem, nicht genverändertem, hormonfreiem, artgerechtem Futter ernährt und unter ethischen Gesichtspunkten geschlachtet wurden. Hüten Sie sich vor dem gierigen Verzehr von tierischen Nahrungsmitteln und Produkten. Die Forschung[4] hat gezeigt, dass der Verzehr tierischer Nahrungsmittel, Produkte und Fette sich nachteilig auf die Gesundheit des Menschen auswirkt.

Gestalten Sie die Mahlzeiten ästhetisch. Benutzen Sie hübsche Teller und Schalen, bringen Sie die Familie zusammen und sorgen dafür, dass die Mahlzeit zu einem harmonischen Erlebnis wird. Stellen Sie Ihre Menüs aus den frischesten Zutaten zusammen und verwenden dabei mehrere Nahrungsmittelgruppen, um eine angemessene und ausgewogene Ernährung sicher zu stellen. Bei dieser guten Nahrung ist es immer noch von höchster Bedeutung, dass Sie jeden Bissen gründlich kauen, da die Verdauung bereits im Mund beginnt. Machen Sie das Mittagessen zur Hauptmahlzeit, denn Sie schlafen erholsamer, wenn Sie drei Stunden vor dem Zubettgehen nur eine leichte Mahlzeit zu sich nehmen.

Wie die Umstellung leicht wird

Wie setzen Sie nun Ihr Bewusstsein für natürliche Nahrung in Ihrer Küche um, und wie machen Sie das zum festen Bestandteil Ihrer täglichen Gewohnheiten?

Machen Sie in Kühlschrank, Schränken und Speisekammer Platz für die neuen Nahrungsmittel.

Führen Sie ein Nahrungsmittelprotokoll - sammeln Sie Informationen!

---

[4] Harvard School of Public Health Newsletter, "Calcium and Milk," ***The Nutrition Source***. http://www.hsph.harvard.edu/nutritionsource/what-should-you-eat/calcium-and-milk/index.html

Das Nahrungsmittelprotokoll ist ein wirksames Werkzeug, um sich Ihre Essgewohnheiten bewusst zu machen, bevor Sie sich daran geben diese umzugestalten. Beschaffen Sie sich ein Heft, das Sie überall mit sich tragen können. Seien Sie ehrlich und verurteilen sich nicht.

- Schreiben Sie eine Woche lang täglich auf was, wann und wie viel Sie essen und trinken. Seien Sie genau. Handelt es sich um eine vollständige Mahlzeit mit mehreren Speisen oder nur um eine Zwischenmahlzeit?
- Wie lange brauchen Sie, um die Mahlzeit zu essen? Trinken Sie während des Essens? Kauen und genießen Sie Ihre Mahlzeit oder schlucken Sie nur?
- Schätzen Sie die verzehrten Portionen in Tassen oder Gramm. Nehmen Sie eine zweite Portion?
- Schreiben Sie auf, wie Sie sich direkt nach der Mahlzeit fühlen und wie es Ihnen Stunden später geht, und zwar sowohl gefühlsmäßig als auch körperlich.
- Achten Sie darauf, wie Sie Ihre Mahlzeiten zubereiten. Was für eine Haltung nehmen Sie ein? Wie oft in der Woche essen Sie auswärts? Welche Art von Restaurants besuchen Sie? Was bestellen Sie? Essen Sie das angebotene Brot? Trinken Sie während des Essens kaltes Wasser?

Bewerten, nicht urteilen!

Nach einer Woche haben Sie eine recht gute Vorstellung von Ihren Essgewohnheiten. Möglicherweise bemerken Sie, dass Sie eine Menge gezuckerter raffinierter Speisen essen, oder dass Sie fast zu jeder Mahlzeit Fleisch und Molkereiprodukte zu sich nehmen, oder dass Sie allzu oft nach einer Kleinigkeit greifen. Stehen Sie gebeugt am Herd, rühren mit verspannten Schultern, vergessen zu atmen und klemmen beim Kochen das Telefon zwischen Kopf und Schulter fest? Benutzen Sie eine Mikrowelle und falls ja, wie oft? Essen Sie vor dem Fernseher oder während Sie andere Aufgaben erledigen? Was tun sie nach Beendigung einer Mahlzeit? Schreiben Sie auf, was Sie an sich entdeckt haben. Verurteilen Sie sich nicht, sondern fangen einfach mit dem ersten Schritt an und fahren fort, bis Sie alle Schritte getan haben. Während Ihrer zehn Schritte...

- Machen Sie, wenn Sie möchten, bei jedem Schritt Eintragungen in Ihr Heft und überwachen Ihren Fortschritt, indem Sie sich immer wieder Ihre früheren Eintragungen ansehen.
- Recyclen Sie langsam, was nicht auf Ihrer Liste gesunder Nahrungsmittel steht. Gewöhnen Sie sich an, die Etiketten auf verpackten Lebensmitteln zu lesen. Achten Sie auf versteckten raffinierten weißen Zucker, Ersatzstoffe mit hohem Fruchtzuckeranteil und gehärtete Fette. Kaufen Sie, wenn möglich, Produkte aus kbA und keine genmanipulierten Nahrungsmittel.

Wie Sie mit Familie den Übergang bewältigen

Wenn Sie Familie haben, für die Sie kochen, machen Sie keine großen Ankündigungen, wie: „Ab heute essen wir gesund!" Der Übergang kann ganz sanft vor sich gehen. Wenn Sie das bisher nicht schon tun, fangen Sie damit an, mindestens eine Mahlzeit im Sitzen und ohne Fernsehen oder andere Störfaktoren gemeinsam einzunehmen. Erhöhen Sie wöchentlich die Anzahl der Tage, an denen Sie diese wertvolle Familienzeit schaffen, in der Sie die Ereignisse des Tages besprechen und ihr Essen gemeinsam genießen. Das wird große Änderungen im Gesundheitszustand Ihrer Familie bewirken. Kochen Sie einfach so, wie Sie es gewöhnt sind und führen langsam neue Rezepte ein, mit mehr Grünem, und verwenden Sie keinen Zucker und raffinierte oder chemisch behandelte Nahrungsmittel mehr.

Gehen Sie mit Ihren Kindern oder dem Partner auf den Markt oder zu nahe gelegenen Bauernhöfen und lassen sie Gemüse und Obst nach ihrem Geschmack aussuchen. Lassen Sie sie in der Küche helfen. Es ist wichtig, dass Kinder schon früh lernen, wo die Nahrung her kommt, wie man Gemüse schneidet und dass es wichtig ist, Getreide einzuweichen. Fangen Sie an, etwas Gemüse oder Kräuter anzupflanzen. Bereiten Sie für kleine Kinder einfache Speisen zu, denn sie mögen die Lebensmittel gewöhnlich nicht gemischt. Teenager sind eine Herausforderung, da sie nicht anders sein wollen als ihre Altersgenossen, aber Sie könnten die Freunde einmal zu einer gesunden Zwischenmahlzeit einladen.

Verwenden Sie die Lieblingsgemüsesorten Ihrer Familie häufiger, und zwingen Sie die Kinder und Ihren Partner nicht, mit Ihnen zu essen, wenn sie nichts von dem mögen, was Sie zubereitet haben. Vielleicht müssen Sie manchmal zwei Mahlzeiten kochen, denn alle Familienmitglieder brauchen unterschiedlich viel Zeit für derartige Veränderungen. Versuchen Sie es immer wieder, und tun Sie Ihr Bestes. Und vor allem freuen Sie sich über die Erfahrungen, die Sie mit der Fülle, die Ihnen und Ihrer Familie jetzt zur Verfügung steht, machen.

Schritt 1

Grünes Blattgemüse ist mehr als nur Salate!

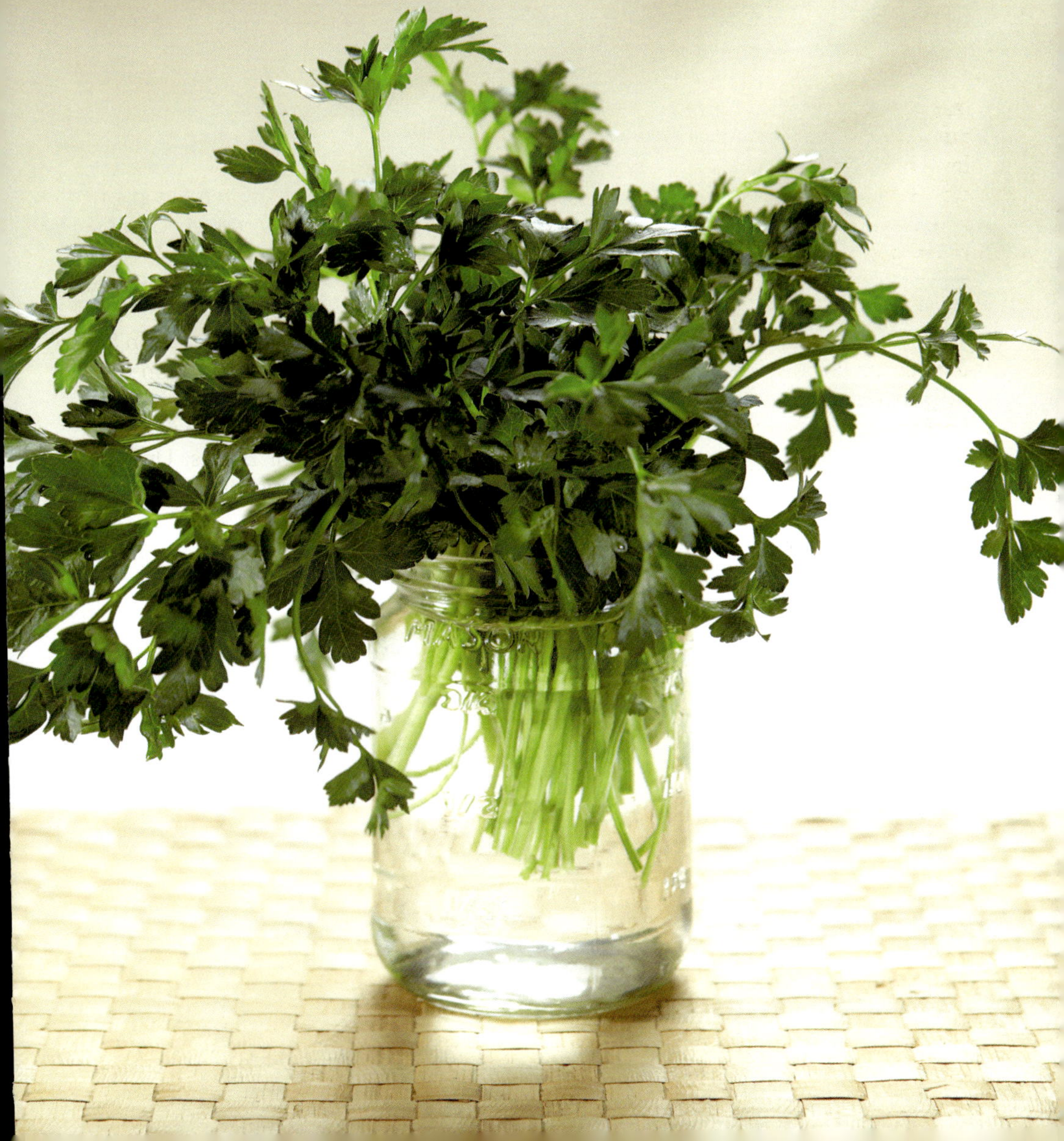

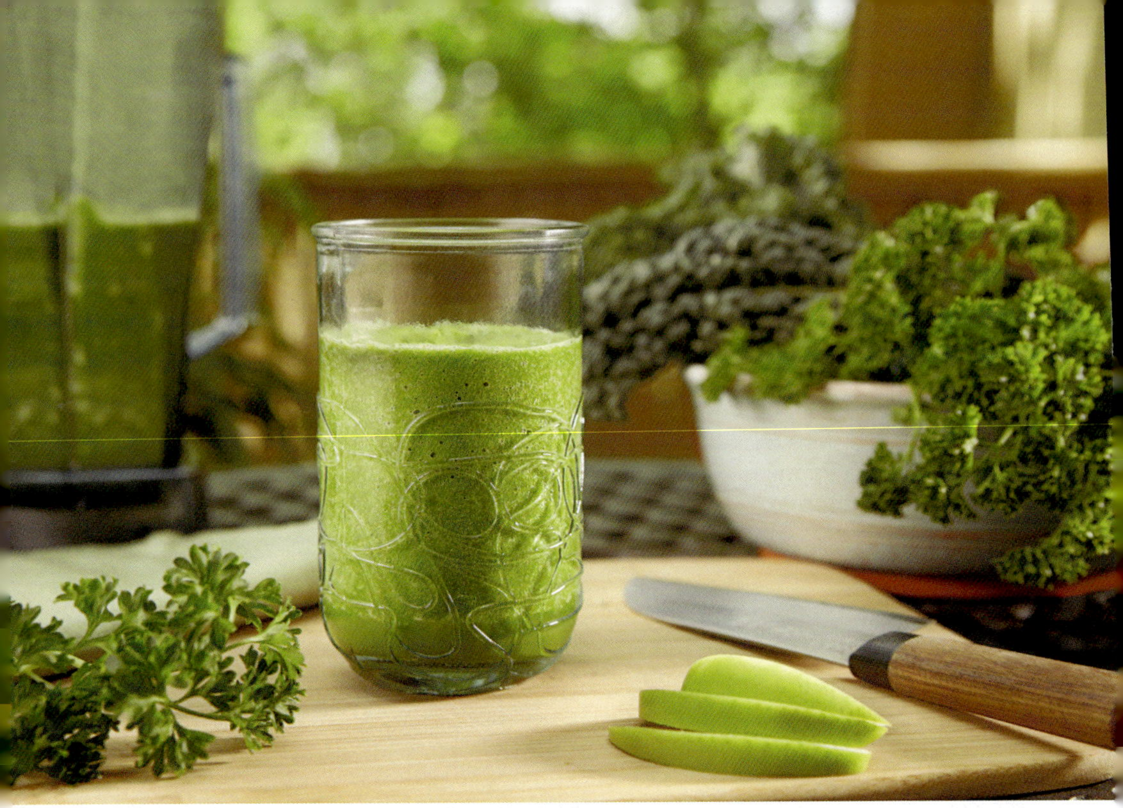

oben: Gemixtes Grünes-Gemüse-Getränk (Rezept S. 39)
unten: Grünkohlchips (Rezept S. 31)

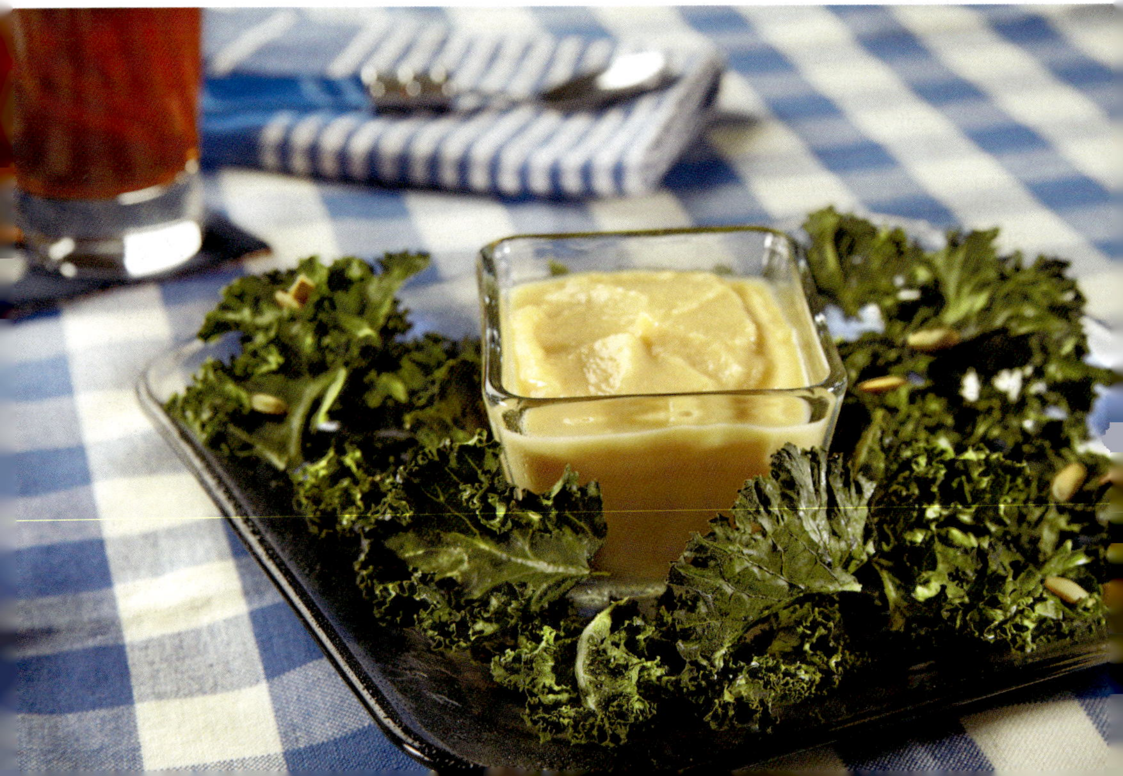

Ihr erster Schritt hin zu einer Naturkostküche ist es, sich die tägliche Verwendung von dunkelgrünem Blattgemüse zur Gewohnheit zu machen. Versuchen Sie, während der ersten beiden Entstehungswochen Ihrer Naturkostküche täglich wenigstens eine Tasse voll zu verwenden – vorzugsweise drei oder mehr. Auf diese Weise werden Sie mit dessen Zubereitung und Verzehr gut vertraut, und es wird Ihnen zur festen Lebensgewohnheit. Achten Sie darauf, wie gut Sie sich fühlen, wenn Sie es eine Zeitlang gegessen haben.

Wenn Sie die Leute fragen, was sie sich unter grünem Gemüse vorstellen, lautet die Antwort meistens Spinat, Eisbergsalat oder andere, allgemein bekannte Salatzutaten, wie grüne Paprika. Viele Menschen kennen gar nicht die volle Palette der grünen Blattgemüsesorten, die sie genießen können, vor allem nicht die dunkelgrünen, die der Gesundheit so zuträglich sind. Dieses Grün ist voller Nährstoffe und sonstigen sekundären Pflanzenstoffen – natürlich vorkommenden und in Pflanzen auftretenden Substanzen – die wir jeden Tag benötigen. Sie sind leicht zuzubereiten und fördern eine sanfte, leichte und flexible Energie. Trotzdem findet man sie selten auf Speisekarten oder auf dem Tisch. Besonders Männer essen sehr wenig Grünes - weniger als drei Tassen pro Woche.[5]

Fangen Sie bei der Umstellung auf den Verzehr von mehr grünem Gemüse mit dem Weißkohl an. Dämpfen Sie einfach ein paar Blätter etwa drei Minuten lang und verwenden sie als Beilage oder zur Abrundung einer Suppe. In gekochtem Zustand schmeckt er neutral bis süß. Er hat eine sehr glatte, weiche Oberfläche und lässt sich leicht kauen. Nachdem Sie den Kohl ausprobiert haben, erweitern Sie Ihr Repertoire auf anderes grünes Gemüse.

Welches grüne Gemüse mögen Sie?

Wenn Sie Kohl nicht mögen - keine Sorge. Ihnen steht viel Grünes zur Wahl. Sie können mit den Ihnen bekannten Sorten beginnen, vielleicht Brokkoli, und dann andere probieren und dabei herausfinden, welche Sie am liebsten mögen, und diese dann weiterhin häufig essen. Die meisten Kinder und Erwachsenen essen sehr gerne Brokkoli, den Sie deshalb häufig in Ihren Speiseplan aufnehmen sollten. Verwenden Sie nicht nur die Röschen sondern auch den Stiel, da diese beiden Teile der Pflanze Sie mit unterschiedlicher Energie versorgen.

Wenn Ihre Lieblingsgemüsesorten anfangen, Sie zu langweilen, seien Sie abenteuerlich und versuchen es mit Grünem, das Sie bisher nicht kannten – oder von dem Sie nicht einmal gehört haben. Lernen Sie, Rübstiel, Löwenzahnblätter, Pak Choy, Chinakohl, Senfgrün, Grünkohl, Brunnenkresse oder sonstiges Grün aus der näheren Umgebung zu erkennen und nutzen Sie es für Ihre Mahlzeiten. Sie können auch Ihr grünes Blattgemüse mit anderem grünen Gemüse mischen, wie Bleichsellerie, Lauch und grünen Bohnen.

Ergänzen Sie Ihre nährstoffreichen Gerichte mit vielen grünen Kräutern, soweit diese Ihnen schmecken. Sie kennen sie vielleicht besser als das grüne Blattgemüse, da Kräuter gewöhnlich zur Ergänzung tierischer Speisen verwendet werden. Nehmen Sie frisch gehackte Petersilie, Frühlingszwiebeln, Schnittlauch, Basilikum, Min-

---

[5] Y. Park et al., "Fruit and Vegetable Intakes and Risk of Colorectal Cancer in the NIH–AARP Diet and Health Study," *American Journal of Epidemiology* 166(2) (2007): 170-80.

ze oder Koriander zum Garnieren oder mischen sie unter. Geben Sie frischen oder getrockneten Thymian hinzu, Salbei, Oregano, Rosmarin oder Estragon, um Ihre Speisen mit den fünf natürlichen Geschmacksrichtungen süß, sauer, salzig und scharf zu würzen.

Sie können das Grün einfach dämpfen, ein paar ungegarte Blätter als Zwischenmahlzeit essen oder aus viel unterschiedlichem Salatgrün einen rohen Salat zubereiten. Probieren Sie den nährstoffreichen Rukola, Endiviensalat, Chicoree, Romanasalat, Wildkräuter, Mikrogrün (Trendnahrungsbeilage aus den USA: kleine, grüne Gemüsepflanzen) oder Feldsalat. Schütteln Sie das rohe Grün mit einem selbst hergestellten Dressing aus Zitronensaft, Petersilie und Olivenöl zusammen, oder bereiten Sie es als gepressten Salat zu. Weitere Vorschläge für Dressings erhalten Sie in Schritt 8.

Zur Jahreszeit passende Überlegungen zum Verzehr von Grünem

Tab. 1

Frühling	Sommer	Spätsommer	Herbst	Winter
Spargel	grüne Bohnen	Mangold	Weißkohl	Rosenkohl
Brokkoli	Schnittlauch	Grünkohl	Bleichsellerie	Grünkohl
grüne Bohnen	Eskariol	Pak Choy	Brunnenkresse	Brunnenkresse
Eisbergsalat	Endiviensalat	Lauch	Senfblätter	Weißkohl
Kopfsalat	Zucchini	Rübenblätter	Schalotte	Feldsalat
Romanasalat	Spinat	Möhrengrün		Schwarzkohl
Petersilie	Gurke	Daikonblätter		Wirsing
grüne Erbsen	Brokkoli	Chinakohl		
Brechbohnen	Chicorée			
grüne Bohnen	Rucola			
Rettichgrün	Spitzkohl			
Bärlauch	Stangensellerie			
Frühlings-zwiebeln				
Löwenzahn				
Spinat				

Sowohl in der makrobiotischen Theorie zu den fünf Transformationen als auch in der Traditionellen Chinesischen Medizin (TCM) steht die Farbe Grün in Zusammenhang mit dem Frühling und Leber/Gallenblase, wie auch mit emotionaler Stabilität. Bei regelmäßigem Verzehr von Grünem können Sie mit gehobener Stimmung und der Aufhellung von Depressionen rechnen, sowie einer erhöhten Energie in Leber und Galle. Grünes Blattgemüse kann zu jeder Jahreszeit täglich verzehrt werden und liefert Ihrem Körper nährende Energie. Jede Wachstumsperiode bietet eine breite Palette an Grün. Häufig können Sie Löwenzahn wild in Ihrem Garten finden. Wenn Sie

Gartenliebhaber sind, säen Sie Samen Ihrer liebsten Gemüsesorten aus und genießen die eigene Ernte, oder Sie gehen zum Markt und kaufen frisch ein. Naturkostgeschäfte oder Ihr üblicher Lebensmittelladen bieten vielleicht auch lokal Angebautes. In Tabelle 1 finden Sie eine Darstellung der meisten grünen Blattgemüsesorten und der Jahreszeiten, in denen sie unter gleichen klimatischen Bedingungen wachsen. Je nachdem, in welcher Klimazone Sie sich befinden, kann dieses Gemüse zu anderen Jahreszeiten erhältlich sein oder andere Namen haben, und es kann anderes Grün geben, das nicht auf dieser Liste steht. Sie können alles Grün jederzeit in Ihre Mahlzeiten aufnehmen, verwenden Sie es aber häufiger, wenn es bei Ihnen seine Saison hat, um Ihre Gesundheit und Ihre Verbindung mit Jahreszeit und Natur zu fördern.

Nährwert von grünem Blattgemüse

Pro:

- Grünes Blattgemüse enthält wohl unter allen Pflanzen die höchste Nährwert-Konzentration. Der gesundheitliche Nutzen durch den Verzehr dunkelgrünen Blattgemüses ist enorm, einschließlich der Stärkung des Immun- und Kreislaufsystems. Wild wachsende Nesseln und Löwenzahn helfen bei der Abschwächung jahreszeitlich bedingter Allergien.
- Grünes Blattgemüse ist voller Mineralien, wie Kalzium, Magnesium, Eisen, Kalium, Phosphor und Zink sowie den Vitaminen A, C, E, K und vielen B-Vitaminen. Sie sind sehr reich an Ballaststoffen, Folsäure und Chlorophyll und bieten eine ganze Reihe sekundärer Pflanzenstoffe, unter anderem Betakarotin, Lutein und Zeaxanthin. Dunkelgrüne Blätter enthalten sogar geringe Mengen an Omega-3-Fettsäuren.
- Lutein und Zeaxanthin im grünen Gemüse schützen die Augen vor dem grünen Star und altersbedingter Makuladegeneration. Die B-Vitamine, zusammen mit Vitamin K, sorgen für die Gesundheit des Nervensystems, der Gehirnfunktionen und gesunde Knochen. Kalium und Magnesium bewirken einen gesunden Blutdruck und Blutzucker.
- Dunkelgrünes Blattgemüse trägt zur Reinigung des Blutes, Verbesserung der Nierenfunktion, Stärkung des Atmungssystems und einer gesunden Darmflora bei. Da grünes Blattgemüse sehr reich an Antioxidantien ist, kann es eventuell zur Vermeidung einiger Formen von Krebs beitragen und die Augen vor Alterserscheinungen schützen.
- Ihr Teller voll Grünes hilft Ihnen, weniger von den Nahrungsmitteln zu essen, die Sie krank machen könnten. Grünes Blattgemüse mit einem hohen Gehalt an Kalzium, wie Grünkohl und Brokkoli, enthält keine Oxalsäure, die Ihren Knochen und Zähnen Kalzium rauben könnte. Tatsächlich wird das Kalzium in diesen Nahrungsmitteln leichter aufgenommen als das in Milch und anderen Molkereiprodukten enthaltene. Essen Sie grünes Blattgemüse, um Ihren Bedarf an Kalzium zu decken, anstatt großer Mengen an Milchprodukten, wie Milch und Käse,

die schwer verdaulich sind, wenn die Enzyme dazu fehlen oder eine Laktoseintoleranz vorliegt.[6] Aus einem Bericht[7] von Ernährungsfachleuten der Harvard Universität geht hervor, dass "ein reichlicher Verzehr von Milchprodukten das Risiko für Prostata- und möglicherweise auch Gebärmutterkrebs erhöhen kann." Die Experten von Harvard bezogen sich auch auf die großen Mengen an gesättigten Fettsäuren in den meisten Milchprodukten und empfahlen Pak Choy, angereicherte, ungesüßte Sojamilch und gebackene Bohnen sowie auch hochwertige Nahrungsergänzungsmittel als sicherere Möglichkeit für die Versorgung mit Kalzium. Mit der Veröffentlichung ihres Ernährungsleitfadens "Healthy Eating Plate"[8] hat die Harvard School of Public Health dem Landwirtschaftsministerium der Vereinigten Staaten (USDA) und Ernährungsfachleuten überall eine eindringliche Botschaft zukommen lassen. Laut Erklärung der Ernährungsfachleute bei Harvard basiert der Ernährungsleitfaden der Universität auf aussagekräftigen Forschungsergebnissen zur Ernährung und, viel wichtiger, ist nicht von Lobbyisten der Nahrungsmittelindustrie beeinflusst.

Kontra:

- Unter bestimmten gesundheitlichen Gegebenheiten müssen Sie aufpassen, dass Sie das Richtige tun. Manche Sorten grünes Blattgemüse, wie Spinat, Mangold, und Rote-Bete-Grün sind reich an Oxalsäure. Solches Grün isst man am besten zusammen mit Tofu, Samen, Nüssen, Bohnen oder Ölen, um die Wirkung der Oxalsäure auszugleichen.
- Die faserigen Stiele des Grüns sind meist zwar unverdaulich, sind aber gesunde Ballaststoffe. Allerdings sollten Menschen mit einem sehr empfindlichen Verdauungssystem, Divertikulose oder Morbus Crohn sie nur mit Vorsicht genießen.

Inspirationen für ein grünes Leben

Wenn Sie biologische und nicht genmanipulierte Nahrungsmittel kaufen, bekommen Sie keine schädlichen Chemikalien auf den Teller und schützen kommende Generationen. Konventionelle Nahrungsmittel können Pestizid- und Herbizidrückstände enthalten und werden unter Verwendung von Agrarchemikalien erzeugt, die das Wasser verschmutzen. Chemikalien können zur Entstehung von Krebs beitragen.

Kaufen Sie auf dem Wochenmarkt, wo Sie Grünes aus der Umgebung erhalten, wenn möglich aus kbA, oder legen Sie Ihren eigenen Gemüsegarten an. Ihren eigenen Grünkohl können Sie beispielsweise ganz leicht ziehen. Sie brauchen dazu nur ausreichend Sonne und ein bisschen Kompost in der Erde. Säen Sie zeitig aus (ein wenig Frost im Frühling kann er vertragen) oder kaufen auf dem Markt junge Pflanzen-Setzlinge (kbA). Es gibt einige Sorten Grünkohl, unter denen Sie wählen können, zum Beispiel den Palmkohl, eine volle, dunkelgrüne Pflanze. Alle Sorten passen leicht in einen Blumengarten oder sogar in große, dekorative Töpfe (allerdings keine kleinen Hängeampeln). Erstaunlicherweise wächst der Grünkohl auch noch, nachdem er Frost bekommen hat und wird dadurch sogar noch süßer! Die Blätter können

---

[6] "Milchkonsum: Sonderweg der Europäer," *DAS GROSSE LEBEN Makrobiotik-Magazin* # 82 (2010): 18-21.
[7] Harvard School of Public Health Newsletter, "Calcium and Milk."
[8] Harvard School of Public Health Newsletter, "Healthy Eating Plate and Healthy Eating Pyramid."

gekocht gegessen, zu Chips verarbeitet oder blanchiert und für die Winterrezepte eingefroren werden. Sie brauchen keine Angst zu haben, dass Sie nicht die Kraft hätten, mit den richtigen natürlichen Nahrungsmitteln Ihre eigene makrobiotische Küche zu begründen. Behandeln Sie Ihren Körper als heiligen Ort und speisen Sie Ihren Geist mit gesunder Nahrung und nährenden Getränken. Halten Sie Ihre Wohnung in Ordnung und schmücken sie mit großen, grünblättrigen Pflanzen, die guten Sauerstoff liefern. Visualisieren Sie sich als gesunden, neuen Menschen und treten Sie in Ihr strahlendes, anziehendes, begabtes und herrliches Selbst ein.

Wissenswertes für die Zubereitung von grünem Blattgemüse

Sehen Sie sich nach frischem Grün um und waschen es, sobald Sie zu Hause angekommen sind, indem Sie es in Wasser tauchen. Achten Sie darauf, alles „Ungeziefer" zu entfernen. Wenn Sie „Ungeziefer" finden, ist das gut, denn Sie merken daran, dass es sich aller Wahrscheinlichkeit nach um biologisches Grün handelt.

Zur Lagerung des Grüns lassen Sie es abtropfen und trocknen es ab, umwickeln die Stiele mit nassem Küchenpapier, um sie länger frisch zu halten und bewahren sie in einer chemikalienfreien Tüte auf. Wenn sie den Platz dafür haben, stellen Sie die Stiele in Wasser, da das Grün so länger hält. Schneiden Sie das Grün jetzt noch nicht, da es an Energie verliert, wenn die Zellen verletzt und der Luft ausgesetzt sind. Bereits gewaschenes Gemüse lässt sich leichter verwenden, da der erste Schritt bereits getan ist. Alles, was noch zu tun bleibt ist, es nach Ihrer Wahl zu schneiden.

Probieren Sie verschiedene Zubereitungsmethoden aus, wie Dämpfen, Kochen, Dünsten in Öl, Dünsten in Wasser, Kochen ohne Wasser oder leicht Einlegen, wie bei einem gepressten Salat. Sie können das Grün auch als Saft, rohen Salat oder Keimgemüse verwenden. Durch Kochen wird das Grün prall und locker. Bringen Sie Wasser sprudelnd zum Kochen und köcheln weniger als eine Minute lang, so dass es knackig bleibt. Trinken Sie das Kochwasser, das hübsch grün sein sollte, als Gesundheit verleihende Brühe oder Tee, oder verwenden sie als Suppengrundlage für den Tag. Durch Dämpfen wird grünes Blattgemüse faseriger und fester, was zum Abnehmen wunderbar ist. Reste von grünem Blattgemüse sollten in einem Glasbehälter kühl aufbewahrt werden. Vermeiden Sie Plastikbehälter, da Chemikalien in die Speise übergehen und auf diese Weise Energie und Zusammensetzung des Nahrungsmittels verändern könnten.

Rohe Salate und rohe grüne Gemüsegetränke sind eine weitere herrliche Möglichkeit, das Grün zu genießen, vor allem während der wärmeren Jahreszeiten. Dies sind erfrischende und kühlende Zubereitungsarten, die uns mit lebenden Verdauungsenzymen versorgen. In den wärmeren Monaten und an heißen Sommertagen kühlen rohe Nahrungsmittel uns und tragen auf diese Weise zu einem Energieausgleich bei. In den kälteren Monaten schwächt der Verzehr von rohem Grün allerdings Ihre Energie, da der Körper zu stark abkühlen könnte. Essen Sie das ganze Jahr über kleine Mengen roher gepresster oder marinierter Salate, die Ihren Verdauungsapparat mit Vitaminen und Enzymen versorgen. Grünes Gemüse ist auch als in Wasser lösliches, pulverisiertes Konzentrat erhältlich. Legen Sie einen Vorrat davon an und trinken immer dann ein grünes Getränk, wenn Sie kein frisches Grün zubereiten können.

Rezepte für grünes Blattgemüse

Schnelles gedämpftes grünes Blattgemüse für jede Jahreszeit

Die Portionen lassen sich anpassen

Grünes Gemüse ist ein Ernährungskraftwerk. Essen Sie es regelmäßig, um sich mit Ballaststoffen, Vitaminen, Mineralien und vielen anderen Nährstoffen, die Ihr Wohlergehen unterstützen, zu versorgen. Bieten Sie zu jeder Mahlzeit ein Gericht aus grünem Gemüse an: es ist schnell mit ein wenig Quellwasser in einem Topf mit Deckel mit oder ohne Dämpfeinsatz gedämpft.

Zutaten: *Wählen Sie grünes Blattgemüse der Saison, z.B. Grünkohl, Kohl, Rübenblätter, Mangold, Spinat, Senfblätter, Rettichblätter, Brokkoli, Weißkohl, Chinakohl, Brunnenkresse. Grünes Gemüse der Saison finden Sie in Schritt 1 in der Tabelle 1; Gefiltertes oder Quell- Wasser, 1 Prise Meersalz.*

Dressing: *ein paar Tropfen Zitronensaft und Olivenöl nativ extra (wahlweise)*

Zubereitung:

1. Waschen Sie das grüne Gemüse: Füllen Sie das Spülbecken mit Wasser und bewegen das Gemüse darin. Wiederholen Sie das, bis aller Schmutz heraus gewaschen ist. Schneiden Sie härtere Stiele von den Blättern ab und schneiden sie getrennt in Scheiben, da sie vermutlich länger kochen müssen als die Blätter. Oder verwenden Sie die Stiele für Suppenbrühen. Kleine Stiele müssen nicht entfernt werden.
2. Geben Sie Wasser und nur eine Prise Meersalz in einen Topf aus rostfreiem Stahl. Stellen Sie einen rostfreien Dämpfeinsatz hinein und bringen das Wasser zum Kochen. Dann geben Sie die Gemüsestiele hinein (falls verwendet) und dämpfen sie zwei Minuten lang. Geben Sie die Blätter dazu und dämpfen sie ein paar Minuten lang im bedeckten Topf. Das Grün sollte gar sein, aber immer noch leuchtend und knackig.
3. Legen Sie das Gemüse schnell auf eine Platte, damit es nicht weiter gart. Im Sommer tauchen Sie es in kaltes Wasser, um die grüne Farbe zu erhalten.
4. Servieren Sie das Gericht so, wie es ist oder würzen mit Zitronensaft und Olivenöl, oder Sie entscheiden sich für eins der Dressings in Schritt 8.

Variationen:

Verwenden Sie eine Mischung aus 2 oder 3 Sorten grünem Gemüse, wie Grünkohl, Kohl oder Brokkoli. Für schönere Farbe und Aroma geben Sie Möhrenscheiben dazu oder erfinden Ihre eigenen Kreationen.

Grünkohlchips (Foto s. 24)

4 Portionen

Der Grünkohl ist eine schöne, volle, dunkelgrüne Pflanze, die gut in einen Blumengarten oder sogar in große dekorative Töpfe passt. Erstaunlicherweise wächst der Grünkohl auch noch, nachdem er Frost bekommen hat und wird sogar noch süßer! Die Blätter können gekocht gegessen, zu Chips verarbeitet oder blanchiert und für die Winterrezepte eingefroren werden.

„Zu vergessen, wie man in der Erde gräbt und den Boden pflegt heißt, uns selbst zu vergessen."

Mohandas K. Gandhi

Zutaten: *1 Bund Grünkohl;*
Ein paar Körnchen Meersalz;
Leichte Spritzer Olivenöl nativ extra.

Zubereitung:

1. Heizen Sie den Backofen auf 120°C vor.
2. Waschen Sie den Grünkohl und entfernen die Stiele. Zerpflücken Sie die Blätter in Stücke so groß wie Chips. Trocken schleudern oder mit einem sauberen Küchentuch abtupfen.
3. Geben Sie sie in eine große Schüssel mit einem ganz leichten Spritzer Olivenöl und ein paar Körnchen Meersalz.
4. Breiten Sie sie in einer Lage auf einem Backblech oder in einer gläsernen Auflaufform aus (geringe Überlappungen sind in Ordnung)
5. und backen sie 20-30 Minuten lang. Auch wenn sie feucht aussehen, sind sie vielleicht schon fertig.
6. Testen Sie mit einer Gabel oder Zange. Bei etwas zu viel Hitze oder zu langer Zeit im Backofen nimmt die Qualität schnell ab.

Variationen:

- Bieten Sie sie mit gerösteten Kürbiskernen, Sesam oder Sonnenblumenkernen als Beilage an.
- Anstatt mit Meersalz würzen Sie vor dem Rösten, beispielsweise mit Knoblauchpulver, Chilipulver oder Räuchersalz.

Dunkelgrüne Blattgemüserollen (Foto S. 33)

Portionen lassen sich anpassen

Diese grünen Rollen sind wunderbares Fingerfood - ohne Messer und Gabel zu genießen! Sie eignen sich für Partys, als Mahlzeit zum Mitnehmen, für Ausflüge oder einfach als Zwischenmahlzeit zum Knabbern. Sie sind sehr erfrischend. Kinder essen sie sehr gerne und helfen auch gerne in der Küche bei der Zubereitung.

Zutaten: *2 Bund Pok Choy, 3 Möhren, gewaschen;*
Mehrere Zentimeter hoch gefiltertes oder Quellwasser; 1 Prise Meersalz;
Bambus-Sushimatte zum Rollen.

Gewürze pro Rolle: *Senf, Sauerkraut, eingelegte Gurke oder*
1/4 Teelöffel Umeboshipaste.

Dip: *Tamari, Wasabi (=japanischer Meerrettich / oder hiesigen nehmen) und*
Saft aus geriebenem Ingwer nach Geschmack.

Zubereitung:

1. Waschen und zerlegen Sie den Pok Choy. Dann schneiden Sie die dunkelgrünen Blätter von den weißen Stielen ab.
2. Bringen Sie in einem breiten Topf 2,5 Zentimeter hoch Wasser mit einer Prise Meersalz zum Kochen.
3. Legen Sie die dunkelgrünen Pok Choy- Blätter flach in das Wasser und köcheln sie eine Minute. Nehmen Sie die Blätter vorsichtig aus dem Topf, so dass sie nicht auseinander fallen und breiten sie zum Abkühlen aus. Fahren Sie fort, bis alle gedämpft sind. Wiederholen Sie dasselbe mit den weißen Stielen des Pok Choy, kochen ihn aber 2-4 Minuten lang, bis sie weich sind. Schneiden sie diese klein.
4. Legen Sie 3-4 (oder mehr) dunkelgrüne Blätter auf eine Bambus-Sushimatte. Lassen Sie die Blätter sich überlappen und legen Sie so, dass sie in etwa ein Oval bilden. Falls Sie keine Matte haben, legen Sie sie auf ein Schneidbrett.
5. Verteilen Sie die Umeboshipaste oder ein anderes Gewürz gleichmäßig in einer Linie auf der Mitte der Blätter. Legen Sie die weißen Pok Choy- Stiele auf die dunkelgrünen Blätter. Möhren in Scheiben schneiden, dämpfen und darauf schichten.
6. Heben Sie die Sushimatte langsam an, falten die dunkelgrünen Blätter über das Gemüse, und rollen zu einem Zylinder und achten dabei darauf, dass die dunkelgrünen Blätter eingeschlagen sind so dass sie am Ende aneinander kleben und sich nicht öffnen. (Wenn Sie mit der Hand rollen, falten sie die Blätter ein.) Drücken Sie die Sushimatte mit der Gemüserolle darin, um verbliebene Flüssigkeit zu entfernen. Dadurch kleben die Enden besser zusammen.
7. Schneiden Sie die Rolle in gleich große Stücke. Arrangieren Sie die Stücke auf einer Platte und servieren sie zusammen mit dem Dip.

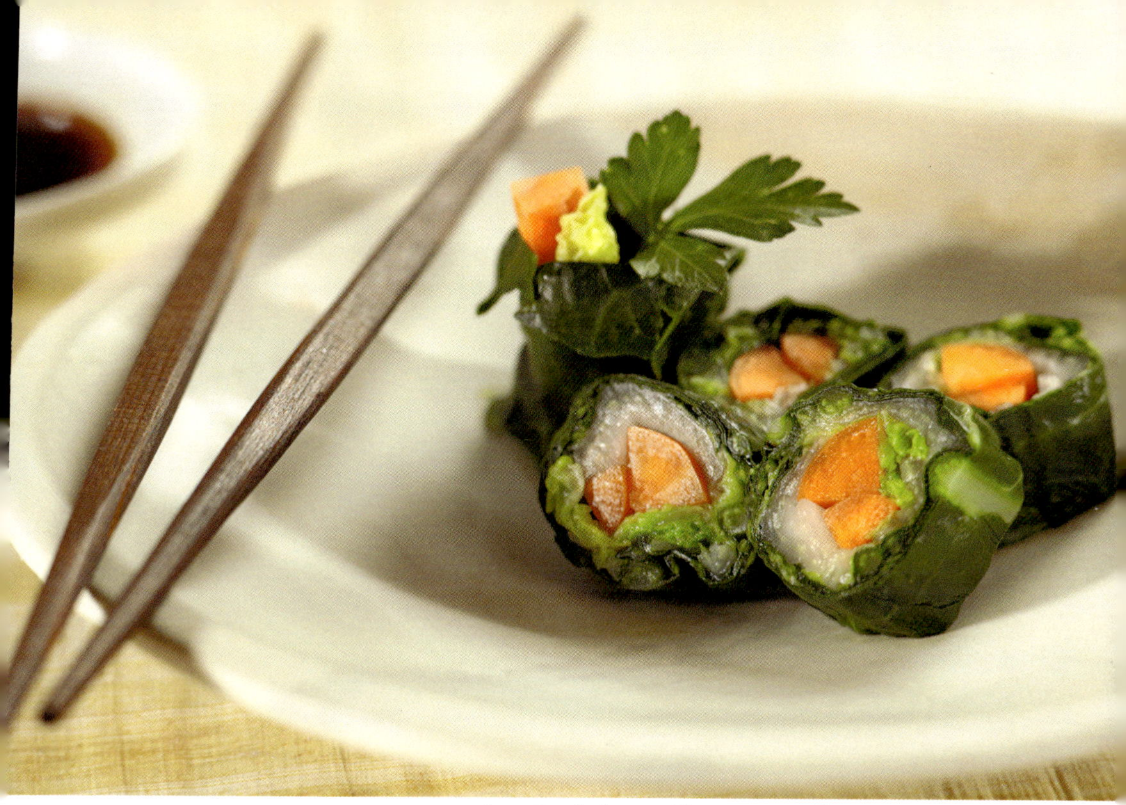

oben: Dunkelgrüne Blattgemüserollen (Rezept S.32)
unten: Grünkohl mit gelben Rosinen und gerösteten Mandelsplittern (Rezept S.36)

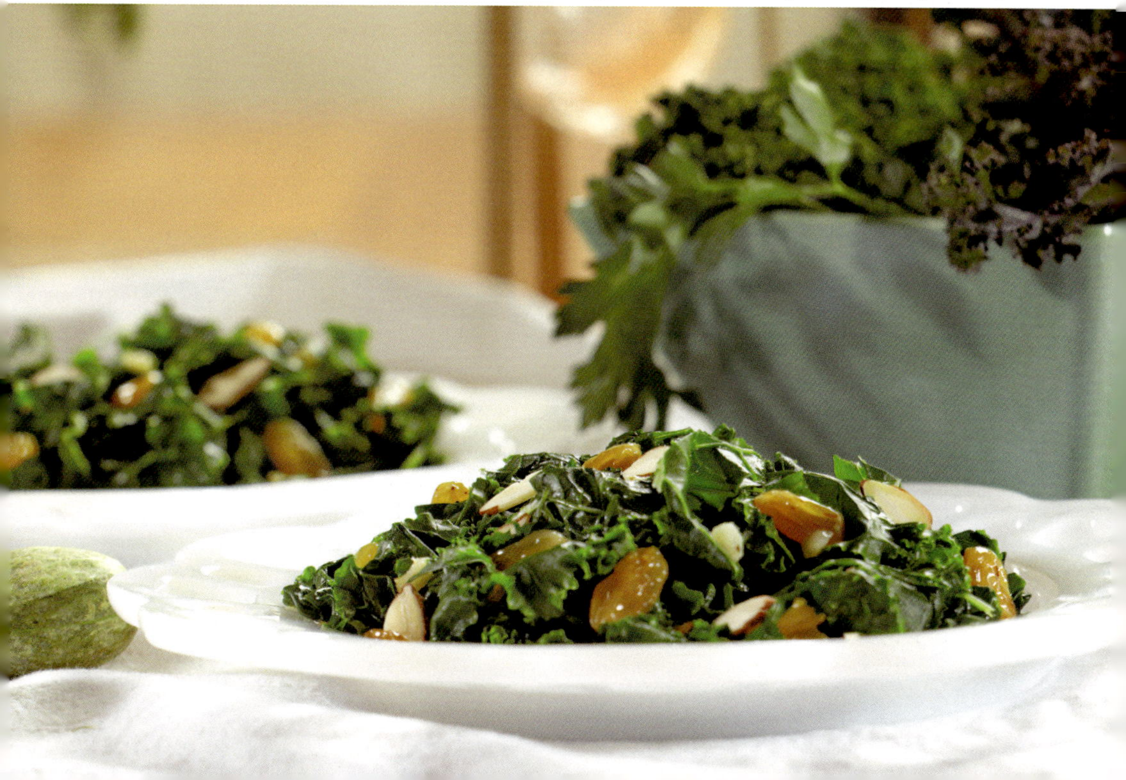

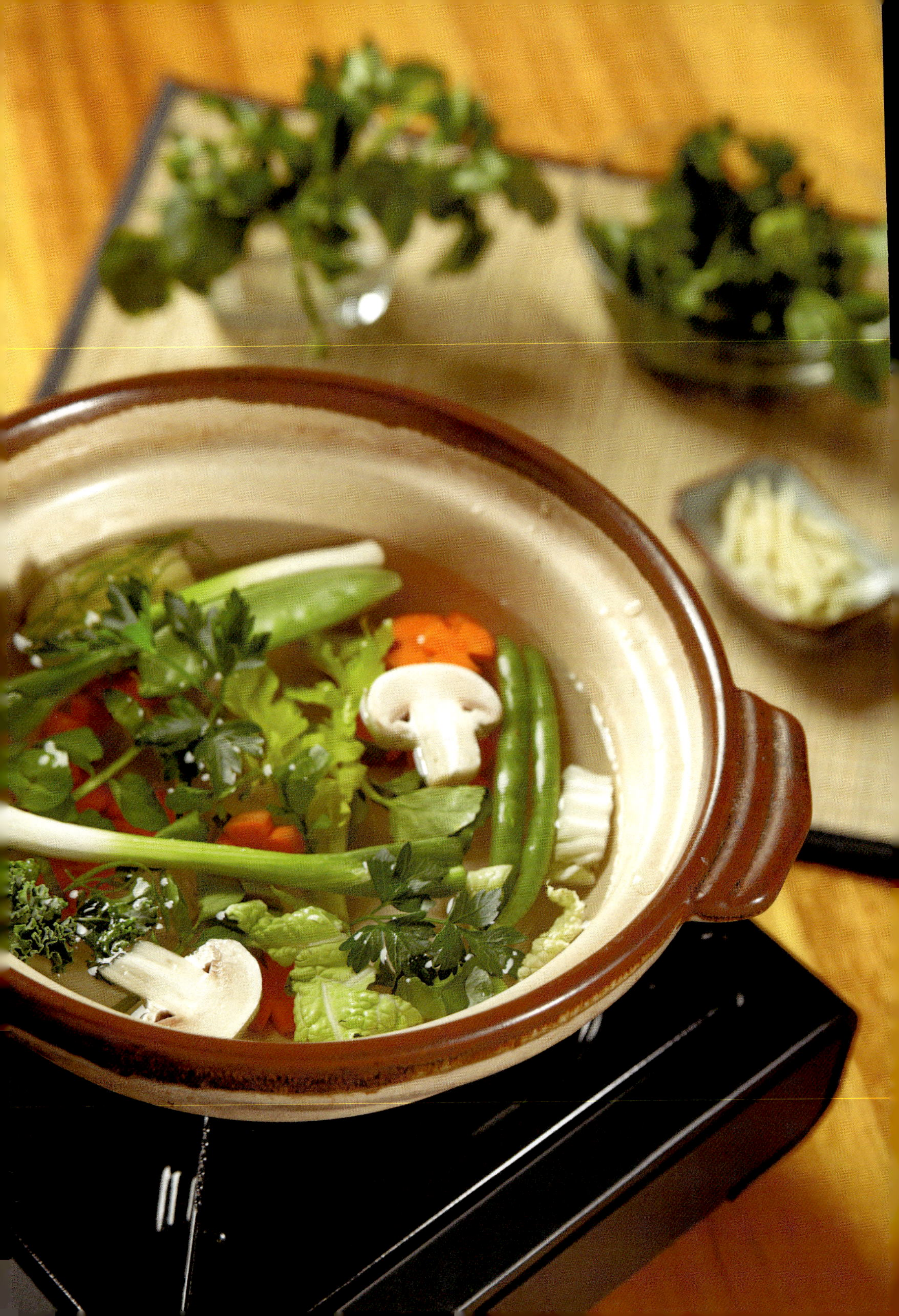

Variationen:

Geben Sie eine Vielzahl von Gemüsesorten in die Rolle, wie Gurke, Brunnenkresse oder Frühlingszwiebeln. Andere gute Zusätze sind gebratener Tofu oder Tempeh oder gekochte Bohnen und Getreide.

Gemüse kochen auf Nabe-Art (Foto S.34)

Portionen lassen sich anpassen

Nabe, „nah-beh" ausgesprochen, ist eine schnelle und leichte japanische Zubereitungsart für den Sommer. Benutzen Sie für dieses Gericht einen großen, offenen Topf aus Keramik oder rostfreiem Stahl. Bereiten Sie es am Küchentisch auf einem tragbaren Kocher zu und lassen alle sich selbst bedienen, oder Sie bereiten es am Herd zu und bringen den Topf ganz schnell auf den Tisch.

Zutaten: *Nehmen Sie pro Person ein paar Blätter verschiedener Grüns, wie Grünkohl, Chinakohl, Brunnenkresse, eine Hand voll Zuckererbsen, Sprossen und in Scheiben geschnittene Frühlingszwiebeln.*

Brühe: *7,5 Zentimeter Kombu-Alge;*
3 getrocknete Shiitakepilze;
½–1 Tasse gefiltertes oder Quellwasser.
Dip: *Tamari, Saft aus geriebenem Ingwer, Frühlingszwiebeln nach Geschmack.*

Zubereitung:

1. Waschen Sie das Gemüse und schneiden es in mundgerechte Stücke. Legen Sie die verschiedenen Sorten getrennt auf eine Platte und stellen sie zur Seite. Weichen Sie Kombu und Shiitakepilze etwa 10 Minuten lang in einer ½ Tasse Wasser ein.
2. Entfernen Sie die Stiele der Shiitakepilze und werfen sie fort, schneiden die Pilze in dünne Scheiben und die Kombu in kleine Stücke.
3. Gießen Sie ½ Tasse frisches Wasser und das Einweichwasser von Kombu und Pilzen in einen großen Topf und bringen es zum Kochen. Lassen Sie 10 Minuten lang köcheln. Das ist Ihre Brühe. Keine weiteren Gewürze sind nötig.
4. Bringen Sie die Brühe wieder zum Kochen und geben alle Gemüsegruppen in der Reihenfolge ihrer Festigkeit hinein, so dass jeder die erforderliche Kochzeit zukommt, meistens nicht mehr als 1 oder 2 Minuten.
5. Gegen Ende geben Sie die Sprossen oder Frühlingszwiebeln hinein, die nur ein paar Sekunden Kochzeit benötigen.
6. Bringen Sie das Gemüse sofort auf den Tisch, solange es noch leuchtend grün ist. (Geben Sie so lange wie nötig frisches Gemüse zum Kochen hinein und füllen nach Bedarf Wasser auf, da die Brühe einkocht.)
7. Zur Verstärkung des Aromas tauchen Sie das Gemüse in ein kleines Schälchen mit dem Dip, bevor Sie es in den Mund stecken.

Variationen:

- Nehmen Sie fein in Scheiben geschnittene Möhren oder anderes Wurzel- oder rundes Gemüse Ihrer Wahl dazu.
- Geben Sie frischen Tofu an das Gericht.
- Trinken Sie die verbleibende Brühe.

Grünkohl mit gelben Rosinen und gerösteten Mandelsplittern (Foto S. 33)

4 Portionen

Alle, auch die Kinder, schwärmen für dieses Gericht mit gemischten Zutaten. Es eignet sich wunderbar als Einführung in den Verzehr von grünem Blattgemüse, da es den süßen und den nussigen Geschmack vereint. Es ist ein herrliches Gericht für eine festliche Gelegenheit oder für Gäste zu einem Feiertagsessen.

Zutaten: *3-5 Tassen Grünkohl;*
4½ Tassen gefiltertes oder Quellwasser;
1 Prise Meersalz;
¼ Esslöffel Olivenöl nativ extra;
¾ Tasse Rosinen;
2 Knoblauchzehen, fein gehackt (wahlweise);
¼ Tasse geröstete Mandelsplitter;
1 Prise Meersalz oder nach Geschmack.

Zubereitung:

1. Waschen Sie den Grünkohl und hacken die Blätter grob oder wie es Ihnen gefällt. Wahlweise: Entfernen Sie große Stiele von den Blättern, schneiden sie in Scheiben und kochen sie ein paar Minuten länger.
2. Bringen Sie das Wasser zum Kochen und geben eine Prise Meersalz hinein.
3. Tauchen Sie die Blätter in das kochende Wasser und blanchieren sie etwa 3 Minuten lang. Nehmen Sie sie vom Herd, lassen sie abtropfen und stellen sie zur Seite. Bewahren Sie das Kochwasser zum Trinken oder als Suppengrundlage auf.
4. Erhitzen Sie eine Pfanne und bestreichen Sie mit Öl, dann geben Sie die Rosinen hinein und dünsten sie 1-2 Minuten lang, bis sie anschwellen.
5. Geben Sie Knoblauch dazu, falls Sie ihn verwenden wollen, und rühren ständig um, damit er nicht anbrennt. Nehmen Sie alles aus der Pfanne.
6. Wahlweise: Rösten Sie die Mandeln in derselben Pfanne, bis sie hellbraun sind.
7. Geben sie Grün, Rosinen und Mandeln in eine Schüssel, vermischen alles und geben bei Bedarf Meersalz nach Geschmack hinzu.

Variationen:

- Verwenden Sie statt des Öls ein paar Tropfen Wasser zum Dünsten der Rosinen.
- Verwenden Sie Walnüsse oder andere Nüsse oder Samen, wie Sonnenblumenkerne, Kürbiskerne oder Sesam statt der Mandeln.
- Verwenden Sie Korinthen oder Ihre bevorzugten, der Jahreszeit entsprechenden Trockenfrüchte anstatt der Rosinen.
- Verwenden Sie anderes grünes Gemüse, wie Kohl oder Brokkoli.

Geheimnisvolles Misogrün mit Daikonrettich

4 Portionen

In diesem Gericht sind drei dynamische, nährstoffhaltige Nahrungsmittel kombiniert. Das Miso mit seinem großartigen Geschmack ist für seinen Gehalt an Enzymen bekannt, der Daikonrettich verfügt über starke entgiftende Eigenschaften, und das Grün verleiht rundum Wohlbefinden.

Zutaten: *¼ Teelöffel helles Sesamöl;*
1 Tasse Frühlingszwiebeln in feine Scheiben
geschnitten, davon etwas zum Garnieren zurücklegen;
2 Tassen weißer Daikonrettich oder Radieschen;
Einige Esslöffel gefiltertes oder Quellwasser, bei Bedarf auch mehr;
2 Tassen Grünkohl oder Daikonblätter.

Dressing: *1 Tasse fein geriebene Möhren;*
1 Esslöffel helles Kichererbsen- oder helles Reismiso, mit
2 Esslöffeln warmem Wasser verrührt;
1 Esslöffel Vollreissirup, Reismalz oder Ahornsirup;
¼ Teelöffel Saft aus geriebenem Ingwer.

Zubereitung:

1. Verrühren Sie die Zutaten für das Dressing in einer kleinen Schüssel miteinander und stellen es beiseite.
2. Schrubben Sie den Rettich mit einer Gemüsebürste (nicht schälen, falls kbA) und schneiden ihn dann in kleine Würfel.
3. Waschen Sie die Grünkohlblätter und hacken sie in mundgerechte Stücke, dann trocknen Sie sie mit einem Tuch oder lassen sie abtropfen.
4. Waschen Sie die Frühlingszwiebeln, schneiden sie klein und trocknen sie mit einem Tuch oder lassen sie abtropfen.
5. Erhitzen Sie eine große, tiefe Pfanne oder einen Topf, geben Öl hinein, verteilen es gleichmäßig und stellen die Flamme auf mittlere Größe.
6. Dünsten Sie die Frühlingszwiebeln eine Minute lang, geben dann die Rettichwürfel dazu und dünsten sie leicht braun.

7. Geben Sie ein paar Esslöffel Wasser dazu und köcheln bis alles weich ist, 4 Minuten oder weniger, je nach Größe der Würfel.
8. Geben Sie das Dressing dazu und mischen, legen dann das Grün oben darauf und köcheln 5 Minuten lang oder kürzer. Geben Sie mehr Wasser dazu, falls erforderlich.
9. Mischen Sie und würzen nach Geschmack. Mit frischen Frühlingszwiebelscheiben garnieren.

Variationen:

- Dünsten Sie das Gemüse mit Wasser anstatt mit Öl.
- Verwenden Sie anderes Miso, aus Soja oder dunklem Reis, anstatt aus Kichererbsen oder helles Reismiso.
- Ersetzen Sie den Grünkohl durch Ihr bevorzugtes grünes Blattgemüse.
- Geben Sie anstatt des Ingwersafts ¼ Teelöffel gepressten Knoblauch an das Dressing.

Gedünstetes Blattgemüse mit Curry

4 Portionen

Leckeres Grün, wie Grünkohl, Senf- oder Rettichblätter, Brunnenkresse und Pak Choy sind ausgezeichnete Quellen für Eisen, Kalzium und Folsäure. Gewürzt mit Gewürzen und Kräutern aus anderen Ländern ergänzen sie Ihre Mahlzeiten auf interessante Weise.

Zutaten: *1 Bund Grünkohl oder Pok Choy;*
1 Esslöffel Sesamöl;
1 Tasse Zwiebel, fein gehackt;
etwa 350 Gramm Möhren, gewürfelt;
Gefiltertes oder Quellwasser, um das Gemüse bis zur Hälfte zu bedecken;
2 Zehen Knoblauch, gepresst oder gehackt;
2 Esslöffel Currypulver, oder nach Geschmack;
1 Prise Meersalz;
1 Esslöffel Reissirup.
Garnierung: *gehackter frischer Koriander.*

Zubereitung:

1. Waschen Sie das grüne Gemüse. Entfernen Sie die Stiele und legen sie für eine Suppenbrühe beiseite. Schneiden Sie die Blätter in 2 ½ Zentimeter breite Streifen.
2. Erhitzen Sie das Sesamöl in einer Pfanne und dünsten die Zwiebel auf mittlerer Hitze bis sie anfängt zu bräunen.

3. Geben Sie die Möhren dazu und bedecken sie bis zur Hälfte mit Wasser.
4. Mischen Sie Knoblauch, Currypulver, Meersalz und Reissirup in einer kleinen Schüssel. Rühren Sie alles in den Topf hinein und bringen es schnell zum Kochen. Stellen Sie die Flamme klein, bedecken den Topf und köcheln 5 Minuten lang oder bis die Möhren weitgehend weich sind.
5. Geben Sie das Grün dazu und kochen weitere 3 Minuten lang oder bis alles weich ist.
6. Würzen Sie nach Geschmack. Wenn Sie es kräftiger wünschen, verwenden Sie mehr Knoblauch, Currypulver oder Reissirup und köcheln, bis die Flüssigkeit zum größten Teil absorbiert ist.
7. Servieren Sie mit frisch gehacktem Koriander.

Variationen:

Verwenden Sie eine andere Gewürzmischung als Curry. Probieren Sie Tamari und Zitrone, eine italienische Kräutermischung oder scharfen Chili.

Zum Frühstück und für jede Tageszeit

Gemixtes Grünes-Gemüse-Getränk (Foto S. 24)

1-2 Portionen

Getränke aus rohem grünem Gemüse (Säfte oder Smoothies) bieten schnelle, erfrischende Energie und Erleichterung bei verschiedenen Beschwerden. Ziehen Sie Gemüsesäfte den Fruchtsäften vor, da sie keine Blutzuckerspitzen verursachen, wie Fruchtsäfte es tun könnten. Fangen Sie im Frühling an, Säfte zu trinken, um die schweren Speisen des Winters auszuscheiden und sich so auf den Sommer vorzubereiten. An heißen Sommertagen können Sie sich mit Gemüsesäften abkühlen. Um die Leber zu entgiften, fügen Sie Löwenzahn und weißen Rettich hinzu. Als Heilmittel gegen Erkältung geben Sie Ingwer oder Knoblauch hinein. In den Schritten 7 und 10 finden Sie weitere Vorschläge.

Zutaten: *6 Blätter Grünkohl;*
2 Blätter Pok Choy, ½ Gurke;
¼ Tasse Petersilie;
4 Stiele Bleichsellerie;
1 grüner Apfel oder anderes Obst der Jahreszeit;
½ Zitrone aus kbA, einschließlich der Schale;
2,5 Zentimeter Ingwer oder nach Geschmack (wahlweise);
Gefiltertes oder Quellwasser oder Fruchtsaft nach Bedarf.

Zubereitung:

Waschen Sie das gesamte Gemüse und schneiden es in Stücke. Es gibt drei Möglichkeiten für die Zubereitung eines grünen Getränks.

1. **Entsaften:** Verarbeiten Sie alles in einem Gemüseentsafter, und Sie erhalten eine Flüssigkeit voller Nährstoffe. Trinken Sie sie frisch bei Zimmertemperatur oder erwärmen sie leicht. Das übrig bleibende Fruchtfleisch verwenden Sie als Suppengrundlage oder Getränk (siehe unten) oder kompostieren es.

2. **Suppengrundlage aus Fruchtfleisch:** Geben Sie das Fruchtfleisch direkt in einen Topf und füllen ihn bis 2,5 Zentimeter darüber mit Wasser. Erhitzen Sie das Wasser und nehmen es kurz vor dem Kochen vom Herd – bei etwa 80° C – um die restlichen Nährstoffe heraus zu ziehen. Gießen Sie alles in ein Sieb und drücken mit der Hand oder einem Stößel so viel von der Flüssigkeit heraus, wie möglich. Verwenden Sie das als Suppenbrühe oder trinken es so, wie es ist. Werfen Sie das verbliebene Fruchtfleisch auf den Kompost.

3. **Mixen:** Mit einem strapazierfähigen Mixer erhalten Sie eine dickere, Smoothieähnliche Flüssigkeit, die sowohl den Saft als das Fruchtfleisch enthält. Bei Bedarf geben Sie Wasser oder Fruchtsaft hinzu, um die erwünschte Konsistenz zu erhalten. Trinken Sie weniger, denn das enthaltene Fruchtfleisch macht schneller satt.

Variationen:

Verwenden Sie dazu, was immer sie im Haus haben oder Sie probieren Möhren, rote Bete, Orangen oder anderes Obst und Gemüse und etwas Flüssigkeit – Wasser oder Fruchtsaft.

Schritt 2

Vollkorngetreide: Weit besser als verarbeitete Nahrungsmittel

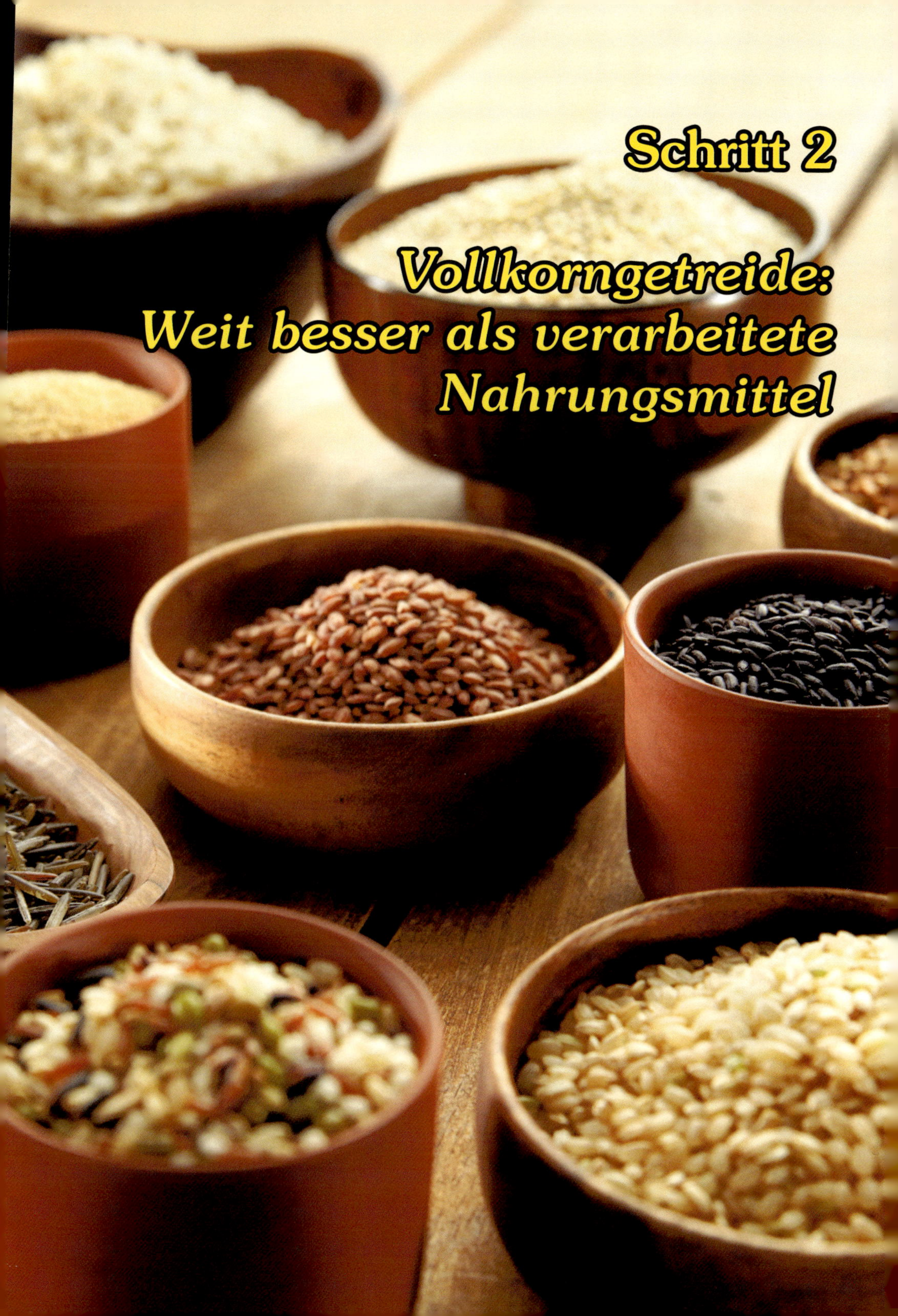

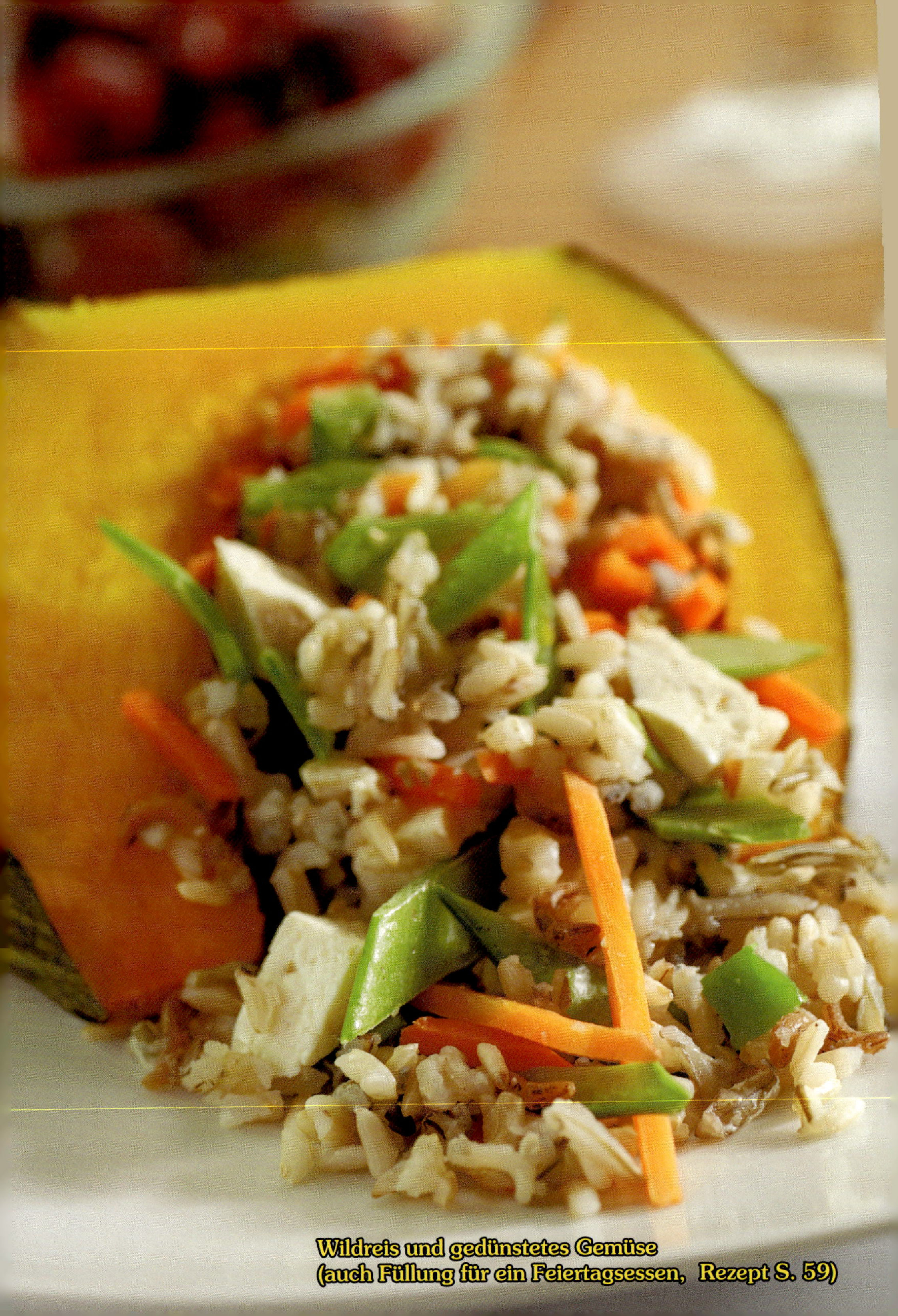

Wildreis und gedünstetes Gemüse
(auch Füllung für ein Feiertagsessen, Rezept S. 59)

In diesem Schritt lernen Sie, welche Rolle das Vollkorngetreide in unserer Naturkostküche spielen kann. Benutzen Sie die *nächsten beiden Wochen* dazu, sich mit diesen Informationen zu befassen und die Rezepte anzuwenden. Kochen Sie auch weiter nach den Rezepten für das grüne Blattgemüse, mit denen Sie im ersten Schritt geübt haben.

Nachhaltig angebautes Getreide aus kbA (kontrolliert biologischem Anbau) ist das Beste, um die Menschen auf der Erde zu ernähren. Die makrobiotische Redewendung „ein Korn, zehntausend Körner" besagt, dass jedes einzelne Getreidekorn, wenn es ausgesät wird, weitere Samen hervorbringt und dass diese Samen, wiederum ausgesät, weitere Samen zum Aussäen hervorbringen. Da ein Korn zehntausend Körner hervorbringen kann, ist es wichtig, für den Anfang gutes Saatgut zu haben. Vollkorngetreide lässt sich viele Jahre lang lagern, ohne seine Reproduktionsfähigkeit zu verlieren. Getreide, das man an antiken Ausgrabungsstätten gefunden hat, ist immer noch in der Lage zu keimen, wenn es ausgesät wird.

Vollkorngetreide gehört zur Familie der Poaceae, der eigentlichen Gräser. Der Verzehr dieser Getreidearten kann Ihre Widerstandskraft und Energie erhöhen. Ihr Endosperm ist unsere wichtigste Quelle für komplexe Kohlenhydrate, und viele andere Nährstoffe befinden sich im Keim und den sieben Kleieschichten. Vollkorngetreide wird in der englischen Sprache auch oft als ‚braun' bezeichnet, wie beim „brown rice" (brauner Reis), aber der französische Begriff riz complet (vollständiger Reis) ist eine geeignetere Bezeichnung. Es ist ein vollständiges, vollwertiges Nahrungsmittel und sehr gesund.

Im Gegensatz dazu wurden beim raffinierten Getreide viele der sieben Kleieschichten und der Keim entfernt, und ein großer Teil der Ballaststoffe, Protein, Vitamine und Mineralien befinden sich in diesen Schichten. Manchmal werden einem Getreideprodukt Vitamine und Mineralien wieder zugesetzt, und es wird dann als „angereichert" bezeichnet, aber diese hinzugefügten Nährstoffe sind nur eine Handvoll unter den vielen sekundären Pflanzenstoffen, die bei der Raffinierung verloren gehen und können das Entfernte nicht ersetzen. Es ist wichtig, diesen ganz wesentlichen Unterschied im Nährwert zwischen Vollkorngetreide und raffiniertem Getreide zu erkennen. Raffiniertes Getreide und Weißmehlprodukte bieten daher nur „leere" Kohlenhydrate – solche, die nicht mehr viel von dem Nährwert des vollwertigen Nahrungsmittels enthalten. Diese Produkte mit den leeren Kohlenhydraten, die im kommerziellen Weißbrot und Gebäck überwiegend Verwendung finden, sind deutlich weniger gesund als ihre Entsprechungen in Vollkornqualität. Diese raffinierten Lebensmittel können auch mit Chemikalien versehen sein und bei täglichem Verzehr zu Leiden wie Diabetes beitragen.

Geschichte des Verzehrs von Vollkorngetreide rund um die Welt

Geschichtlich betrachtet haben Jäger und Sammler das Vollkorngetreide kultiviert. Der Anbau dieser Feldfrüchte hat letztlich dazu geführt, dass sie sich in bäuerlichen Gemeinschaften niedergelassen haben. Einige Getreidearten gibt es schon seit Jahrtausenden, und Kulturen auf der ganzen Welt genießen sie immer noch als Hauptnahrungsmittel. Gerste war ein Grundnahrungsmittel im alten Griechenland, in Rom und dem Ägypten der Pharaos, dem Heiligen Land in biblischen Tagen und in der traditionellen tibetischen Gesellschaft. In Europa wurden traditionell Gerste, Roggen und Weizen verwendet. Rezepte aus dem Mittleren Osten, in denen Weizen für Pitabrot, Taboulé und Couscous verwendet wird, sind bereits weltweit angekommen. Hafer nimmt in Schottland immer noch den Stellenwert eines Grundnahrungsmittels ein, und Mais wurde eine lange Zeit über in Nord-, Mittel- und Südamerika gegessen. Amaranth wurde vor etwa 8.000 Jahren von den Azteken als Getreide angebaut. In Indien und ganz Asien wurde traditionell Vollkornreis verwendet, heutzutage isst man allerdings überwiegend weißen Reis. In Afrika werden immer noch Sorghum, Hirse und Teff, ein im Hochland Nord-Äthiopiens heimisches Getreide, angebaut.

Wir können aus dem hohen Nährwert und dem erfrischenden Geschmack des Vollkorngetreides Nutzen ziehen. Je üblicher und verbreiteter Mais und die heutigen Weizensorten wurden, desto stärker hat man sie im Verlauf von Tausenden von Jahren so gezüchtet, dass sie in Aussehen und Geschmack ganz wesentlich von ihren entfernten Verwandten abweichen. Sie haben einen Teil ihres Nährwerts und Aromas verloren. Vor einiger Zeit wurden unverfälschte traditionelle Getreidearten, wie Dinkel, Einkorn, Emmer und Kamut wieder entdeckt und kommerziell angebaut, und sie werden wieder gewürdigt und gegessen.[9]

Andere Völker hatten Erfolg mit getreideähnlichen Nahrungsmitteln, die nicht zur Familie der Gräser gehören. Russland ist bekannt für den Buchweizen oder Kasha. Die Eingeborenen Nordamerikas haben Wildreis gegessen. Die Inkas und andere alte Zivilisationen in Mittel- und Südamerika haben Quinoa verwendet, einen kürzlich wieder entdeckten essbaren Samen.

Welches Getreide mögen Sie?

Wenn Sie es schaffen, einen Topf voll einer leckeren Getreidespeise zu kochen, wird das Ihr Selbstbewusstsein hinsichtlich Ihrer Kochkünste steigern. Fangen Sie damit an, dass Sie das Ihnen vertraute, raffinierte Getreide beiseite lassen. Essen Sie Vollkornbrot statt Weißbrot. Probieren Sie eine Schale mit Vollkornreis. Um sich langsam daran zu gewöhnen, können Sie ein Gericht mit der Hälfte weißem und der Hälfte Vollkornreis zubereiten.

Vollkornreis aus kbA und seine vielen Formen

Vollkornreis gibt es in vielen Größen, Formen und Farben, so dass Sie daraus leicht eine Reihe erstaunlicher Gerichte herstellen können. Vollkornreis kann man zu jeder Jahreszeit essen. Experimentieren Sie im Winter mit Rundkornreis, mit mittellangem Vollkornreis im Frühling und Herbst, und dem langkörnigen Vollkornreis, Basmati-Vollkornreis, oder Jasmin-Vollkornreis im Sommer. Weiten Sie Ihre Auswahl weiter aus, indem Sie auch schwarzen und roten Reis verwenden, oder kochen Sie Dessert-ähnliche Speisen mit Vollkorn-Süßreis. Sie können beispielsweise auch roten Reis mit rundkörnigem Vollkornreis mischen oder anderes Getreide oder Bohnen hinzufügen, um andere Nährstoffe, Farben, Konsistenzen und Energien auf Ihren Tisch zu bringen.

---

[9] Elena Conis, "Ancient Grains, the Best Thing Since Sliced Bread?" Los Angeles Times, February 19, 2011

Mehr Vollkorngetreide in der Auswahl
Mit Hirse, Hafer, Mais, Buchweizen (Kasha), Quinoa, Sorghum, Teff und Amaranth können Sie Ihrer Familie und Ihren Gästen spannende Gerichte bieten.
Glutenwarnung: Vollweizen, Bulgur, Roggen, Graupen, Gerste, Roggen, Roggenflocken, Weizenschrot, Weizenkörner und Bulgur enthalten allesamt Gluten. Auch aus diesen Getreidearten hergestelltes Bier enthält Gluten. Alle Formen und Variationen alter Getreidearten sind dem Weizen ähnlich und enthalten Gluten: Kamut, Dinkel, Emmer und Einkorn (wenngleich es Berichte gibt, wonach diese von manchen Betroffenen besser vertragen werden, jedoch ist auch hier Vorsicht geboten). Wählen Sie Hafer und Haferflocken aus einem Betrieb, der nicht mit Weizen arbeitet.

Essen Sie täglich Vollkorngetreide
Das Getreide soll den wichtigsten Platz auf Ihrem Teller einnehmen, alte Traditionen besagen, der Mensch habe durch dessen Genuss seine geistigen Fähigkeiten entwickelt. Je nach Alter und Aktivitätsniveau mögen Sie vielleicht mehr oder weniger gar gekochtes Getreide. Richtig zubereitet und gut gekaut bietet gekochtes Vollkorngetreide die komplexen Kohlenhydrate, die unseren Körper den ganzen Tag lang nähren. Getreide hilft auch, unser System zu reinigen und im Gleichgewicht zu halten. Man kann es jeden Tag zu jeder Jahreszeit essen.

Ganze, nicht vorverarbeitete Getreidekörner werden als am zuträglichsten für die Gesundheit betrachtet. Eignen Sie sich verschiedene Zubereitungsmethoden für Vollkorngetreide an. Durch Einweichen des Getreides vor dem Kochen erhalten Sie die nahrhaftesten und am leichtesten absorbierbaren Ergebnisse. Die Phytinsäure, welche die Verwertung der Mineralien behindert, wird dadurch neutralisiert. Fangen Sie mit einfachem Kochen an und kochen später auch im Drucktopf. Im Drucktopf zu kochen verkürzt die Garzeit, erhält die Nährstoffe besser und macht das Getreide verdaulicher. Benutzen Sie den Drucktopf häufiger während der kälteren Monate, da er Sie mit einer kräftigeren Energie versorgt.

Nehmen Sie seltener Produkte aus Vollkornmehl zu sich
Wenn Sie bis ins hohe Alter fit und gesund bleiben möchten, reduzieren Sie Ihren Verzehr von Vollkornmehlprodukten. Wenn Sie volle Getreidekörner zu Mehl vermahlen, verlieren diese ihren Nährwert sehr schnell. Vollkornmehlprodukte haben außerdem einen höheren glykämischen Index als das ganze Getreidekorn und wirken sich daher sehr schnell auf den Insulinspiegel aus. Für Diabetiker sind Produkte aus Vollkornmehl ebenso wenig empfehlenswert, wie solche aus Weißmehl. Essen Sie Backwaren aus raffiniertem Weißmehl nur selten oder verzichten Sie ganz darauf.

Neben dem Vollkornbrot finden Sie viele aus Vollkornmehl hergestellte Produkte, wie Pastas, Nudeln, Frühstückszerealien, Kekse, Cracker, Muffins und sogar in den Bioläden oder auf Märkten Getränke aus Getreideextrakten. Verwenden Sie in Ihrer gesundheitsbewussten Naturkostküche solche Mehlprodukte nur gelegentlich, auch wenn sie aus den besten Vollkornzutaten hergestellt sind, sagen wir dreimal wöchentlich oder zu besonderen Anlässen. Von der Palette der Mehlprodukte sind Nudeln am leichtesten verdaulich. Gelegentlich, um ein schnelles Essen zuzubereiten, können Sie die Buchweizen- Nudeln verwenden oder auch Vollkornweizennudeln (enthalten Gluten), Vollreisnudeln sowie Quinoa- und Maisnudeln. Maismehl oder -grütze, Vollkorntortillas oder Wraps, Reisflocken oder Sandwiches aus Vollkornweizenbrot sind gute Alternativen zu Weißmehlprodukten.

Verwenden Sie gesüßte und fetthaltige Vollkornmehlprodukte, wie Gebäcke, Muffins, Kuchen und Kekse, wie auch Cracker, Chips, Popcorn, gepufftes Vollkorngetreide und Frühstückszerealien nicht häufiger als einmal pro Woche oder zu gesellschaftlichen Anlässen.

Glutenwarnung: Weizennudeln, Seitan (überwiegend Gluten), Roggenbrot, Weizenbrot, Couscous, Roggenflocken und Weizenschrotprodukte, wie Bulgur, enthalten Gluten. Viele mehlhaltige Nachspeisen und Zwischenmahlzeiten, wie Brownies, Kekse und Brot sind auch in glutenfreien Versionen erhältlich, es ist aber trotzdem am besten, auch diese Dinge nur gelegentlich zu verzehren. Sie sind oft als Ausgleich für den Verlust an Aroma und Konsistenz des Glutens ebenfalls mit Zucker und Fett überladen.

Ziehen Sie Vollkornbrot dem Weißbrot vor

Eine Schnitte Brot ist schnell zubereitet und leicht zu transportieren. Kinder essen gerne als Schulessen Brot mit Erdnussbutter und Marmelade, und auch viele Erwachsene lieben dieses als Zwischenmahlzeit. Früher, als Brot noch aus Volkornweizen hergestellt wurde, aß man es ganz ohne Butter, in der Regel mit einer Schale Suppe dazu, um den Bauern nach der Feldarbeit neue Energie und Kraft zu geben. Die deutschen Ur-Großmütter machten zum Frühstück eine Suppe aus warmem Getreide und trockenen, altbackenen Brotrinden. Wählen Sie Sauerteig- oder Sprossenbrot aus ungeschältem, 100 Prozent vollwertigem Getreide ohne Zusatzstoffe. Diese Brote bieten die Vorteile des vollen Korns. Lesen Sie auf jeden Fall die Zutatenliste und Nährstofftabelle und wählen ein Brot mit weniger Zutaten. Vermeiden Sie Vollkornbrot mit Hefe, da die Phytinsäure im Hefebrot überwiegend erhalten bleibt und verhindert, dass die meisten der im vollen Korn enthaltenen Mineralien aufgenommen werden können.[10] Verwenden Sie Weißbrot nur zu seltenen festlichen Gelegenheiten.

Sie können auch selbst Brot mit nur vier Zutaten backen: Vollkornweizenmehl, Wasser, ein Sauerteigstarter und Meersalz.[11] Geben Sie zur Abwechslung in Geschmack und Konsistenz Samen, Nüsse, Trockenfrüchte oder gekochten Vollkornreis dazu. Wenn Sie es richtig machen, erhalten Sie ein hervorragendes Ergebnis. Erwägen Sie auch die Verwendung alter Getreidearten, wie Dinkel und Emmer, die zwar Gluten enthalten, aber weniger als Weizen.

Wenn Sie Nahrungsmittel aus makrobiotischer Sicht nach Yin und Yang vergleichen, enthalten gebackene Speisen aus Vollkornmehl eine stärker zusammenziehende, yangbetonte Energie als gekochte Vollkorngetreideprodukte wie Nudeln. Heutzutage wird Brot häufig getoastet gegessen, wodurch es noch trockener wird und mehr zusammenziehende Energie sammelt. Der Verzehr von zu viel Brot macht Ihren Mund trocken, so dass Sie durstiger sind. Auch kann Brot schwer verdaulich sein, so dass Sie bitte jeden Happen gut kauen sollten. Wir schlagen oft vor, eine Scheibe Brot in einem Gemüsedämpfer zu dämpfen anstatt sie zu toasten, was sie besser verdaulich macht, und moderate Mengen zu verzehren.

Glutenwarnung: Das meiste Brot enthält Gluten, wenn es aus Getreidearten wie Weizen, Gerste, Dinkel,

---

[10] Paul Pitchford, Healing with Whole Foods: Asian Traditions and Modern Nutrition, 3rd edition (Berkeley, CA: North Atlantic Books, 2002), 492

[11] Zoë François and Jeff Hertzberg, Jeff, M.D., Healthy Bread in Five Minutes a Day (NY: Thomas Dunne Books, 2009).

Emmer oder Roggen hergestellt ist. Wählen Sie glutenfreies Brot mit den besten Zutaten, wenn Sie gegen Gluten allergisch sind, oder vermeiden es völlig.

Lesen Sie die Zutatenliste und Nährstofftabelle

Wie auch bei allen anderen verpackten Lebensmitteln ist es wichtig, die Zutatenlisten und Nährstofftabellen zu lesen, um sicher zu stellen, dass Sie ein vollwertiges Nahrungsmittel erhalten. Wählen Sie keine genetisch manipulierten Nahrungsmittel und stellen den Wert von weißem, raffiniertem und chemisch behandeltem Brot und stark mit Zucker oder stark fruchtzuckerhaltigen Süßmitteln aus Mais versehenen Nachspeisen in Frage.

Der Nährwert von Vollkorngetreide

Pro:

- Da der Körper das Vollkorngetreide langsam absorbiert, liefert es anhaltende Energie in hoher Qualität. Der regelmäßige Verzehr hilft, den Blutzucker zu stabilisieren und Hormonschwankungen auszugleichen.
- Buchweizen ist reich an Mineralien, vor allem Zink, Kupfer und Mangan. Er ist gesund für das Herz, senkt den Cholesterinwert im Blut und den Blutdruck, erhöht die Gesundheit des Dickdarms und verhindert Fettleibigkeit. Es gibt vielversprechende Forschungsergebnisse darüber, dass ein Buchweizenextrakt den Blutzucker bei Diabetikern deutlich senken kann. Buchweizen kann den Umgang mit Diabetes erleichtern.
- Hafer hat große Vorteile: Er kann Cholesterin- und Blutzuckerwerte senken und ist daher ein ausgezeichnetes Nahrungsmittel für Menschen mit Diabetes, rheumatischer Arthritis oder Hitzewallungen. Bei manchen Menschen kann der tägliche Verzehr gekochter Haferflocken allerdings den Stoffwechsel verlangsamen und ihr Phlegma vergrößern. Wenn sie eine Weizenallergie haben, wählen Sie Hafer, der in einem Betrieb hergestellt wurde, der nicht mit Weizen arbeitet, da eine Kreuz-Kontamination möglich ist.
- Glutenfreies Getreide: Hirse; Lang- und Rundkornreis sowie mittellanger Vollkornreis; Basmati-Vollkornreis und Jasmin-Vollkornreis; Buchweizen; Quinoa; Wildreis; Süßreis, schwarzer und roter Reis, Mais; Amaranth; Sorghum und Teff.

Kontra:

- Manche Getreidearten enthalten Gluten, das – vor allem, wenn Sie häufig Milch und Molkereiprodukte verwenden – zu allergischen Reaktionen führen kann. Falls Sie unter Allergien oder einer Glutenintoleranz, Candida oder Zöliakie leiden, sollten Sie den Verzehr glutenhaltiger Getreidearten vermeiden.
- Manche Menschen erleben andere Reaktionen auf andere Proteine, wie das Prolamin im Getreide oder sonstige Bestandteile, die zu ähnlichen unerwünschten Wirkungen auf den Darm führen.

- In Untersuchungen hat sich gezeigt[12], dass Zucker und Aminosäuren (Asparagin) in bestimmten Nahrungsmitteln bei Zubereitungsmethoden mit hohen Temperaturen, wie Braten, Rösten und Backen, Acrylamide bilden. Acrylamide können Krebs verursachen. Wenn länger und mit höheren Temperaturen gegart wird, bilden sich größere Mengen an Acrylamid, besonders in Pommes Frites und Kartoffelchips, Kaffee, Frühstückszerealien, Keksen und Toast.

Glutenwarnung: Glutenhaltige Getreidesorten sind Weizen, Perlgerste, Roggen und Tritikale und ihre Verwandten - Weizenschrot, Weizenkörner, Bulgur, Roggenflocken und Ähnliches. Alle Arten und Abwandlungen weizenähnlicher Getreidearten enthalten Gluten, einschließlich Kamut, Dinkel, Emmer und Einkorn. Einige Gewürze und Würzzutaten enthalten ebenfalls Gluten, wie Gerstenmalz, Gerstenmiso und Shoyu- Sojasauce. Achten Sie auf der Liste der Inhaltsstoffe auf glutenhaltige Gewürze. Grobe oder feine Haferflocken, die in einem Betrieb hergestellt wurden, der auch Weizen verarbeitet, können mit Gluten kontaminiert sein.

Ein Leben mit Vollkorngetreide - Inspirationen

- Die meisten Vollkorngetreidearten sind heutzutage in biologisch angebauter Qualität erhältlich.
- Der Verzehr von Vollkorngetreide versorgt Sie den ganzen Tag über mit guter Nahrung und einer gleichmäßigen Energie. Wählen Sie oft den Vollkornreis, da er die am stärksten zentrierte Energie liefert, neutralen Geschmack und süßes Aroma aufweist und sich daher am leichtesten täglich verzehren lässt.
- Die Auswahl der richtigen Nahrungsmittel für die Zubereitung in Ihrer Küche verhilft Ihnen und Ihren Liebsten zu ausreichend Energie um Gutes zu tun. Beziehen Sie Ihre Kinder schon früh in das Waschen und Einweichen des Getreides ein und bringen ihnen so gesunde Angewohnheiten fürs Leben bei.
- Da Gesundheit mehr ist als nur gut zu essen, kann Ihr tägliches Leben Sie genauso nähren oder schwächen, wie die tägliche Nahrung. Pflegen Sie Ihren Sinn für Humor und erschaffen täglich Wege zu einem glücklichen Leben. Singen Sie jeden Tag ein fröhliches Lied und geben großzügig. Feiern Sie ihren Erfolg in der Küche.

Jahreszeitliche Gedanken zu Vollkorngetreide

Nachstehend finden Sie die nach Jahreszeiten angeordnete Tabelle 2, aus der Sie ersehen können, wann Sie welches Getreide essen sollten, damit es Ihnen den energetisch größten gesundheitlichen Nutzen bringt. Allerdings können Sie jede Vollkorngetreidesorte zu jeder Jahreszeit essen, da das Getreide den zentralen Platz im Reich der Gemüsepflanzen einnimmt und eines der ausgewogensten Nahrungsmittel ist.

Glutenwarnung: Gerste, Perlgerste, Roggen, Weizenschrot, Weizenkörner, Bulgur und Roggenflocken, Kamut, Dinkel, Emmer und Einkorn enthalten Gluten.

[12] United States Food and Drug Administration, "Additional Information on Acrylamide, Diet, and Food Storage and Preparation" (May 22, 2008).

Tab. 2

Frühling	Sommer	Spätsommer	Herbst	Winter
Gerste	Amaranth	Hirse	Rundkorn- Reis	Buchweizen
Hato Mugi (Perlgerste)	Mais	Teff	mittelkörniger Reis	Schwarzer Reis
Ganzer Hafer	Popcorn	mittelkörniger Reis	Süßer Reis	Roter Reis
Roggen	Langkornreis		Schwarzer Reis	Rundkorn-Vollkornreis
Weizen	Basmati- Reis		Roter Reis	
Dinkel	Jasmin-Reis			
Einkorn	Quinoa			
Emmer	Sorghum			
Farro				
Kamut				
mittelkörniger Reis				

Wie Sie Ihren besten Topf Vollkorngetreide kochen

Kochen Sie mehr Getreide

Planen Sie im Voraus, da gekochtes Vollkorngetreide sich gut hält. Kochen Sie so viel mehr Getreide, wie Sie innerhalb von zwei bis drei Tagen nach der Zubereitung verbrauchen. Sie können gekochtes Getreide leicht in einem Gemüsedämpfer mit etwas Wasser aufwärmen, oder Sie machen mit einem guten Bratöl gebratenen Reis oder Reisbälle daraus oder geben den Rest in eine Suppe. Bieten Sie Getreide mit Ihrer Lieblingssauce, Gemüse und Bohnen als gute vollständige und ausgewogene Mahlzeit an. Verwenden Sie Reste für einen weichen Getreidebrei zum Frühstück.

Das Einweichen des Getreides bietet echte Vorteile

In zahlreicher makrobiotischer Literatur finden Sie Zubereitungsmethoden, bei denen das Getreide vor dem Kochen nicht eingeweicht wurde. Ohne Einzuweichen erhalten Sie ein energetisch kompakteres und kräftigeres Getreidegericht. Verwenden Sie diese Methode, wenn Sie sie benötigen oder wenn Sie keine Zeit zum Einweichen haben.

- Eingeweichtes Getreide ist leichter verdaulich.
- Wenn Sie angespannt sind, probieren Sie verschiedene Methoden des Einweichens aus, um ein entspannenderes Gericht zu erhalten.

- In einem trockeneren Klima oder einer trockenen Jahreszeit verschafft das Einweichen dem Körper mehr Flüssigkeit.
- Das Einweichen setzt den Gehalt an Phytinsäure im Getreide herab und trägt so dazu bei, dass die Minerale, wie Kalzium, Magnesium, Eisen, Zink und Kupfer besser absorbiert werden.
- Beim Einweichen fängt das Getreide zu keimen an, wodurch mehr sekundäre Pflanzenstoffe, Vitamine, Proteine und Verdauungsenzyme entstehen.
- Das Einweichen zusammen mit der Fermentierung macht, Getreide, Mehl, Flokken und Schrot verdaulicher - wie beim Sauerteigbrot.

Mehrere Methoden für das Einweichen von Getreide

Weichen Sie Getreide bis zu acht Stunden lang an einem kühlen Ort oder im Kühlschrank ein. Probieren Sie die folgenden Möglichkeiten für das Einweichen und vergleichen das mit dem Verzehr von uneingeweichtem Getreide. Finden Sie Ihre Lieblingsmethode oder benutzen Sie die am jeweiligen Tag praktikabelste. Unterschiedliche Arten des Getreide- Einweichens und -Kochens bieten auch abwechslungsreiche Möglichkeiten zur Zubereitung - ein weiterer wichtiger Aspekt für eine gesunde Ernährung.

- Waschen Sie das Getreide und weichen es dann acht Stunden lang oder über Nacht in einer kühlen Umgebung in Wasser ein.
- Waschen Sie das Getreide und fermentieren es mit 1-3 Teelöffeln Säure, wie Zitronensaft oder Essig, pro Tasse Wasser. Weichen Sie ungefähr acht Stunden lang oder über Nacht in kühler Umgebung ein.
- Wenn Sie nicht die Zeit haben, über Nacht einzuweichen, ist eine kürzere Einweichzeit auch in Ordnung, oder Sie wenden die Kaltwasser-Schockmethode an: Bringen Sie das gewaschene Getreide zum Kochen und geben dann kaltes Wasser dazu, um den Kochvorgang abzubrechen. Schütten Sie das Wasser fort oder schöpfen den gesamten Schaum ab und beginnen wieder mit dem Kochen.

Das Verhältnis von Wasser zu Getreide beim Kochen

Hinweis: Falls Sie einen Drucktopf benutzen, hängt die Zeit von Ihrem eingestellten Druck ab, reduziert sich allgemein um ca. ¼.

1 Tasse Getreide	Wasser	Garzeit
Vollkornreis	2 Tassen	60 Minuten
Buchweizen (Kasha)	2 Tassen	20 Minuten
Ganzer Hafer	3 Tassen	90 Minuten
Grobe Haferflocken	3 Tassen	20 Minuten
Quinoa	2 Tassen	20-30 Minuten
Amaranth	2 Tassen	20 Minuten
Hirse	3-4 Tassen	20-30 Minuten
Wildreis	2 Tassen	45 Minuten

Wie Vollkorngetreide gekocht wird

- Messen Sie das Getreide ab, waschen es in kaltem Wasser, spülen es dann in einem feinmaschigen Sieb ab. Wählen Sie eine Einweichmethode oder weichen Sie das Getreide einfach 6-8 Stunden im Kühlschrank ein. Nach dem Einweichen spülen Sie das Getreide ab, geben es in einen Topf aus rostfreiem Stahl und geben die empfohlene Menge an frischem Wasser dazu.
- Da das Getreide einen Teil des Einweichwassers aufsaugt, müssen Sie die Wassermenge je nach Garmethode möglicherweise leicht nach unten korrigieren.
- Geben Sie eine Prise Meersalz hinzu oder ein Stück Kombu von der Größe einer Briefmarke. Geben Sie allerdings kein Salz oder Kombu an Kamut, Amaranth und Dinkel oder Bohnen, da das deren Garzeit verändern würde.
- Beim Kochen der meisten Getreidearten bringen Sie Wasser und Getreide gemeinsam langsam zum Kochen, stellen dann die Flame klein und köcheln so lange, wie angegeben. Auf diese Weise erhält das Getreide eine weichere Konsistenz. Prüfen Sie gelegentlich, ob Wasser nachgefüllt werden muss. Wenn Sie Buchweizen (Kasha), Quinoa oder Amaranth kochen, geben Sie das Getreide in das bereits kochende Wasser, damit die Körner getrennt bleiben und keinen Brei ergeben.
- Wenn das Getreide fertig gekocht ist, servieren Sie es entweder auf familiäre Art in einer Keramik-, Glas- oder Holzschüssel, oder Sie legen zwei Kugeln von der Größe eines Reispaddels oder einer Eiscremekugel auf jeden Teller oder in jede Schale. Dekorieren Sie mit Petersilie oder Frühlingszwiebel oder bestreuen mit Gomasio, einer Mischung aus Sesam und Meersalz. In Schritt 8 finden Sie Ideen für Würzzutaten.

Durch die folgenden Rezepte werden Sie mit einer Anzahl von Zubereitungsmethoden für Getreide bekannt gemacht, wie dem Kochen im Drucktopf (mit oder ohne Keramiktopf-Einsatz), weichem Kochen wie für Porridge und leichtem Dünsten. Sie können die Getreidearten in jedem Rezept leicht austauschen und neue Variationen erfinden. Außerdem können Sie mit der Benutzung eines Reiskochers oder eines Slow-Food- Kochers, wie dem Crock-Pot, experimentieren oder im Winter Vollkorngetreide-Gerichte backen.

Rezepte für Vollkorngetreide

Gekochter mittelkörniger Vollkornreis mit Gomasio

4 Portionen

Gekochter mittellanger Vollkornreis (in Europa auch als Risotto- Reis bekannt) ist eine köstliche Ergänzung für jede Mahlzeit, und es ist wunderbar, sich so mit gekochtem Vollkorngetreide vertraut zu machen. Rundlicher als rundkörniger Vollreis lässt er sich wunderbar statt weißem Reis in einer Paella oder Risotto verwenden. Kochen Sie ihn in einem schweren Topf aus rostfreiem Stahl oder in einem emaillierten gusseisernen Topf mit fest schließendem Deckel, der ein sanftes und gleichmäßiges Kochen fördert. Benutzen Sie keine Töpfe oder Pfannen aus Aluminium, da dieses dem Gericht einen metallischen Geschmack verleihen und sich negativ auf die Gesundheit auswirken kann.

Zutaten: *1 Tasse mittellanger Vollkornreis*
2 Tasse gefiltertes oder Quellwasser
1 Prise Meersalz

Garnierung: *Gomasio, ein Würzmischung aus Sesam und Meersalz*
(Das Rezept hierfür steht in Schritt 8 - Die Würze des Lebens: Gewürze, Öle, Saucen, Dressings und Würzzutaten)

Zubereitung:

1. Waschen Sie den Reis in kaltem Wasser und weichen ihn 8 Stunden lang ein. Gießen Sie das Wasser ab und ersetzen es durch frisches. (Oder wählen Sie eine andere Einweichmethode aus diesem Schritt.)
2. Geben Sie Wasser, Reis und Meersalz in einen schweren Topf und bedecken ihn mit einem fest schließenden Deckel. Auf großer Flamme zum Kochen bringen.
3. Stellen Sie die Flamme mittelgroß und köcheln etwa 50-60 Minuten lang. Prüfen Sie die Höhe des Wasserspiegels regelmäßig und geben bei Bedarf Wasser hinzu.
4. Geben Sie den Reis in eine Schüssel und garnieren jede Portion, indem Sie etwas Gomasio darauf streuen.
5. Essen Sie dazu eine Beilage aus Bohnen und grünem Gemüse und ein Gericht aus Wurzel- oder rundem Gemüse.

Variationen:

- Ungefähr 45 Minuten lang im Drucktopf kochen. (Die Garzeiten für den Drucktopf können je nach Topf variieren.)
- Bewahren Sie Reisreste bis zu 2 oder 3 Tage lang in einem Glasgefäß mit festem Deckel im Kühlschrank auf.
- Verwenden Sie Reisreste auf unterschiedliche Art, wie in einigen Rezepten in diesem Buch beschrieben.
- Anstatt mit Meersalz können Sie mit einem Stück Kombu in Größe einer Briefmarke oder ½ Umeboshipflaume kochen.
- Abwechslung erreichen Sie durch eine Handvoll anderer Getreidearten, wie rundkörnigenVollreis, schwarzen Reis, roten Reis, Süßreis, Quinoa, Hirse oder Gerste (enthält Gluten).

Schnell gekochte Buchweizennudeln mit Ingwer und Frühlingszwiebeln (Foto S. 55)

4 Portionen

Proteine, Mineralien und Antioxidantien gehören alle zum Nährstoffprofil des Buchweizens. Wenn Sie dieses beliebte Buchweizennudelgericht essen, das auch als Sobanudeln bezeichnet wird, treten Sie nicht nur in die japanische Küche ein, sondern bauen auch die Liste der Lieblingsgerichte Ihrer eigenen Familie aus.

Zutaten: *1 Paket 100%ige Buchweizennudeln (250g)*
5 Tassen gefiltertes oder Quellwasser

Gewürze: *Tamari, nach Geschmack*
Saft aus geriebenem Ingwer, nach Geschmack
Grün der Frühlingszwiebel, in schmale Ringe geschnitten

Zubereitung:

1. Bringen Sie Wasser zum Kochen. Geben Sie die Nudeln hinein, rühren und kochen sie etwa 10 Minuten lang, wobei Sie gelegentlich kaltes Wasser zugeben, bis die Nudeln leicht weich aber nicht matschig sind.
2. Gießen Sie sie ab und überspülen sie (wahlweise) mit heißem Wasser und bringen sie heiß auf den Tisch. Im Sommer überspülen Sie die Nudeln mit kaltem Wasser und bieten sie als erfrischendes kaltes Gericht an.
3. Geben Sie Tamari, Ingwersaft und Frühlingszwiebeln dazu und mischen.
4. Bieten Sie das Gericht als Zwischenmahlzeit, Appetithappen oder Vorspeise an und danach einen Hauptgang mit Getreide, Bohnen und Gemüse.

Variationen:

- Kochen Sie Sobanudeln in Tamaribrühe mit Ingwer. Manchmal können Sie das abgegossene Wasser als Brühe für die Nudeln verwenden, aber es ist am besten, mit frischem Wasser anzufangen oder mit dem Kombu und Shiitakepilz-Dashi aus dem Rezeptkapitel in Schritt 7 – Getränke und Suppen für jede Jahreszeit. Bringen Sie die Flüssigkeit zum Kochen und geben Gemüse oder Tofu dazu und würzen mit Tamari/Ingwer und köcheln, bis alles weich ist. Dann geben Sie (wahlweise) 1 Teelöffel Wakameflocken dazu. Die Brühe wird über die gekochten Nudeln gegossen. Garnieren Sie mit Frühlingszwiebelscheiben.
- Unter Rühren angebratene Nudeln: Geben Sie die gekochten Nudeln in das erhitzte Sesamöl und rühren. Dekorieren Sie vor dem Servieren.

Glutenwarnung: Bei Bedarf vermeiden Sie Buchweizennudeln, die Weizenmehl enthalten, denn das enthält Gluten. Suchen Sie nach der Sorte Nudeln, die zu 100 Prozent aus Buchweizen besteht, da Buchweizen glutenfrei ist.

Im Keramiktopf gekochtes Vollkorngetreide (Foto S. 55)

4 Portionen

In einem Keramiktopf kochen Nahrungsmittel immer gleichmäßig ohne anzubrennen, auch wenn es nur eine Handvoll ist. Die besten Ergebnisse erhalten Sie, wenn Sie den Keramiktopf mit Deckel in einen Drucktopf stellen. Die einfachste Handhabung bietet Ihnen ein Ohsawa-Topf, ein japanischer Steinguttopf, den der Wiederentdecker der Makrobiotik, Georges Ohsawa, entworfen hat und der nach ihm benannt ist.

Zutaten: *1 Tasse Vollkornreis;*
¼ Tasse Wildreis;
¼ Tasse gelber Mais;
¼ Tasse grüne Erbsen;
2 Tassen gefiltertes oder Quellwasser;
1 Prise Meersalz pro Tasse Getreide.

Zubereitung:

1. Waschen Sie das Getreide und weichen es 8 Stunden lang ein. Oder wählen Sie eine andere Einweichmethode aus diesem Schritt. Gießen Sie das Wasser ab und ersetzen es durch frisches.
2. Geben Sie Reis, Wasser und Meersalz in einen Keramik- oder Ohsawa-Topf. Legen Sie einen Teller auf den Keramiktopf oder befestigen den Deckel des Ohsawa-Topfs mit der Schnur. Stellen Sie den Topf in einen Drucktopf, der etwa 5 Zentimeter hoch Wasser enthält, so dass der Topf gerade bis zur Hälfte darin steht. Befestigen Sie den Deckel auf dem Drucktopf, stellen ihn auf große Flamme und lassen den Druck aufbauen.
3. Wenn der Druck aufgebaut ist, stellen Sie die Flamme klein. Kochen Sie den Reis 45 Minuten lang.

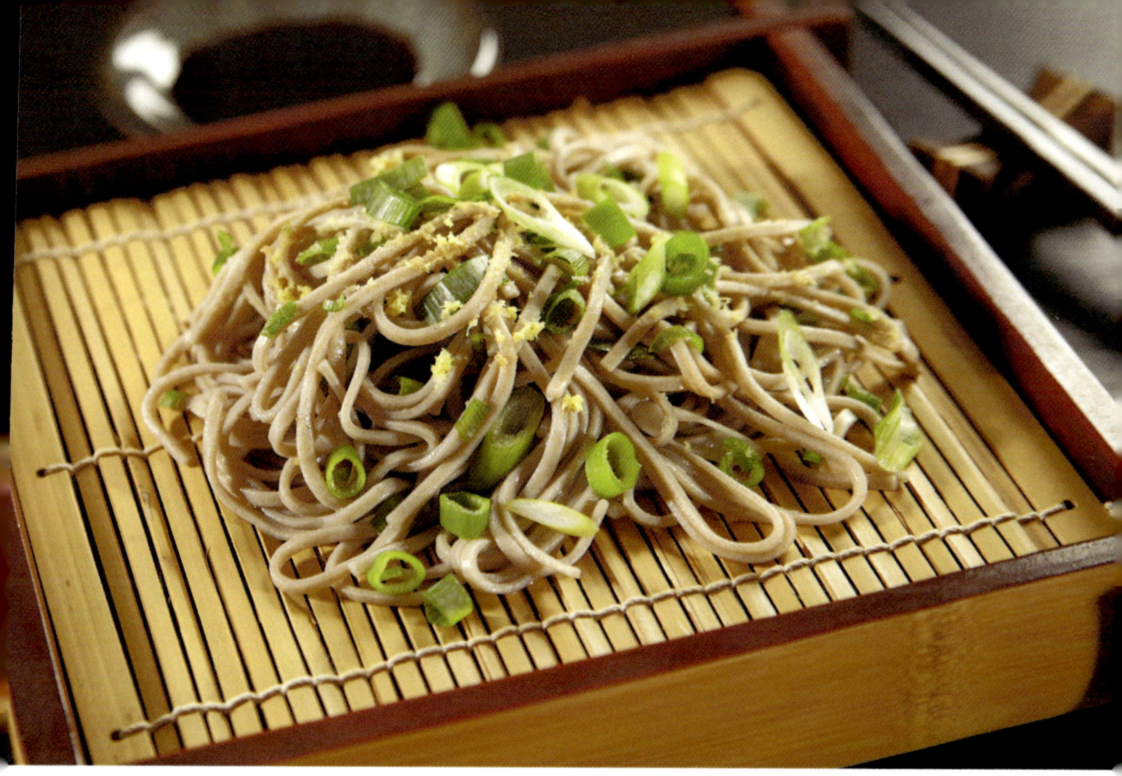

oben: Schnell gekochte Buchweizennudeln mit Ingwer und Frühlingszwiebeln (Rezept S.53)
unten: Im Keramiktopf gekochtes Vollkorngetreide (Rezept S.54)

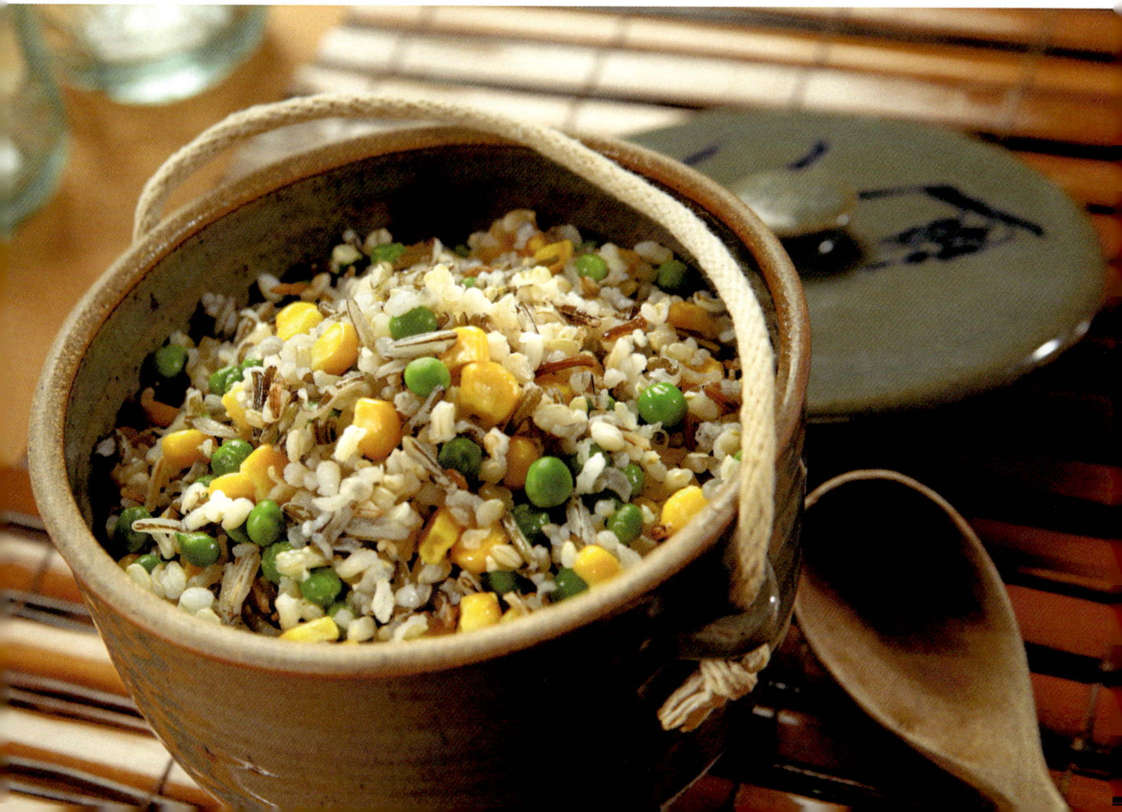

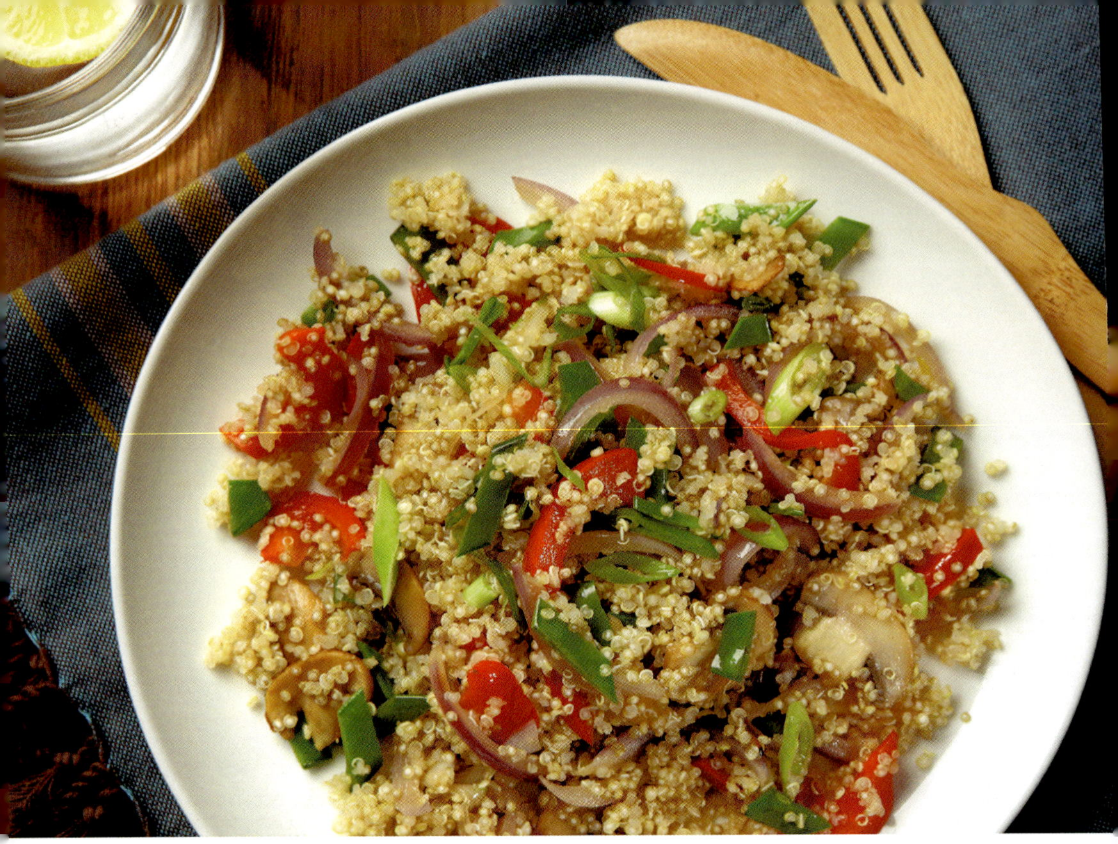

oben: Quinoa-Salat mit gedünstetem Gemüse (Rezept S. 57)
unten: Gebratene Vollkornreisbratlinge (Rezept S. 58)

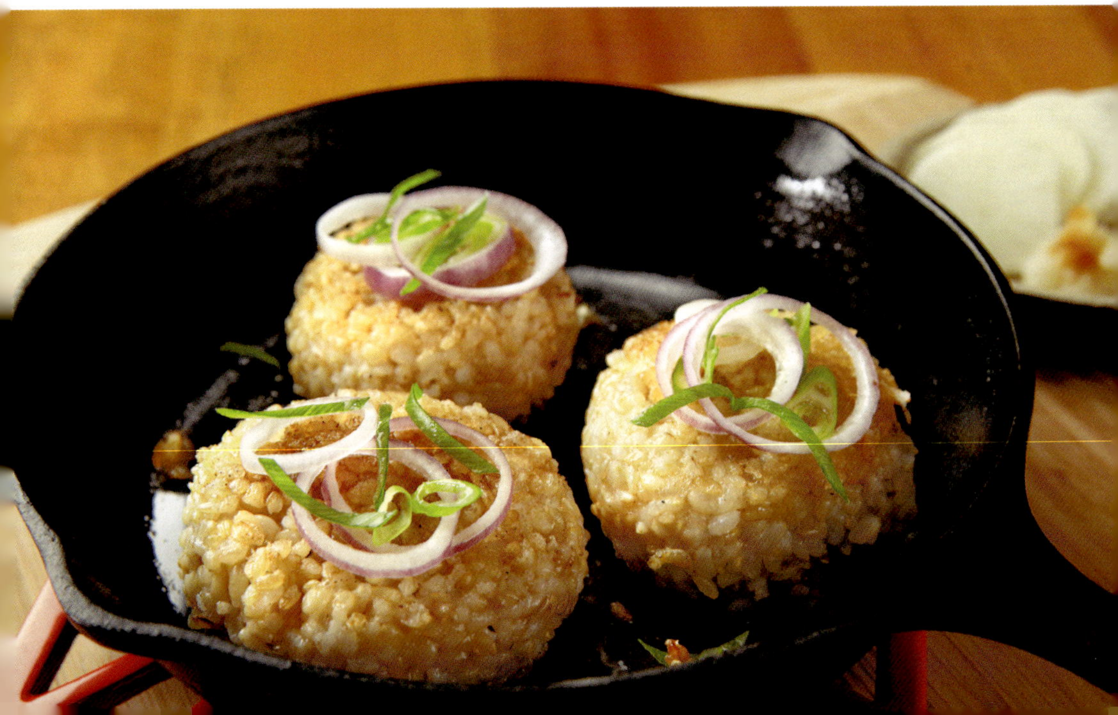

4. Wenn der Reis fertig ist, nehmen Sie den Drucktopf vom Herd und lassen den Dampf auf natürliche Art entweichen. Nehmen Sie den Deckel ab und heben den Keramiktopf aus dem Drucktopf. Nehmen Sie die Abdeckung ab und rühren den Reis um. Sie können den Topf als Schüssel auf den Tisch stellen.
5. Reisreste können Sie mit dem Deckel abdecken und über Nacht an einem kühlen Platz, wie Speisekammer oder Kühlschrank, aufbewahren.

Variationen:

- Verwenden Sie anderes Getreide, beispielsweise 1 Tasse Hirse und 3 Tassen Wasser.
- Geben Sie verschiedene Bohnensorten an die Mischung oder verwenden eine Getreidemischung.
- Geben Sie Gemüse, Samen und Nüsse an die Mischung.
- Verwenden Sie kein Meersalz sondern ein kleines Stück Kombualge.

Quinoa-Salat mit gedünstetem Gemüse (Foto S. 56)

4 Portionen als Hauptgericht

Quinoa kocht wirklich schnell, ist glutenfrei und enthält alle acht essentiellen Aminosäuren. Es ist ein altes Getreide und nicht genmanipuliert. Es ist in den Farben gelb, rot, schwarz und gemischt zu haben, und alle schmecken unterschiedlich. Probieren Sie alle aus, denn sie bringen eine große Vielfalt in Ihr Kochrepertoire.

Zutaten: *1 Tasse Quinoa*
2 Tassen gefiltertes oder Quellwasser
1 Prise Meersalz
1-2 Esslöffel Olivenöl nativ extra
¼ - ½ Tasse rote Zwiebel, gehackt
1 Tasse Champignons, mit einem feuchten Tuch abgewischt und gewürfelt
2-3 Knoblauchzehen, gehackt (wahlweise)
½ Tasse rote Paprika, dünn geschnitten
1-2 Esslöffel Tamari, oder nach Geschmack
Schwarzer Pfeffer nach Geschmack (wahlweise)
1 Tasse Brokkoliröschen, kleine Stücke

Garnierung: *Frühlingszwiebel, Petersilie oder Koriander, fein gehackt*

Zubereitung:

1. Waschen Sie das Quinoa, indem Sie es mit Wasser zwischen den Händen reiben, spülen es gründlich ab und weichen es dann 4-8 Stunden lang ein. Lassen Sie es abtropfen.
2. Erhitzen Sie 2 Tassen frisches Wasser, stellen die Flamme klein und geben vorsichtig das Quinoa und eine Prise Meersalz hinein. Bringen Sie es zum Kochen

und köcheln dann 20 Minuten lang. Köcheln Sie ohne Deckel oder auch bedeckt, wenn Sie eine andere Konsistenz wünschen. Lockern Sie das gekochte Quinoa mit einer Gabel und stellen es beiseite, halten es warm.

3. Erhitzen Sie das Öl vorsichtig in einem anderen Topf und dünsten Zwiebeln und Champignons bis sie braun sind, geben Knoblauch (falls gewünscht) und rote Paprika hinzu und dünsten weiter. Würzen Sie mit Tamari und schwarzem Pfeffer, falls gewünscht. Geben Sie den Brokkoli und bei Bedarf ein wenig Wasser dazu und dämpfen 3-4 Minuten lang.
4. Vom Herd nehmen und das Quinoa mit dem Gemüse mischen. Würzen Sie nach Geschmack nach.
5. Teller oder Schalen mit diesem Gericht sehen mit frischen grünen Kräutern garniert herrlich aus.

Variationen:

- Kochen Sie Quinoa zusammen mit Teff, grünen Erbsen, Mais, Edamame oder Tofuwürfeln.
- Verwenden Sie Ihre frischen Lieblingskräuter oder -gewürze und kreieren Ihre eigene Version dieses Gerichts.
- Würzen Sie mit Umeboshi-Essig, um einen schärferen Geschmack zu erhalten.
- Quinoareste schmecken am nächsten Tag sowohl mit Zimmertemperatur als auch erhitzt wunderbar.

Gebratene Vollkornreisbratlinge (Foto S. 56)

4 Portionen

Diese Bratlinge sind ein wunderbares Beispiel für die hundert-und-ein Gerichte, die Sie aus bereits gekochtem Reis und anderen Getreidesorten herstellen können. Sie sind eine großartige vegetarische Alternative zum Burger. Sie schmecken allein gegessen köstlich oder auf einer Schnitte Brot - zwischen zwei Schnitten oder auf einem Blatt Romanasalat oder einem gebratenen Zuchtchampignon, etc....

Zutaten: *2 Tassen gekochter Rundkorn- Vollreis*
2 Esslöffel Olivenöl nativ extra oder Sesamöl
Gewürze: *Tamari; aus geriebenem Ingwer ausgedrückter Saft*
Garnierung: *Daikonrettich, dünne rohe Zwiebelringe,*
Petersilie, gehackt.

Zubereitung:

1. Formen Sie aus dem Reis mit den Händen einen festen Bratling.
2. Erhitzen Sie eine Pfanne (Gusseisen funktioniert am besten), geben Öl hinein und legen die Bratlinge in das heiße Öl.

3. Braten Sie sie ein paar Minuten lang auf beiden Seiten. Wenn sie fast fertig sind, würzen Sie sie mit ein paar Spritzern Tamari und Ingwersaft.
4. Bieten Sie die Bratlinge mit in Scheiben geschnittenem Daikonrettich oder Zwiebel und Petersilie an.

Variationen:

- Geben Sie kurz vor Ende des Bratvorgangs Knoblauchpulver oder frisch gepreßten Knoblauch dazu.
- Verwenden Sie den Rest der Getreidemischung des Rezeptes für Rundkornreis mit süßem Vollkornreis und Hirse.
- Mischen Sie fein gehacktes Gemüse, das Sie ein paar Minuten lang gekocht haben, unter das Getreide, bevor Sie die Bratlinge formen.
- Geben Sie pikante Gewürze oder Kräuter Ihrer Wahl hinein.

Wildreis und gedünstetes Gemüse (auch Füllung für ein Feiertagsessen, Foto S. 42)

4-5 Portionen als Hauptgericht

Wildreis ist ein traditionelles Nahrungsmittel der amerikanischen Indianer und wird in den Sümpfen im nördlichen Teil Amerikas geerntet. Er ist von schwarzer bis bräunlicher Farbe und schmeckt stark nussig. Zusammen mit Mais, Kürbis, Bohnen, Beeren und Ahornsirup stellt er eine wunderbare Einführung in die amerikanische Stammesküche dar. Nutzen Sie ihn auch als wohlschmeckende Füllung für den *Gefüllten Kürbis - eine Festtags-Variante*, Rezept aus *Schritt 4 - Die Süße des Regenbogens in Wurzel- und rundem Gemüse* auf S. 110.

Zutaten: *½ Tasse Wildreis*
½ Tasse langkörniger Vollkornreis oder Vollkorn-Basmatireis
2-3 Tassen gefiltertes oder Quellwasser
1 Prise Meersalz
1 Esslöffel Olivenöl nativ extra
½ Tasse Zwiebeln, gehackt
2-3 Knoblauchzehen, gehackt (wahlweise)
1½ Tassen Möhren, fein oder grob gerieben
½ Stück festen Tofu aus kbA, in kleine Würfel geschnitten (wahlweise)
2 Esslöffel Tamari
2 Esslöffel Zitronensaft
1½ Tassen Zuckererbsen, gestiftelt

Garnierung: *Petersilie, gehackt*

Zubereitung:

1. Spülen Sie beide Sorten Reis zusammen in Wasser ab. 4-8 Stunden lang einweichen, dann abgießen.
2. Bringen Sie das frische Wasser zum Kochen, geben eine Prise Meersalz dazu und köcheln 40-45 Minuten lang auf kleiner Flamme. Lockern Sie den gekochten Reis mit einer Gabel auf.
3. In der Zwischenzeit waschen und schneiden Sie die Zwiebeln, Knoblauch (falls gewünscht), Möhren und, falls gewünscht, schneiden Sie den abgespülten und mit einem Tuch getrockneten Tofu in kleine Würfel (in dieser Reihenfolge) und dünsten diese dann etwa 10 Minuten lang in Olivenöl oder bis die Möhren weich sind. Mit Tamari und Zitronensaft abschmecken. Fall nötig, geben Sie etwas Wasser hinzu. Kurz vor Ende geben Sie die Zuckererbsen dazu und dünsten noch eine Minute lang.
4. Vom Herd nehmen und die Wildreismischung mit dem Gemüse mischen. Nachwürzen, falls erforderlich. Garnieren Sie jede Portion mit gehackter Petersilie.

Variationen:

- Geben Sie Mais aus kbA, wenn er Saison hat, oder anderes Vollkorngetreide an die Mischung.
- Geben Sie verschiedene andere Gemüsesorten, wie Bleichsellerie oder Champignons an das Gedünstete.
- Kochen Sie dieses Gericht mit Bohnen statt mit Tofu.
- Geben Sie verschiedene Ihrer Lieblingskräuter und Gewürze an das Gericht oder auch Mirin, eine Süßreis-Würzzutat.

Im Topf geröstete Hirse mit Teff und gedünsteten Zwiebeln

4 Portionen als Hauptgericht

Die Hirse mit ihrer gelben Farbe und ihren sehr kleinen Körnern ist ein köstliches Getreide. Am besten röstet man sie vor dem Kochen, denn das intensiviert ihr Aroma. Teff ist ein Vollkorngetreide mit vollem Geschmack, elfenbeinfarben oder braun und mit noch kleineren Körnern. Das Heimatland beider Getreidesorten ist Äthiopien. Teffmehl lässt sich mit Wasser mischen und fermentieren und zu Injera verarbeiten, einem Fladenbrot für den täglichen Verzehr. Diese Getreidesorten sind beide glutenfrei und lassen sich gut miteinander und mit anderen Getreidesorten zusammen verwenden.

Zutaten: *1 Tasse Hirse*
½ Tasse Zwiebeln, fein gehackt
2 Knoblauchzehen, fein gehackt (wahlweise)
2 Esslöffel Olivenöl nativ extra oder Sesamöl
½ Tasse Vollkornteff
1 Prise Meersalz
4½ Tassen gefiltertes oder Quellwasser

Garnierung: *Champignon-Zwiebel-Sauce mit Tamari und Ingwer (wahlweise). Das Rezept hierfür finden Sie in Schritt 8 - Die Würze des Lebens: Gewürze, Öle, Saucen, Dressings und Würzzutaten.*

Zubereitung:

1. Zwei Möglichkeiten, die Hirse zu rösten: a.) Waschen Sie die Hirse, lassen sie abtropfen und rösten sie dann leicht. b.) Rösten Sie die Hirse trocken, spülen sie ab und lassen sie dann abtropfen.
2. Hacken Sie Zwiebel und Knoblauch (falls sie ihn verwenden) und dünsten sie in Öl.
3. Geben Sie Hirse, Gemüse, Teff, Meersalz und frisches Wasser in einen großen Topf. (Weniger Wasser macht das Gericht trockener, während es mit mehr Wasser weicher wird.) Rühren und mischen Sie vorsichtig.
4. Bringen Sie alles zum Kochen und köcheln dann 20-40 Minuten lang, je nach Menge des Wassers und gewünschter Konsistenz. Wenn es gar ist, lockern Sie das Getreide mit einer Gabel.
5. Garnieren Sie mit der wahlfreien *Champignon-Zwiebel-Sauce mit Tamari und Ingwer.*
6. Servieren Sie mit einer Beilage aus frischem Gemüse und einem Bohnengericht.

Variationen:

- Reste können zu Burgern geformt und gebraten oder als Pfannkuchen mit Frühlingszwiebel zubereitet werden.
- Weichen Sie die Hirse 8 Stunden lang oder über Nacht ein, anstatt sie zu rösten. Dann spülen Sie sie ab und ersetzen das Wasser.
- Um schnell fertig zu werden, bereiten Sie das Gericht in 15-18 Minuten im Drucktopf zu, anstatt es zu kochen.
- Geben Sie Kürbis, Blumenkohl, Möhren, Champignons, Samen oder Nüsse zum Getreide und kochen alles zusammen.

Zum Frühstück und für jede Tageszeit

Forschungsergebnisse lassen darauf schließen, dass ein gesundes Frühstück Sie den ganzen Tag lang mit Energie versorgt. Es kann auch zum Abnehmen beitragen. Auf der nächsten Seite folgt ein Frühstücks-Standardrezept, welches auch mit anderen heimischen Früchten kombiniert werden kann.

Weicher Getreidebrei mit Blaubeeren

2 Portionen

Verwenden Sie Reste von gekochtem Vollkornreis oder anderes gekochtes Getreide, wie Hirse, Mais oder Gerste (enthält Gluten) für einen befriedigenden Frühstücksbrei.

In Japan heißt das ganji. Ein typisches makrobiotisches Frühstück nach japanischer Art besteht aus Vollkornreisbrei mit gedämpftem Grün und einer Misosuppe. Für eine europäische Version geben Sie süßes Kompott oder Obst darauf. Kinder brauchen weder mehr Meersalz noch andere Gewürze, aber Männer mögen oft einen stärker gewürzten Porridge.

Zutaten: *1 Tasse Getreide*
2 Tassen gefiltertes oder Quellwasser

Garnierung: *Blaubeeren*

Zubereitung:

1. Verwenden Sie gekochte Getreidereste vom Vortag, wie Vollkornreis, Hirse, Teff oder anderes Getreide. Wahlweise: Weichen Sie den Getreiderest über Nacht in Wasser ein.
2. Am Morgen bringen Sie Wasser und Getreide zum Kochen, stellen dann die Flamme klein und köcheln etwa 20 Minuten lang.
3. Gegen Ende der Kochzeit sollte das Getreide cremig und breiig sein. Mit einem Handmixer können Sie eine noch weichere Konsistenz erreichen.
4. Servieren Sie den Brei mit Blaubeeren oder anderen Belägen Ihrer Wahl.

Variationen:

- Herzhafter Porridge: Geben Sie Ihr Lieblingsmiso (etwa ¼ - ½ Teelöffel Miso-Paste pro Tasse Porridge, in ein wenig Wasser gelöst) gegen Ende des Kochvorgangs dazu. Dosieren Sie das Miso vorsichtig, da der Brei nicht zu salzig schmecken sollte.
- Süßer Porridge: Kurz vor Ende des Kochvorgangs geben Sie ein wenig Vollreis-, Malz- oder Ahornsirup dazu. Kochen Sie Ihren Brei mit Rosinen und verschiedenen Nüssen.
- Minimieren Sie Ihren Verzehr von zuckerreichen, abgepackten Frühstückszerealien. OK, wenn Sie denn gar keine Zeit haben - wählen Sie aber die ungesüßte Version. Nehmen Sie Hafer-, Mandel-, Soja- oder Reismilch an Stelle von Kuhmilch.
- Bereiten Sie gelegentlich einen Porridge mit Mehl zu: Rösten Sie ½ Tasse einer Mischung aus Reis- und Teffmehl, 2 gehäufte Esslöffel Mandelsplitter, 2 gehäufte Esslöffel Rosinen, 1 Prise Meersalz, etwa 1¼ Tasse Wasser. Bringen Sie es zum Kochen und köcheln dann 10 Minuten lang unter ständigem Rühren. Wahlweise: Gegen Ende mischen Sie ungesüßte Schokolade unter.

Schritt 3

Protein aus einer Handvoll Hülsenfrüchte

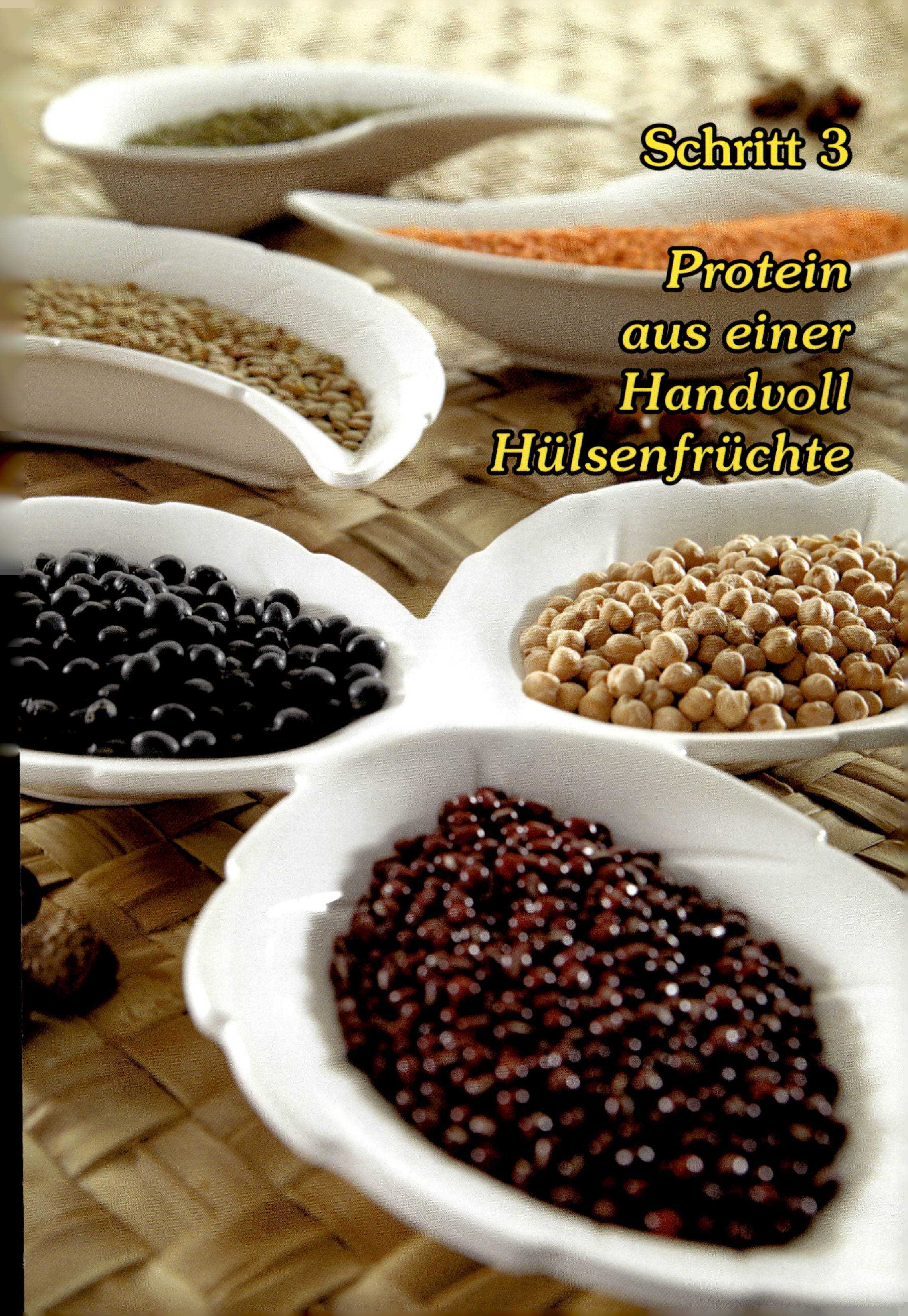

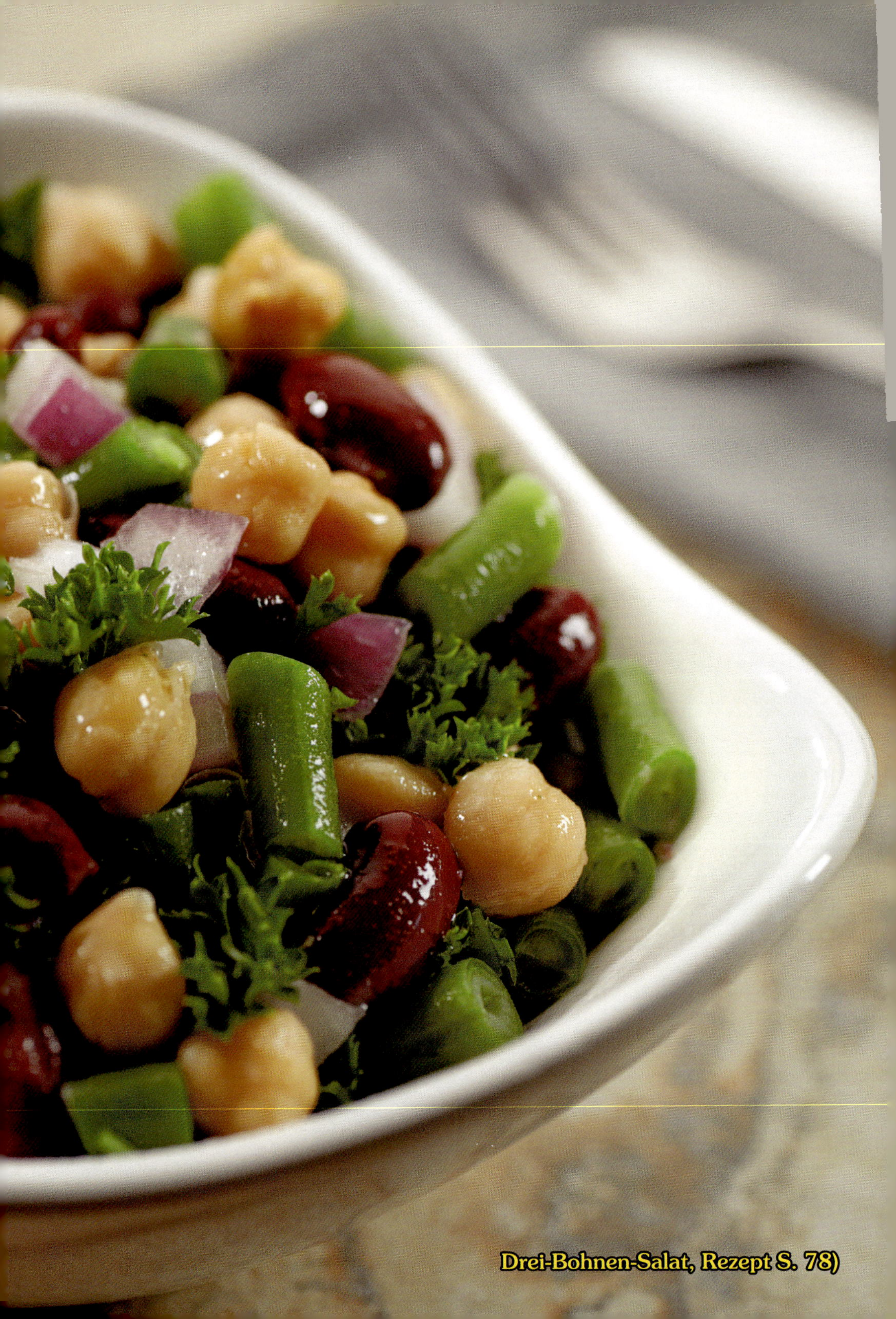

Drei-Bohnen-Salat, Rezept S. 78)

Es gibt Hunderte von Hülsenfruchtsorten für Sie zu entdecken. Eine großartige Möglichkeit, Ihre Kochkünste mit hochwertigen pflanzlichen Proteinen weiter zu entwickeln: Konzentrieren Sie sich in diesem Schritt darauf, eine ganze Reihe von Hülsenfrüchten, wie Bohnen, Erbsen und Linsen sowie auch Samen und Nüsse in Ihre Naturkostküche aufzunehmen.

Bohnen enthalten Proteine, die Komplexe bilden, die wiederum für viele Körperfunktionen und die Gesunderhaltung von Zellen und Gewebe benötigt werden. Der Körper versorgt sich selbst mit Aminosäuren, braucht aber zusätzlich einige aus der Nahrung. Protein tritt in vielen verschiedenen Formen auf, und sowohl Tiere als auch Pflanzen verfügen darüber. Wie viel Protein und welche Art Sie jeden Tag benötigen, hängt von Alter, Geschlecht, Gewicht, körperlicher Aktivität, Gesundheitszustand und Lebensweise ab.[13]

Ihre Nahrung wird beim Verzehr unterschiedlicher Bohnensorten und Hülsenfrüchte sowie von unraffiniertem Getreide, Samen, Nüssen und Gemüse über den Tag verteilt durch wertvolles pflanzliches Protein ergänzt.[14] [15] Vervollständigen Sie Ihre Mahlzeiten mit einer halben Tasse vollwertiger Bohnen oder Hülsenfrüchte. Wenn Sie nicht an den Verzehr von Bohnen gewöhnt sind, erhöhen Sie Ihren Konsum langsam. Die meisten Bohnen enthalten 7-10 Gramm Protein pro halbe Tasse. Eine halbe Tasse Splittererbsen enthält beispielsweise 8 Gramm Protein.

Die Geschichte der Hülsenfrüchte

Archäologische Erkenntnisse weisen darauf hin, dass Linsen bereits vor 9.500 bis 13.000 Jahren gegessen wurden. Im Lauf der Geschichte haben viele Kulturen Bohnen angepflanzt und sie zusammen mit Getreide gegessen, da die Jagd nach Tieren nicht immer erfolgreich und das tierische Protein daher knapp war. Die nordamerikanischen Indianer verehrten die bekannten „Drei Schwestern": Bohnen, Mais und Kürbis. Frühe Kulturen in Südamerika, wie die Mayas, Inkas und Azteken aßen Bohnen zusammen mit Mais und haben daraus proteinreiche Gerichte kreiert, die ebenso nahrhaft und begehrter waren als Fleischgerichte. In der mexikanischen Küche werden immer noch Bohnen und Mais verwendet. In Indien und anderen Ländern mit einem hohen vegetarisch lebenden Bevölkerungsanteil gehören Linsen und Mungbohnen zu den zahlreichen Hülsenfrüchten, die angepflanzt und regelmäßig verzehrt werden. In den meisten asiatischen Ländern verwendet man eine Kombination von Soja und Reis, im Mittleren Osten Weizenprodukte zusammen mit Favabohnen, Kichererbsen und Linsen. In Afrika sind die einheimischen Schwarzaugenbohnen ein Grundnahrungsmittel. In Europa sind Bohnen klein und kommen in Braun- und Gelbtönen vor. Auch Erbsen und Linsen werden noch allgemein verzehrt.[16]

---

[13] Panel on Macronutrients, Institute of Medicine of the National Academies, Dietary Reference Intakes for Energy, Carbohydrate, Fiber, Fat, Fatty Acids, Cholesterol, Protein, and Amino Acids (Washington, DC: National Academies Press, 2005).

[14] V. R. Young and P. L. Pellett, "Plant Proteins in Relation to Human Protein and Amino Acid Nutrition," American Journal of Clinical Nutrition 59 (suppl) (1994): 1203S-1212S.

[15] A. R. Mangels, V. Messina, und V. Melina, "Position of The American Dietetic Association and Dietitians of Canada: Vegetarian Diets," Journal of the American Dietetic Association 103(6) (2003):748-65.

[16] Ken Albala, Beans: A History, Google eBook, 2007.

Die zahlreichen Namen von Bohnen und Hülsenfrüchten

Die Hülsenfrüchte sind eine Gruppe pflanzlicher Nahrungsmittel und treten in vielen Sorten und Kulturformen auf. Sie sind getrocknet zu finden, in Dosen, frisch und gefroren.

Frische Hülsenfrüchte, wie Brechbohnen, grüne Bohnen, Buschbohnen und Zuckererbsen brauchen nicht lange zum Garen, und eine ganze Reihe von Gerichten lässt sich schnell damit ergänzen. Diese frischen Bohnen enthalten nicht so viel Protein wie die getrockneten, verfügen aber trotzdem über einen guten Nährstoffgehalt. Verwenden Sie vorzugsweise frische Hülsenfrüchte der Saison aus der Umgebung. Auch Erdnüsse sind Hülsenfrüchte (keine Nüsse) und eignen sich hervorragend zum Knabbern oder zum Verzehr als Erdnussbutter auf einer Schnitte Vollkornbrot und enthalten ebenfalls eine ganze Menge Protein.

Allergiewarnung: Manche Menschen reagieren allergisch auf Erdnüsse.

Bei den getrockneten Bohnen kann dieselbe Sorte je nach Anbauregion unterschiedliche Namen führen. Die kleine schwarze Bohne heißt auch schwarze Gartenbohne, Schwarze Spanische Bohne und Venezuela- Bohne. Sie ist in Süd- und Zentralamerika gebräuchlich, und ist auch in China beliebt, wo sie für vielerlei Zwecke fermentiert wird.

Dann gibt es die Sojabohnen, über die vielleicht am meisten gesprochen wird. Die schwarze Sojabohne ist eine Verwandte der weißen Sojabohne und nicht mit der schwarzen Gartenbohne zu verwechseln. Asiaten und Menschen der westlichen Welt verwenden Sojabohnen gleichermaßen zur Herstellung von Produkten wie Tofu und Tempeh. Beide werden wegen ihres vollständigen Aminosäurenprofils als das vegetarische „Fleisch" des Orients angesehen.

Adzukibohnen, auch als Adukibohnen bekannt, sind in der japanischen Küche sehr beliebte, kleine rote Bohnen, die häufig zur Stärkung der Nieren verwendet werden. Kichererbsen, auch bekannt als Garbanzo-Bohnen, werden im Handel geröstet und gesalzen verkauft und sind Hauptbestandteil von Hummus und Falafel, beliebten Speisen des Mittleren Ostens.

Eine weitere, gut bekannte Gruppe der Bohnen sind die Linsen. Die bekannten Sorten umfassen hellgrüne, dunkelgrüne Französische Linsen (le Puy), rote und gelbe und alle Dhals: Mungbohne, Straucherbse, rote Linsen. Sie dienten Jahrhunderte lang in Indien und Zentralasien als reiche Proteinquellen. Vollkornreis zusammen mit Linsen ist perfekt für Vegetarier, die sich um ihre Proteinzufuhr sorgen, beides ist trocken und in größeren Mengen preiswert und lässt sich in getrocknetem Zustand lange lagern. Linsen sind im Vergleich mit anderen getrockneten Hülsenfrüchten relativ schnell und einfach zuzubereiten. Alle Linsen, in welcher Form auch immer, nehmen viele herrliche Aromen von anderen Nahrungsmitteln auf. Sie können sie für Suppen, Salate oder gebackene Speisen verwenden und werden sie nie leid. Eine Portion dieses proteinhaltigen Nahrungsmittels kann den Proteingehalt eines Steaks ersetzen. *Machen Sie Linsen zu einem Grundnahrungsmittel in Ihrer veganen Naturkostküche.*

Es gibt viele andere Sorten von Bohnen, Hülsenfrüchten und Erbsen zur Auswahl

– Schwarzaugenbohnen, mittelgroße weiße Bohnen, Limabohnen, weiße Bohnen, ganze getrocknete Erbsen oder Splittererbsen, Nierenbohnen, Mungbohnen, Pintobohnen, Favabohnen, Anasazibohnen - und die Liste ließe sich fortführen.

Gesundheitliche Betrachtungen und die Nährstoffe der Bohnen

Pro:

- Ob Vegetarier oder nicht, jeder profitiert von Bohnen in der Nahrung. Der tägliche Verzehr verschiedener Bohnensorten verschafft Ihnen sehr viel hochwertiges pflanzliches Protein. Alle Bohnen und Hülsenfrüchte enthalten außerdem viel Eisen, B-Vitamine, Kohlenhydrate und Ballaststoffe und sind so vielseitig, dass sie nie langweilig werden.
- Bohnen (außer Sojabohnen) sind arm an Fett, Kohlenhydraten und Natrium, aber reich an komplexen Kohlenhydraten und Ballaststoffen und bieten moderate Mengen an essentiellen Fettsäuren - überwiegend Omega-6. Nur die Sojabohnen enthalten größere Mengen an Omega-3-Fettsäuren, beziehungsweise Fetten im Allgemeinen. (Weitere Informationen über Fette finden Sie in *Schritt 8*.)
- Bohnen sind besonders nützlich für eine Diabetiker-Kost, da ihr glykämischer Wert niedrig ist. Das bedeutet, dass sie keine entzündlichen, Hunger auslösenden Blutzuckerspitzen hervorrufen, die auf weiße Kartoffeln, raffiniertes Getreide, Einfachzucker und Gebackenes zurückzuführen sind.

Es ist allgemein bekannt, dass wir durch die gemeinsame Verwendung von Bohnen und Getreide mit allen acht essentiellen Aminosäuren versorgt werden. Getreide, das oft weniger Lysin (eine essentielle Aminosäure) enthält und Bohnen, die oft weniger Methionin (auch eine essentielle Aminosäure) enthalten, bilden gemeinsam eine Quelle für vollständiges und hochwertiges Protein. Man war einmal der Ansicht, dass man die sich ergänzenden Proteine gleichzeitig zu sich nehmen müsse, damit der Körper in der Lage sei, die Aminosäuren zu nutzen. Dann wurde festgestellt, dass der Körper in der Lage ist, sich gegenseitig ergänzende Proteine, die am selben Tag verzehrt werden, zusammen zu nutzen.[17] [18] Neue Forschungsergebnisse zeigen, dass man mit allen essentiellen Proteinen versorgt wird, wenn man regelmäßig, aber nicht unbedingt am selben Tag, viele Getreidesorten, Bohnen, Samen, Nüssen und Gemüsesorten isst.

Kontra:

- Vermeiden Sie bei Kindern unter 18 Monaten die meisten der Hülsenfrüchte, da sie die Verdauungsenzyme dafür noch nicht entwickelt haben. Geringe Mengen an frischen Erbsen und grünen Bohnen werden gewöhnlich schon früher vertragen.

[17] Frances M. Lappe, Diet for a Small Planet (New York: Ballantine Books, 1991).
[18] Frances M. Lappe and Anna Lappe, Hope's Edge, the Next Diet for a Small Planet (New York: Tarcher, 2003).

Der Proteingehalt einiger Samen und Nüsse

Neben Bohnen und Hülsenfrüchten versorgen alle Nüsse und Samen den Körper mit hochwertigem Protein. Samen, wie Kürbis und Sonnenblumenkerne und Nüsse, wie Mandeln oder Haselnüsse enthalten eine ordentliche Menge Protein sowie nahrhafte Fette und verleihen vielen Gerichten einen befriedigenden Geschmack. *Siehe Schritt 8 - Die Würze des Lebens: Gewürze, Öle, Saucen, Dressings und Würzzubereitungen für Rezeptideen.*

- Haselnüsse, 1 Tasse - 17 Gramm Protein
- Mandeln, ¼ Tasse - 8 Gramm Protein
- Erdnüsse, ¼ Tasse - 9 Gramm Protein
- Cashewnüsse, ¼ Tasse - 5 Gramm Protein
- Pekannüsse, ¼ Tasse - 2,5 Gramm Protein
- Sonnenblumenkerne, ¼ Tasse - 6 Gramm Protein
- Kürbiskerne, ¼ Tasse - 8 Gramm Protein
- Leinsamen, ¼ Tasse - 8 Gramm Protein

Warum die fleischlose Ernährung so populär wird

Es gibt eine Reihe von Gründen, warum tierische Nahrungsmittel immer stärker von proteinreicher pflanzlicher Nahrung verdrängt werden. Einer ist der, dass die Aufzuchtpraktiken für die Tiere den gebildeten Verbraucher nicht mehr zufrieden stellen. Überall auf der Welt hört man in den Nachrichten immer öfter von Rückrufaktionen und Schrecken hinsichtlich dieser oder jener tierischen Nahrungsmittel, und das Gesundheitsbewusstsein steigt. Außerdem wächst das Mitgefühl der Menschen für die Tiere und deren Verzehr ist für Viele ethisch nicht vertretbar.

Ein weiterer Grund sind Forschungsergebnisse, wie die in dem Buch China Study[19] veröffentlichten. Dieses Buch handelt von den alarmierenden Konsequenzen für Ernährung, Gewichtsabnahme und langfristige Gesundheit. Darin wird nahe gelegt, dass der Verzehr von mehr grünen und gelben Nahrungsmitteln und allgemein von mehr Gemüse und weniger Fleisch das Risiko für Diabetes, Herzleiden und Fettleibigkeit verringern kann.

Außerdem ergeben Forschungsergebnisse, dass die Menschen, die die meiste tierische Nahrung verzehren, am meisten unter chronischen Krankheiten leiden, wohingegen die Menschen, die die meiste pflanzliche Nahrung zu sich nehmen, am gesündesten und eher frei von chronischen Krankheiten sind. Diese Untersuchungen des Ernährungsverhaltens[20] [21] [22] bestärken uns auch darin, dass man durch den Verzehr von Pflanzen eine vernünftige Menge an Protein erhalten kann.

Befürworter einer stark proteinhaltigen Ernährung behaupten, dass eine solche die Gewichtsabnahme fördere, Krankheiten vorbeuge und sportliche Leistungen verbessere, aber es gibt kaum unterstützende Forschungsergebnisse. Untersuchungen legen Anderes nahe: Eine stark proteinhaltige Nahrung kann tatsächlich Krankheiten und sonstige gesundheitliche Probleme fördern. Ein Naturkostteller, gefüllt mit kom-

---

[19] T. C. Campbell and T. M. Campbell, China Study (Verlag Systemische Medizin, 2011).
[20] Debra Wasserman and Reed Mangels, Simply Vegan: Quick Vegetarian Meals (Baltimore, MD: Vegetarian Resource Group, 2006).
[21] World Cancer Research Fund/American Institute for Cancer Research, Food, Nutrition and the Prevention of Cancer: A Global Perspective (Washington, DC: WCRF/AICR, 1997).
[22] Dean Ornish et al., "Can lifestyle changes reverse coronary heart disease?" The Lancet 336 (1990): 129-133.

plexen Kohlenhydraten, grünem Gemüse und moderaten Mengen an Protein und Fett hat sich in Untersuchungen als das Gesündeste auf Erden erwiesen.

Ihre Küche auf Pflanzenbasis und tierische Nahrungsmittel

Der Verzehr tierischer Nahrungsmittel und Produkte ist individuell sehr unterschiedlich. Traditionell wurde kaum Fleisch gegessen, und es wurde oft fermentiert, um es verdaulicher zu machen. In Ihrer Naturkostküche stehen für eine ausgewogene Mahlzeit vollwertige Nahrungsmittel, wie komplexes Getreide, Bohnen sowie Land- und Meeresgemüse im Zentrum. Teller und Schüsseln werden mit einem Kaleidoskop an Speisen aus dem Pflanzenreich arrangiert und gefüllt.

Wenn Sie entscheiden, tierische Nahrungsmittel zu essen, nehmen Sie nur kleine, vernünftige Mengen (so weit Ihre Gesundheit es erlaubt) oder genießen sie zu gesellschaftlichen Anlässen. Wir schlagen als erstes vor, nur Wildfisch aus dem Meer oder ökosystemverträglichen Fisch ohne Schadstoffbelastung zu wählen. Da Fisch im Vergleich zu anderen tierischen Nahrungsmitteln sehr schnell verdaut wird, mehr wie Gemüse, stellen Sie geringe Mengen an weißem Fisch, wie Kabeljau oder Heilbutt an erste Stelle und erst an zweite rotfleischigen Fisch, wie den Lachs. Fisch ist evolutionär in der Entwicklung des Tierreiches am weitesten vom Menschen entfernt und daher eine bessere Wahl, sowohl aus gesundheitlicher Sicht wie auch zur spirituellen Entwicklung.

Hinsichtlich anderer tierischer Nahrungsmittel, wie rotes Fleisch, Geflügel, Butter, Eier und aller Nahrungsmittel, die Milch enthalten, treffen Sie eine wohl überlegte Entscheidung, wenn Sie nur Produkte von Tieren, die mit Bio-Gras und ohne Hormone gefüttert wurden oder Wild essen. Verzehren Sie diese weise, in geringen Mengen und wenn erforderlich. Bieten Sie zu tierischen Nahrungsmitteln immer eine Beilage aus geriebenem Rettich mit einem Tropfen Tamari (oder Sojasauce) an, um die Verdauung zu unterstützen.

Drei Methoden, um sich bewusst für ein Leben ohne Fleisch zu entscheiden.

Wenn Sie noch viele tierische Produkte essen und daran interessiert sind, Ihren Konsum zu reduzieren oder damit aufzuhören, sind hier mehrere Wege zum Ziel:

1. Nehmen Sie einfach mehr Gemüse, Getreide, Linsen und Bohnen in Ihre Mahlzeiten auf. Auf diese Weise werden Sie Ihren Bedarf an Fleisch ganz natürlich verringern und die weniger gesundheitsfördernden Nahrungsmittel reduzieren oder abschaffen. Hülsenfrüchte können ein gesunder Ersatz für Fleisch sein, da sie fettarm und eine gute Proteinquelle sind und kein Cholesterin enthalten.
2. Vereinfachen Sie sich den Weg zu einer stärker auf Gemüse ausgerichteten Lebensweise mit einem Fleischlosen Montag, Fleischlosen Mai, oder Fleischlosen März oder sind Sie einfach fleischlos aufmerksam, indem Sie Ihren Konsum an tierischen Nahrungsmitteln ganz allgemein reduzieren. Finden Sie Gruppen, die Ihre Entscheidungen unterstützen.

3. Wenn Sie wirklich erleben wollen, ob Sie sich damit anders fühlen, können Sie die Fleischfreie Herausforderung annehmen. Essen Sie in den nächsten beiden Wochen keinerlei tierische Nahrung aber weiterhin gut abgerundete Mahlzeiten aus Getreide, Bohnen und vielen verschiedenen Gemüsesorten und beobachten aufmerksam, wie es Ihnen dabei geht. Wenn Ihnen die Ergebnisse gefallen, ernähren Sie sich weiter von saisonalen, ausgewogenen pflanzlichen Nahrungsmitteln. Denken Sie daran, dass in den Ländern der westlichen Welt heutzutage selten ein Proteinmangel auftritt.

Ein paar Worte zu Sojabohnen! Was gesund ist - und was nicht.

Wir wissen, dass Sojabohnen fast doppelt so viel Protein enthalten, wie Fleisch oder Fisch und elfmal so viel wie Milch. Sojabohnen enthalten Vitamine und Mineralien, wie Kalzium, Phosphor und Eisen, Lezithin und ausreichende Mengen aller acht essentiellen Aminosäuren, was Soja zur vollständigen Proteinquelle macht. Sojabohnen enthalten etwa 34 Prozent Protein, 31 Prozent Kohlenhydrate und 18 Prozent Fett.

In Asien findet die Sojabohne meistens als fermentiertes Gewürz oder fermentiertes Sojaprodukt Verwendung. Misopaste, Tamari, Sojasauce (enthält Gluten) und Produkte wie Natto, Tempeh und Tofu werden in den traditionellen Küchen häufig angewendet, aber normalerweise in relativ geringen Mengen. Forschungen legen nahe, dass Soja, zusammen mit grünem Tee und anderen, zu einer gesunden Lebensweise beitragenden Faktoren bei dem selteneren Auftreten von Brustkrebs in

Tab 3.

Frühling	Sommer	Spätsommer	Herbst	Winter
Grüne Linsen Mungbohnen Bohnen-sprossen	Tofu Alle für Dhal geeigneten Hülsenfrüchte Gelbe und rote Linsen Brechbohnen Buschbohnen Edamame (grüne Sojabohnen) Favabohnen	Kichererbsen Tempeh Gelbe Sojabohnen	Gartenbohnen Schwarzaugen-bohnen	Adzukibohnen Nierenbohnen Schwarze Sojabohnen Schwarze Bohnen

den Ländern Asiens eine Rolle spielt.[23] Wir wissen auch, dass der Verzehr von Sojaprodukten von früher Kindheit an im späteren Leben Schutz bieten kann. Der kürzliche Trend in der westlichen Welt, riesige Mengen an verarbeiteten und raffinierten Soja-Nahrungsmitteln als stark proteinhaltige Alternative bei pflanzlicher Ernährung zu sich zu nehmen, hat allerdings Bedenken aufgeworfen. Wir können nicht auf eine lange Geschichte dieser stark (mit Hexan, einem Neurotoxin) verarbeiteten, isolierten Sojaprotein-Nahrungsmittel zurückblicken. Aber diese fabrikmäßig hergestellten Waren sind nicht gesund, wie einige Untersuchungen belegen und Anekdoten überliefern.

Ungesund: Verarbeitete, raffinierte Soja-Nahrungsmittel ohne traditionellen Hintergrund

Dazu gehören Sojakäse, Sojawürstchen und -burger, Tofu-Truthahn, Soja"fleisch", Sojachips, Sojaeiscreme, ungesüßter Sojajoghurt und Getränke auf Sojabasis. Diese verarbeiteten, raffinierten Sojaprodukte sollten kaum Platz in Ihrer Naturkostküche haben. Sie mögen aussehen und schmecken, wie die Fleisch- oder Milchprodukte, die Sie vermeiden wollen, und trotzdem wird ein Umsteigen auf diese eine riesige Hürde auf Ihrem Weg zu einer natürlichen und gesunden Küche darstellen. Solcherlei Sojaprodukte sind nur eine künstliche Antwort und führen zu der irreführenden Vorstellung, ein neues „gesundes" vegetarisches Produkt zu essen. Nutzen Sie die Schritte dieses Buchs, um für sich selbst und Ihre Lieben eine ausgewogene Lebensweise auf pflanzlicher Grundlage zu schaffen.

Wenn Sie ein Nahrungsmittel auf pflanzlicher Grundlage probieren wollen, das ähnlich wie Fleisch schmeckt (und Sie nicht allergisch gegen Gluten sind), probieren Sie den proteinhaltigen Seitan. Seitan, auch „Weizenfleisch" genannt, verfügt über einen hohen Proteingehalt und ist ein langfristig traditionelles Nahrungsmittel (Rezept siehe in einem der folgenden Kapitel). Wenn Sie in chinesischen Restaurants vegetarische Gerichte essen, in denen Zutaten enthalten sind, wie veggie Ente, falsche Ente, vegetarische Ente oder veggie beef, bestehen diese Produkte normalerweise aus Gluten. Glutenwarnung: Seitan und Weizenfleisch sind sehr glutenhaltig und nicht geeignet für Menschen mit Glutenempfindlichkeit oder -allergie.

Allergiewarnung: Falls Sie auf Soja allergisch reagieren, empfehlen wir Ihnen, alle Sojaprodukte fortzulassen, ggf. in/nach einer Therapie mit tradiotionellem Rsimiso eine Verträglichkeit neu testen..

Gesund: Nicht genveränderte fermentierte und ganze Sojabohnen aus kbA

- Verwenden Sie häufig geringe Mengen an fermentierter Misopaste als Gewürz und in Misosuppen, die auch Meeresgemüse enthalten. Traditionell wird Miso aus Soja, Gerste (enthält Gluten) oder Reis hergestellt und täglich in der Misosuppe verwendet. Miso ist auch ohne Soja und Gluten erhältlich (für alle mit einer Soja- oder Glutenallergie), wie als Kichererbsen- oder Adzukibohnenmiso.

---

[23] Zheng, W. et al., "The Shanghai Women's Health Study: Rationale, Study Design, and Baseline Characteristics," American Journal of Epidemiology 162(11) (2005): 1123-31.

- Würzen Sie Ihre Gerichte regelmäßig mit ein paar Spritzern fermentiertem Tamari oder Sojasauce (enthält Gluten).
- Dreimal wöchentlich verwenden Sie eine kleine Menge (¼ Tasse) fermentierten Tempeh oder Natto in Ihren Speisen. (Eine Tasse Tempeh enthält 41 Gramm Protein.)
- Verwenden Sie Tofu nicht häufiger als dreimal wöchentlich in der Misosuppe oder als Tofukäse, fermentiert mit Miso oder gewürzt mit Tamari. (Eine halbe Tasse Tofu enthält 20 Gramm Protein.) Bei der Tofuherstellung wird die Samenhülle entfernt, in der sich der größte Teil der Phytinsäure der Bohne befindet. Trotzdem ist sie zusammen mit fermentierten Nahrungsmitteln, wie Miso oder Tamari leichter verdaulich. Verwenden Sie ihn nur selten und in Gesellschaft für eine süße Nachspeise. Bei Frauen in der Menopause kann ¼ Tasse Tofu pro Tag im Essen das Auftreten der fliegenden Hitze mildern.[24] [25] Männer sollten auf eine stärker yangbetonte Proteinquelle, wie Tempeh oder Seitan zurückgreifen und auf verschiedene andere Bohnen anstatt Tofu.
- Gelegentlich: gekochter Edamame (frische, grüne Sojabohnen) als Zwischenmahlzeit oder gekocht mit Getreide.
- Gelegentlich (einmal im Monat): Kochen Sie getrocknete schwarze oder weiße Sojabohnen als Alternative zu anderen Bohnen. In Schritt 2 und 3 haben Sie gelernt, dass das *Einweichen von Getreide und Bohnen* hilft, die Phytinsäure aus der Kleie zu entfernen und dass die Zugabe von Meeresgemüse beim Kochen von Getreide und Bohnen deren Fähigkeit zur Absorption von Mineralien und ihre Verdaulichkeit erhöht.
- Wenn Sie sich die Kuhmilch abgewöhnen wollen, verwenden Sie statt Sojamilch ungesüßte Mandel-, Hafer-, Hanf- oder Reismilch in Rezepten oder als Getränk. Wir empfehlen den Genuss von kommerzieller, gesüßter Sojamilch nicht. Wenn Sie gerne Sojamilch trinken, ist es am besten, sie selbst herzustellen und ihr zur besseren Verdaulichkeit Kombu oder eine ähnliche Alge zuzusetzen. Bei der Herstellung der meisten kommerziellen Sojamilchgetränke werden keine Algen verwendet. Auch Milch aus Samen und Nüssen schmeckt selbst hergestellt am besten.
- Selten, als Zwischenmahlzeit: selbst hergestellte geröstete und gesalzene Sojanüsse oder geröstete Sojabohnen.

Die Saison der Bohnen und wann man sie isst

Es ist gut, Nahrungsmittel der Saison zu essen, wenn Sie Ihre Mahlzeiten mit einer breiten Palette an Produkten im Gleichgewicht halten und darauf achten, dass es Ihnen und Ihren Lieben nicht langweilig wird. Bestimmte Bohnensorten das ganze Jahr über zu essen, ist eine wunderbare Möglichkeit, einige Organe zu kräftigen. Adzukibohnen sind beispielsweise hilfreich bei Schwierigkeiten mit Nieren und Blase. Verwenden Sie sie zu jeder Jahreszeit als stärkendes, gesundes Gericht.

---

[24] Gabriele Kushi, Embracing Menopause Naturally (New York: Square One Publishers, 2006).

[25] M. Messina and C. Hughes, "Efficacy of Soy Foods and Soybean Isoflavone Supplements for Alleviating Menopausal Symptoms Is Positively Related to Initial Hot Flash Frequency," Journal of Medicinal Food 6 (2003): 1-11.

Denken Sie bei der Auswahl der Bohnen daran, dass die jahreszeitlichen Energien hilfreich sind, genau wie bei Gemüse und Getreide. Es ist nicht ratsam, regelmäßig im Sommer winterliche Nahrung zu sich zu nehmen oder umgekehrt, da das Sie aus dem Gleichgewicht bringt. In Tabelle 3 sehen Sie Hülsenfrüchte mit der Jahreszeit, in der Sie von jeder energetisch am besten genährt werden.

Einfache Schritte zum Kochen getrockneter Bohnen

Bewahren Sie getrocknete Bohnen in Glasbehältern an einem kühlen, dunklen Ort auf und verbrauchen sie innerhalb eines Jahres. Ältere und trockenere Bohnen müssen oft länger einweichen und so gekocht werden, dass sie weich werden.

1. Messen Sie die Bohnen ab, suchen Steine und zerbrochene Bohnen heraus und spülen sie dann ab.
2. Weichen Sie sie 8 Stunden lang oder über Nacht in 2-3 Tassen Wasser pro Tasse Bohnen ein. Kleine und mittelgroße Bohnen benötigen eventuell eine kürzere Einweichzeit (4 Stunden). Im Folgenden finden Sie weitere Einweichanweisungen.
3. Gießen Sie die Bohnen ab und schütten das Einweichwasser fort. Entfernen Sie vor dem Kochen alle losen Häute, um die Verdaulichkeit zu verbessern.
4. Geben Sie die Bohnen in einen schweren Topf mit 3-4 Tassen frischem Wasser. Falls Sie einen Drucktopf verwenden, nehmen Sie 2-3 Tassen frisches Wasser pro Tasse Bohnen.Geben Sie zu Beginn des Kochvorgangs kein Salz dazu, sondern erst, wenn die Bohnen zu etwa 80 Prozent fertig sind. Wenn schon am Anfang Salz hinzugefügt wird, garen die Bohnen nicht vollständig.
5. Geben Sie ein Stück Kombualge oder ein paar Lorbeerblätter für Geschmack und bessere Verdaulichkeit dazu.
6. Bringen Sie alles vollständig zum Kochen und schöpfen den Schaum ab. Ersetzen Sie das verlorene Wasser.
7. Bedecken Sie den Topf, stellen die Temperatur herunter und köcheln so lange, wie empfohlen. Prüfen Sie die Bohnen regelmäßig und geben bei Bedarf Wasser dazu. Die Bohnen sind fertig, wenn die Mitte weich ist und sich leicht zusammendrücken lässt. Wenn Sie einen Drucktopf benutzen, können Sie mit der Dauer der Kochzeit und der erforderlichen Wassermenge für die unterschiedlichen Bohnensorten experimentieren. Größere Bohnen, wie Kichererbsen benötigen normalerweise eine längere Garzeit, während kleinere Bohnen, wie Linsen, nicht so lange brauchen. Sehen Sie in der Gebrauchsanleitung Ihres Drucktopfs nach oder nutzen Sie die Empfehlungen in diesem Buch für das richtige Kochen von Bohnen.
8. Ungefähr 10 Minuten vor Ende der Garzeit geben Sie sowohl beim Kochen im Drucktopf (nachdem der Dampf ausgetreten ist) oder beim Kochen im Topf ¼ Teelöffel oder eine Prise unraffiniertes Meersalz pro Tasse Bohnen hinzu und köcheln weiter. Richtig eingesetzt, unterstützt das Salz die Verdauung. Stellen Sie Ihr Gericht fertig, indem Sie Kombinationen von Zutaten oder Gewürzen hin-

zufügen. Für geschmackliche Abwechslung können Sie gegen Ende der Garzeit Reismiso oder Tamari dazu geben.

9. Wahlweise: Fügen Sie während der letzten Stadien des Garens einen Teelöffel Essig hinzu - Apfel-, Vollreis- oder Umeboshiessig. Das macht die Bohnen weicher und bricht die Proteinketten und unverdauliche Bestandteile auf. Die Zugabe von Fenchel, Kümmel, Bohnenkraut oder Lorbeerblatt kurz bevor der Garvorgang abgeschlossen ist, zusammen mit Kombu wie oben beschrieben, hilft Blähungen zu vermeiden.
10. Experimentieren Sie mit Ihrer Fähigkeit, Bohnen zu verdauen. Kleinere Bohnen, wie Adzuki, Linsen, Mungbohnen und Erbsen sind am leichtesten verdaulich. Pinto-, Nieren-, Garten-, Schwarzaugenbohnen, Kichererbsen, Lima-, schwarze Bohnen sowie gelbe und schwarze Sojabohnen sind schwerer verdaulich und sollten nur gelegentlich verzehrt werden.
11. Kauen Sie alle Bohnen gründlich, in dem Wissen, dass auch geringe Mengen über einen hohen Nähr- und Heilwert verfügen.

Mehrere Methoden zum Einweichen getrockneter Bohnen

Tipp zum leichten Kochen: Weichen Sie Bohnen gleichzeitig mit Ihrem Getreide ein. Kochen Sie sie gleichzeitig in getrennten Töpfen oder zusammen in einem Topf, wenn Sie ein schmackhaftes Getreide-Bohnengericht möchten.

Das Einweichen der Bohnen hat ein paar echte Vorteile. Eine verkürzte Garzeit ist vermutlich der größte, aber das Einweichen zieht auch einige der blähungsfördernden Eigenschaften heraus und erhöht den Gehalt an sekundären Pflanzenstoffen und Vitaminen sowie die Verfügbarkeit der Proteine.

Wenn Sie Ihre Bohnen keimen, werden sie noch verdaulicher und enthalten zusätzliches Protein. Essen Sie Bohnensprossen roh im Salat oder gegart auf vielerlei Art und Weise. Während des Einweichens nehmen die Bohnen so viel Wasser auf, dass sie ihr Volumen und Gewicht in etwa verdreifachen. Spülen Sie Ihre Bohnen nach dem Einweichen ab und kochen sie in reichlich frischem Wasser. Das Einweichen in warmem Wasser und die Fermentation mit Umeboshiessig entziehen ihnen den größten Teil der Phytinsäure.

- Weichen Sie sie 8 Stunden lang oder über Nacht in warmem Wasser ein und geben 1-3 Esslöffel Umeessig dazu.
- oder 8 Stunden lang oder über Nacht in Wasser einweichen.
- Kombu kann hinzu gegeben werden.
- Für einige Bohnen, wie Linsen, reicht eine kürzere Einweichzeit aus.
- Haben Sie vergessen, die Bohnen einzuweichen und möchten sie trotzdem für die Mahlzeit verwenden, bringen Sie sie mit Wasser bedeckt zum Kochen, stellen die Flamme aus, geben Umeboshiessig dazu, bedecken den Topf und lassen ihn eine Stunde lang stehen. Ersetzen Sie das Wasser durch frisches und beginnen mit dem regulären Kochvorgang. Wenn Ihr Zeitdruck sehr groß ist, benutzen Sie die Kaltwasser-Schockmethode. Waschen Sie die Bohnen, bedecken sie mit Wasser, bringen sie zum Kochen und geben dann Umeboshipflaumenessig dazu. Geben Sie kaltes Wasser in den Topf, um den Garvorgang zu unterbrechen,

schöpfen den gesamten Schaum ab. Wiederholen Sie diesen Schritt mehrere Male. Bevor Sie mit dem endgültigen Garen anfangen, gießen Sie das Wasser ab, überspülen die Bohnen und geben frisches Wasser und Kombu dazu.
- Rösten Sie Kichererbsen oder schwarze Sojabohnen, anstatt sie einzuweichen.
- Gelegentlich: Verwenden Sie eine Dose vorgekochter Bohnen.

Die Garzeiten gelten für das Kochen eingeweichter Bohnen. Garzeiten im Drucktopf sind unterschiedlich.

1 Tasse getrocknete Bohnen	Kochzeit in Minuten
Adzukibohnen	60–90
Schwarze Bohnen	60–90
Schwarzaugenbohnen	30–45
Kichererbsen	60–90
Mittelgroße weiße Gartenbohnen	60–90
Linsen: braune und französische (le Puy)	30–45
Linsen: rot, gelb	20–30
Splittererbsen	45
Pintobohnen	60–90
Weiße Gartenbohnen	60–90
Mungbohnen	60

Stellen Sie aus einem Topf gekochter Bohnen verschiedene Gerichte her

- Kochen Sie eine größere Menge Bohnen. Gekochte Bohnen halten sich gut 4 - 5 Tage lang, so dass Sie mehr kochen und mehrere Gerichte aus einem Topf Bohnen zubereiten können. Frieren Sie Reste ein, um sie bei extremer Zeitknappheit zu verwenden. Stellen Sie Bratlinge her. Gießen Sie überschüssige Flüssigkeit von den Bohnen ab oder geben etwas Mehl dazu, um eine trockene Konsistenz zu erhalten. Nehmen Sie eine Handvoll Bohnen und drücken sie zu einem Bratling zusammen. Erhitzen Sie Sesamöl oder ein anderes hochwertiges Pflanzenöl in einer Pfanne und braten beide Seiten, bis sie braun sind.
- Stellen Sie einen Bohnendip her. Am Ende der Garzeit pürieren oder zerstampfen Sie die Bohnen, mischen fein geriebene Walnüsse hinein und servieren sie als Dip für leicht gedämpftes Gemüse, wie Möhren, Bleichsellerie, Blumenkohl oder Brokkoli.
- Stellen Sie gemischte Bohnengerichte her. Dieses sind sehr schmackhafte, leicht verdaulich und ganzheitliche Kombinationen. Probieren Sie das mit Ihren Lieblingsbohnen, damit Sie eine Auswahl an leckeren Erfahrungen sammeln. Verwenden Sie 20 Prozent Möhren und Zwiebeln auf 80 Prozent Bohnen. Ver-

wenden Sie 30-50 Prozent Garten-, Butternuss- oder Riesenkürbis auf 50-70 Prozent Bohnen. Verwenden Sie 10-30 Prozent Kastanien auf 70-90 Prozent Bohnen (am besten Adzuki- oder schwarze Sojabohnen). Verwenden Sie 10 Prozent Getreide auf 90 Prozent Bohnen

- Stellen Sie Suppen und Eintöpfe her. Nachdem Ihre Bohnen gekocht sind, geben Sie weiteres Wasser dazu und kochen sie mit gehackter Zwiebel, Möhren und Bleichsellerie. Stellen Sie einen Eintopf her, indem Sie die Suppe mit Kuzu andicken. Mit Hilfe Ihrer Lieblingskräuter und -gewürze können Sie Ihrem Gericht unterschiedliche Aromen verleihen.

Rezepte für Hülsenfrüchte

Vielseitige und farbenfrohe Linsen

4 Portionen

Bereiten Sie dieses Gericht im Sommer mit gelben und roten Linsen und einer kürzeren Garzeit von etwa 10 Minuten zu. Verwenden Sie braune, grüne oder du Puy-Linsen mit längeren Garzeiten häufiger während der kälteren Jahreszeiten. In vielen Bohnenrezepten verwenden wir Kombualgen, um die Bohnen weicher und verdaulicher zu machen. *(Linsensuppen lassen sich leicht durch das Hinzufügen von zusätzlichem Wasser und Gemüse herstellen).*

Zutaten: *1 Tasse grüne Linsen*
3 Tassen gefiltertes oder Quellwasser
2,5 cm Kombu, 10 Minuten lang eingeweicht
¼ Tasse Bleichsellerie, gewürfelt
½ Tasse (2 kleine) Möhren, gewürfelt
3 Knoblauchzehen, fein gehackt (wahlweise)
1 Esslöffel Olivenöl nativ extra
¼ Teelöffel Meersalz
1 Spritzer Ume- oder Apfelessig

Garnierung: *in Scheiben geschnittene Frühlingszwiebeln*

Zubereitung:

1. Waschen Sie die Linsen, bedecken sie mit etwa 5 cm Wasser und weichen sie 4 Stunden lang oder über Nacht ein. Gießen Sie das Wasser ab und ersetzen es durch frisches oder benutzen die Einweichmethode in diesem Schritt.
2. Kochen: Geben Sie 3 Tassen Wasser pro Tasse Linsen hinzu. Bringen Sie Linsen, Wasser und Kombu zum Kochen und köcheln 30 Minuten lang. Nehmen Sie die gekochte Kombu heraus.
3. In der Zwischenzeit dünsten Sie Sellerie und Möhren (sowie den Knoblauch, falls sie ihn verwenden) ein paar Minuten lang im Olivenöl. Das Gemüse sollte noch Biss haben. Geben Sie es zu den Linsen.
4. Würzen Sie mit Meersalz und geben Gewürze nach Wahl hinzu (Ideen finden Sie in den Variationen). Wahlweise: Gegen Ende geben Sie in feine Scheiben geschnittenes Gemüse dazu und lassen die Aromen sich ein paar Minuten lang vermischen.
5. Geben Sie einen Spritzer Ume-Essig daran. Rühren Sie um und köcheln 5 Minuten lang.
6. Garnieren Sie mit Frühlingszwiebeln und bieten alles mit Getreide und einem Gericht aus grünem Blattgemüse an.

Variationen:

- Verwenden Sie Gewürze, wie Curry, Kurkuma und Kreuzkümmel, um einen ostindischen Geschmack zu erhalten.
- Geben Sie europäische Kräuter dazu, wie Lorbeerblatt und ¼ Teelöffel Majoran.
- Geben Sie 2 Esslöffel mit warmem Wasser verrührtes Vollreismiso oder Tamari dazu, um einen asiatischen Geschmack zu erhalten.
- Geben Sie Champignons dazu oder anderes Gemüse der Saison.
- Mischen Sie gekochtes Quinoa oder Gerste (enthält Gluten) in das Gericht, um einen herzhaften Salat zu erhalten.

Drei-Bohnen-Salat (Foto S. 64)

4-5 Portionen

Brechbohnen, auch als grüne Bohnen oder Stangenbohnen bezeichnet, verfügen über einen hohen Gehalt an Antioxidantien, wie Lutein, Beta-Karotin, Violaxanthin und Neoxanthin. Verwenden Sie für viele Rezepte großzügig frische grüne Brechbohnen und geben sie in Suppen oder braten sie unter Rühren zusammen mit anderem Gemüse. Kichererbsen und Nierenbohnen zusätzlich zu den Brechbohnen erhöhen den Gehalt an Protein in diesem Gericht.

Zutaten: *220 Gramm frische grüne Bohnen*
1½ Tassen gekochte Nierenbohnen
1½ Tassen gekochte Kichererbsen
1 Esslöffel Olivenöl nativ extra
¼ Tasse rote Zwiebel, gehackt
1 Knoblauchzehe, fein gehackt (wahlweise)

Dressing: *2½ Esslöffel Rotweinessig*
2 Esslöffel Tamari Sojasauce
¼ Tasse Olivenöl nativ extra
1/8 Tasse glatte Petersilie oder Koriander, gehackt
Meersalz und frisch gemahlener schwarzer Pfeffer nach Geschmack

Zubereitung:

- Entfernen Sie die Stiele von den grünen Bohnen, ziehen die Fäden ab und waschen sie. Dämpfen Sie sie leicht, bis sie zart knackig sind, etwa 4-5 Minuten, je nach Größe. Überspülen Sie sie unter kaltem, fließendem Wasser, um den Garvorgang zu beenden. Schneiden Sie sie in Drittel und geben sie in eine mittelgroße Schüssel.
- Geben Sie die gekochten Nierenbohnen und Kichererbsen (können auch aus dem Glas sein) dazu.

- Erhitzen Sie die Pfanne, geben einen Esslöffel Olivenöl hinein und dünsten Zwiebel und Knoblauch, falls Sie diesen verwenden.
- Verrühren Sie Essig und Tamari mit einander. Tropfen Sie das Olivenöl unter ständigem Rühren langsam hinein, so dass beide emulgieren. Rühren Sie Koriander oder Petersilie ein.
- Mischen Sie Bohnen, Zwiebel und Knoblauch, tropfen das Dressing darauf und schütteln, damit alles mit dem Dressing überzogen wird.
- Würzen Sie nach Geschmack mit Salz und Pfeffer.
- Marinieren Sie im Kühlschrank mindestens eine Stunde bevor Sie auftischen. Je länger die Bohnen marinieren, desto intensiver schmecken sie. Das Gericht ist im Kühlschrank bis zu 4 Tage lang haltbar.

Variationen:

- Verwenden Sie gefrorene oder BPA (Bisphenol A)-freie grüne Bohnen, Kichererbsen oder Nierenbohnen aus Gläsern. Die gefrorenen Bohnen und die aus Gläsern haben immer noch viele wertvolle Nährstoffe zu bieten.
- Verwenden Sie Apfelessig, Ume-Essig oder Zitronensaft statt Rotweinessig. Verwenden Sie Kräuter Ihrer Wahl für das Dressing. Einen scharfen Geschmack erhalten Sie durch rohe Zwiebel und Knoblauch.

Mungsprossensalat mit Zitronendressing

4 Portionen

Das Keimen von Bohnen oder Samen erhöht deren Nährwert zehnfach. Kaufen Sie die Sprossen im Laden oder freuen sich, wie sich das Leben der Pflanzen in Ihrer Küche entfaltet. Es ist leicht, sie selbst zu keimen, und Kinder helfen auch gerne dabei. Alles, was Sie benötigen sind die Bohnen, ein Einweckglas mit Tuch als Abdeckung, gefiltertes oder Quellwasser, eine saubere Küche und ein paar Tage Zeit.

Zutaten: *1 Tasse Mungsprossen*
Gefiltertes oder Quellwasser, Zimmertemperatur
1 Bund Radieschen, gewaschen, halbiert und in feine Scheiben geschnitten
3 Stiele Frühlingszwiebel
2 Stiele Bleichsellerie
1 mittelgroße Möhre, zerkleinert
1 Tasse Petersilie, fein gehackt
1 Tasse Kichererbsen, gekocht oder gekeimt

Dressing: *Saft einer Zitrone plus Schale oder nach Geschmack*
1 Prise Meersalz oder Himalayasalz
¼ Teelöffel Dulse-Flocken (wahlweise)
3 Teelöffel Leinöl oder Olivenöl nativ extra (wahlweise)

Zubereitung:

1. Kaufen Sie Mungsprossen oder keimen sie selbst. Beginnen Sie mit dem Keimen der Bohnen in einem Einweckglas 2-3 Tage vor der geplanten Verwendung. Verfahrensweise: Geben Sie ungefähr ¼ Tasse Bohnen oder Samen in das Einweckglas. Befestigen Sie das Abdecktuch mit dem Ring am Deckel. Spülen Sie die Bohnen oder Samen ab, geben Wasser mit Zimmertemperatur dazu und weichen sie 8 Stunden lang ein. Gießen Sie das Wasser ab. Füllen Sie das Glas täglich viermal wieder mit Wasser in Zimmertemperatur, wirbeln die Bohnen darin herum und gießen das Wasser wieder ab. Stellen Sie das Glas umgekehrt in die Spüle oder in eine Schüssel, damit jedes Mal das gesamte Wasser abläuft. Wenn die Keime etwa 6 mm lang sind, sind sie fertig zum Verzehr.
2. Waschen Sie das gesamte Gemüse und schneiden es fein in ähnliche Formen.
3. Mischen Sie in einer großen Schüssel die Sprossen und Kichererbsen mit dem Dressing und lassen alles 1 Stunde lang marinieren.
4. Vor dem Servieren betropfen Sie das Gericht mit Öl, falls Sie dieses verwenden, und mischen vorsichtig. Bieten Sie es als Beilage zu Getreide und gedämpftem Gemüse an.

Variationen:

- Verwenden Sie eine Reihe anderer Sprossen, wie Alfalfa, Amaranth, Brokkoli oder Senf.
- Pressen Sie das Gemüse mit Meersalz in einer Picklespresse oder einer großen Glasschüssel mit Teller und Gewicht darauf eine Stunde lang, bevor Sie die Sprossen hinzu geben.
- Verwenden Sie gekochte Bohnen anstatt gekeimter.

Tempeh-Sandwich mit Grün und Wurzelgemüse (Foto S. 81)

4 Portionen

Tempeh wird in rechteckigen Blöcken von gut einem Zentimeter Dicke geliefert. Es hat die Konsistenz ganzer Bohnen und einen nussigen Geschmack. Tempeh verfügt über vollständiges Protein sowie reichlich Kalzium und Isoflavone. Es wird in vielen vegetarisch arbeitenden Restaurants weltweit regelmäßig verwendet. Dieses Gericht bietet viel Energie und lässt sich im Herbst und Winter herrlich oft genießen.

Zutaten: *220g Tempeh;*
2-4 Esslöffel Olivenöl nativ extra;
3-6 Esslöffel Tamari, oder zum Bedecken;
½ TL frischer Rosmarin, fein zerkleinert, oder
¼ TL getrockneter (wahlweise);
Gefiltertes oder Quellwasser, um den Tempeh zu bedecken;
Weiße Rettichwurzel nach Bedarf;
Grünes Gemüse, wie Brunnenkresse oder Grünkohl, Mengen nach Bedarf anpassen;

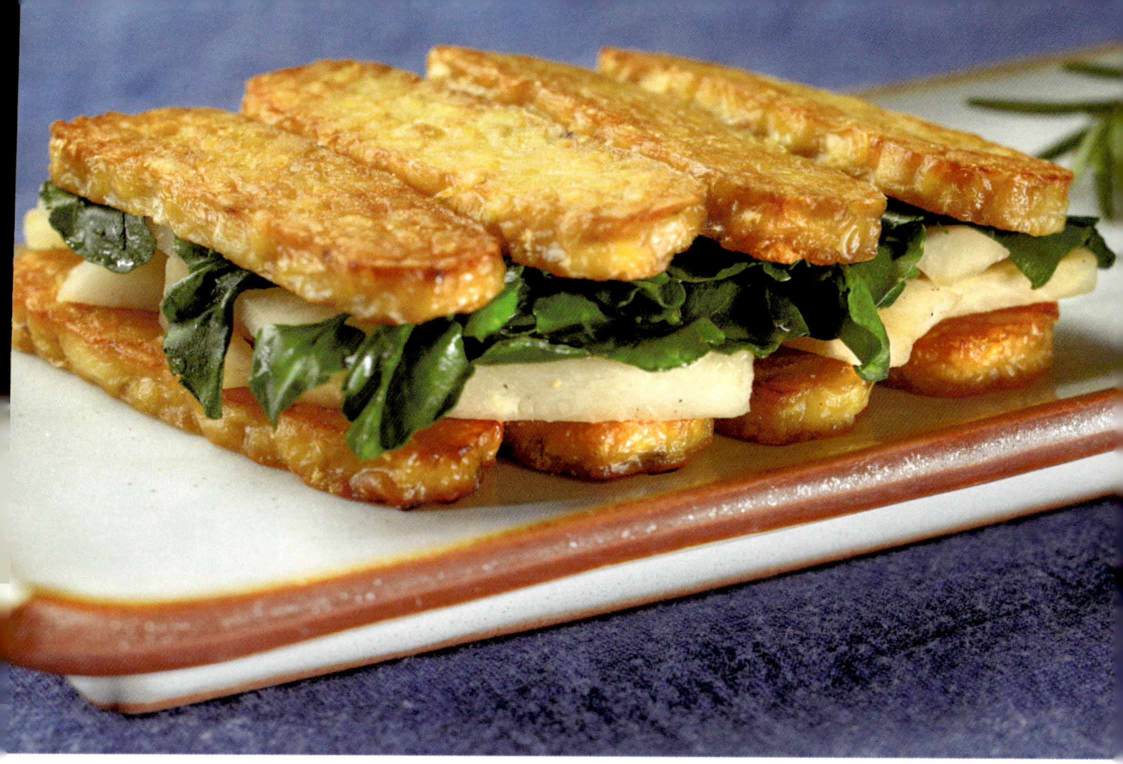

oben: Tempeh-Sandwich mit Grün und Wurzelgemüse (Rezept S. 80)
unten: Nori-umwickelter Tofu mit Miso (Rezept S. 83)

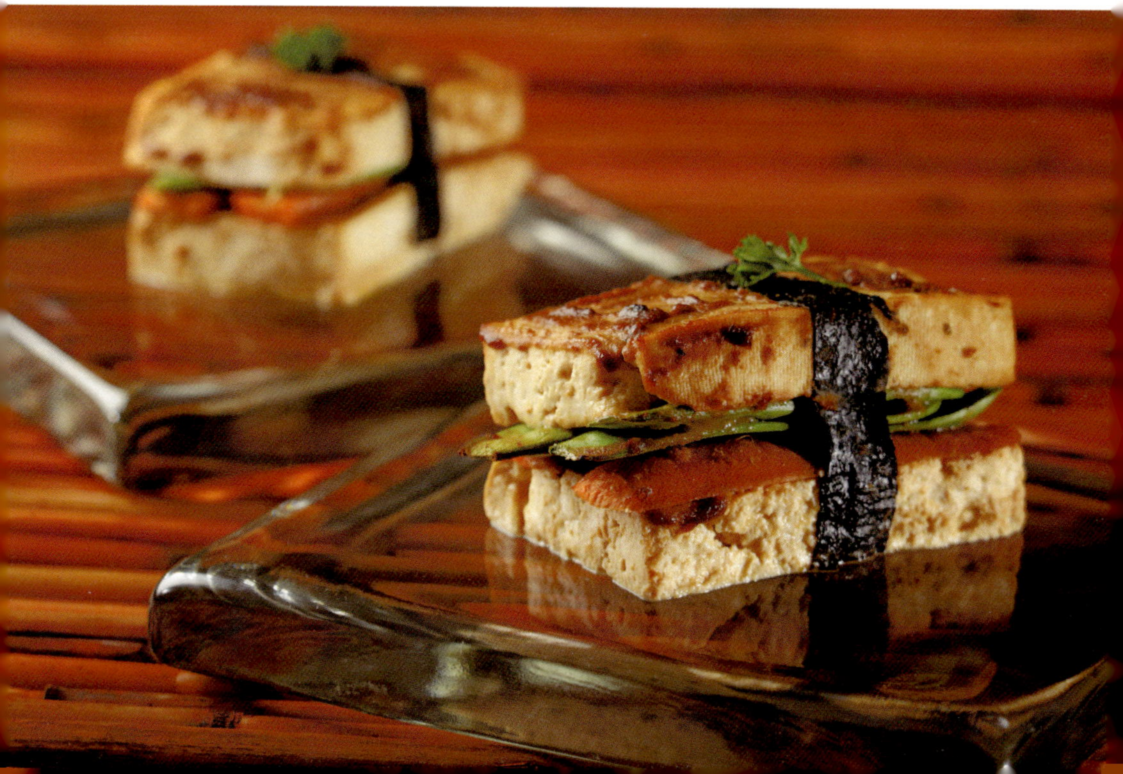

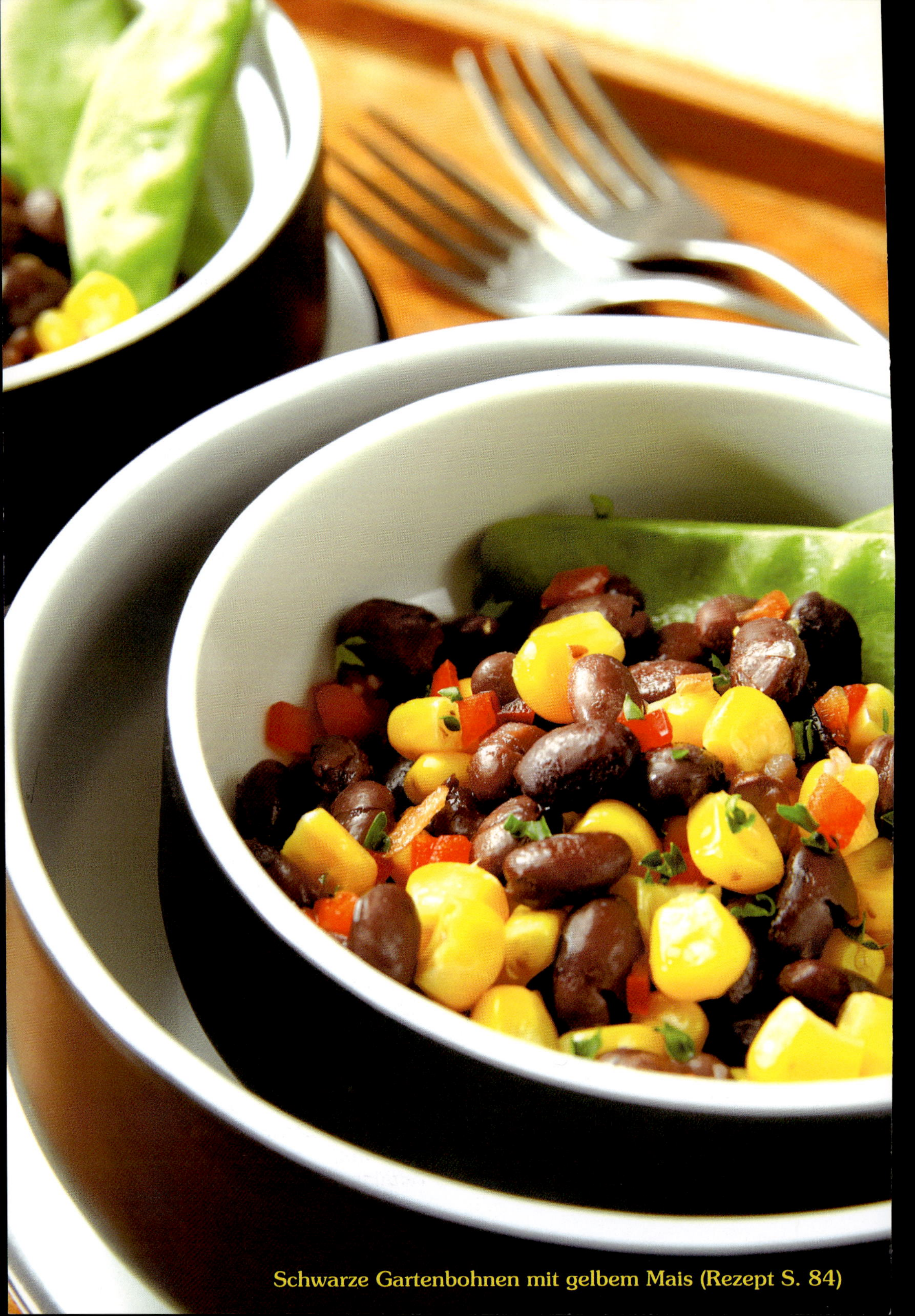

Schwarze Gartenbohnen mit gelbem Mais (Rezept S. 84)

Spritzer Olivenöl nativ extra;
Gefiltertes oder Quellwasser, um den Tempeh zu bedecken.

Zubereitung:

1. Schneiden Sie den Tempeh in schmale Streifen. Erhitzen Sie das Öl und braten den Tempeh auf beiden Seiten, bis er zart braun ist. Nehmen Sie ihn heraus und legen ihn auf ein Papierhandtuch, um überschüssiges Fett zu entfernen.
2. Geben Sie Tamari, gehackten Rosmarin und Wasser dazu, um den Tempeh zu bedecken, köcheln 20 Minuten lang und stellen ihn beiseite.
3. Waschen Sie die Rettichwurzel mit einer Gemüsebürste und schneiden sie in dünne Scheiben. Dämpfen Sie sie und stellen sie zur Seite. Waschen Sie das Grün, schneiden es in Streifen und dämpfen es leicht.
4. Um es als Sandwich anzubieten, schichten Sie Tempeh, Daikon und Grünes und schließen mit einer Scheibe Tempeh ab.

Variationen:

- Backen Sie den Tempeh 45 Minuten lang bei 190 Grad Celsius anstatt ihn zu braten und geben gekochtes Gemüse dazu, schichten alles und tischen es auf.
- Verwenden Sie eine Auswahl anderer Wurzeln, wie Möhren, Rüben und Steckrüben anstatt des Daikon.
- Verwenden Sie Kräuter oder Frühlingszwiebel und köcheln in Miso oder Tahin.
- Um ein rauchiges Gericht mit dem Aroma des Ahorns zu erhalten, köcheln Sie Tempeh mit Tamari, geräuchertem Meersalz, schwarzem Pfeffer und Ahornsirup.
- Bereiten Sie ihn als würziges gebackenes Gericht zu, indem Sie mit Chili würzen.

Nori-umwickelter Tofu mit Miso (Foto S.81)

4 Portionen

Dieses Gericht vereinbart die Kräfte von drei wunderbaren Nahrungsmitteln. Tofu ist ein Nahrungsmittel aus Sojabohnen mit hohem Proteingehalt und ist leicht verdaulich. Miso ist fermentiert und unterstützt die Verdauung. Die Norialge ist prall voller Mineralien und anderer Nährstoffe.

Zutaten: *Ca. 450 Gramm festen Tofu, überspült und gut abgetropft;*
2 Esslöffel Miso, Geschmack nach Wahl, um auf die Innenseiten der Tofuscheiben zu streichen;
8-10 Stücke (oder nach Bedarf) in dünne Scheiben geschnittene Möhren, gedämpft;
8-10 Stücke (oder nach Bedarf) Brunnenkresse oder anderes Grün;
2 Blätter geröstete Norialge, in gut 1 cm breite Streifen geschnitten;
Öl für die Auflaufform;
2-4 Esslöffel Miso, mit warmem Wasser verdünnt, um den Tofu zu bedecken.

Zubereitung:

1. Heizen Sie den Backofen auf 190 Grad Celsius vor.
2. Schneiden Sie den Block Tofu in gut 1 cm dicke Scheiben und halbieren sie dann an der Breitseite.
3. Streichen Sie Miso auf eine Seite der Tofuscheibe, geben gedämpfte Möhrenscheiben und Brunnenkresse oder anderes Grün darauf und dann eine zweite Scheibe Tofu.
4. Wickeln Sie einen schmalen Streifen Nori um beide Scheiben und legen sie in eine gefettete Auflaufform von 20 x 20 Zentimeter.
5. Wiederholen Sie das, bis alle Tofuscheiben aufgebraucht sind.
6. Mischen Sie warmes Wasser und Miso in einer anderen Schüssel und gießen es über den Tofu in der Auflaufform.
7. Bedecken Sie die Form mit Pergamentpapier und backen etwa 30 Minuten lang bei 190 Grad Celsius.
8. Bieten Sie pro Portion 2 Sandwiches mit einer frischen grünen Salatbeilage und einem Getreidegericht an.

Variationen:

- Legen Sie leicht gegarte Rettichscheiben zwischen die Tofuscheiben.
- Marinieren Sie die Tofuscheiben ½ bis 1 Stunde vor dem Backen in einer Tamari-Wasser-Mischung 1 zu 1, was ihnen einen salzigeren Geschmack verleiht. Verwenden Sie genug, um den Tofu zu bedecken oder drehen ihn bei Bedarf, um ihn beidseitig zu marinieren.

Schwarze Gartenbohnen mit gelbem Mais (Foto S. 82)

4 Portionen

Schwarze Bohnen, auch als Gartenbohnen bezeichnet, bieten eine gute Struktur und lassen sich für viele Gerichte leicht verwenden. Verändern Sie das Aroma, indem Sie unterschiedliche Gemüsesorten und gegen Ende des Garvorgangs Ihre Lieblingsgewürze hinzufügen, wie Fenchel, Kreuzkümmel, Bohnenkraut oder Lorbeerblatt. Für ein fleischloses Chiligericht fügen Sie grüne und rote Paprika, Tomaten und Chili hinzu. Geben Sie zusätzliches Wasser hinein, wenn Sie eine Suppe haben möchten.

Zutaten: *1 Tasse schwarze Gartenbohnen*
3 Tassen gefiltertes oder Quellwasser
2,5 cm Kombu, 10 Minuten lang eingeweicht
½ Teelöffel Meersalz pro Tasse Bohnen
1 Tasse frischer, gelber Mais

Garnierung: *gewürfelte rote Paprika, gehackte Petersilie*

Zubereitung:

1. Waschen Sie die Bohnen, bedecken sie mit etwa 5 cm Wasser und weichen sie 8 Stunden lang oder über Nacht ein. Schütten Sie das Einweichwasser fort und ersetzen es durch frisches oder benutzen eine andere Einweichmethode aus diesem Schritt.
2. Kochen: Geben Sie Bohnen, Wasser und die eingeweichte Kombu in einen Topf. Bringen Sie alles zum Kochen, stellen die Flamme klein und köcheln ohne Deckel. Schöpfen Sie den schwarzen Schaum, der an die Oberfläche steigt, ab. Ersetzen Sie das abgeschöpfte Wasser.
3. Bedecken Sie den Topf und kochen 60-90 Minuten lang oder bis die Bohnen ungefähr zu 90 Prozent gar sind. Sollte während der Garzeit mehr Wasser erforderlich sein, gießen Sie es vorsichtig entlang der Seiten des Topfes nach.
4. Geben Sie Meersalz und den frischen Mais hinzu und schütteln den Topf vorsichtig, um die Bohnen mit dem Saft zu vermischen. Kochen Sie weiter, bis die Bohnen weich sind und der größte Teil der verbliebenen Flüssigkeit verdampft ist.
5. Geben Sie alles in eine Schüssel und garnieren mit roter Paprika und gehackter Petersilie. Essen Sie es zusammen mit einem Getreide- und Gemüsegericht.

Variationen:

- Geben Sie anderes Gemüse der Saison hinzu, wie klein geschnittene Möhren.
- Rösten Sie die Bohnen vor dem Einweichen in der Pfanne.
- Kochen Sie die Bohnen 45 Minuten lang im Drucktopf oder richten sich nach den Zeitangaben Ihres Kochers.
- Verwenden Sie schwarze Sojabohnen anstatt schwarzer Gartenbohnen.

Rauchige, scharf angebratene grüne Bohnen mit schwarzem Pfeffer

2-4 Portionen Beilage

Geräuchertes Meersalz ist etwa seit dem achten Jahrhundert ein Liebling des Gewürzhandels. Es wird behauptet, dass die Wikinger Meersalzkristalle durch Räuchern über aromatischen Holzfeuern mit diesem Aroma versehen hätten.

Zutaten: *450 Gramm grüne Bohnen, Enden entfernen*
2 Esslöffel geröstetes Sesamöl
1 Teelöffel geräuchertes Meersalz
¾ Teelöffel grob gemahlener schwarzer Pfeffer
1/3 Tasse Mandelsplitter
1 Esslöffel frischer Zitronensaft

Zubereitung:

1. Waschen Sie die grünen Bohnen, lassen sie gut abtropfen und schneiden sie in Stücke von 5-7,5 Zentimetern.
2. Erhitzen Sie eine große gusseiserne Pfanne, bis sie gerade zu heiß ist um sie zu berühren. Geben Sie das Öl hinein und verteilen es gleichmäßig in der ganzen Pfanne. Geben Sie die grünen Bohnen dazu und kochen sie 2-3 Minuten lang, wobei Sie häufig umrühren. Die Garzeit variiert leicht, je nach der Größe und Frische der Bohnen.
3. Geben Sie Räuchersalz, schwarzen Pfeffer und die Mandelsplitter dazu. Kochen Sie weitere 2-3 Minuten, rühren häufig um und passen die Temperatur gegebenenfalls an, damit nichts verbrennt.
4. Bohnen und Mandeln sollten leicht schwärzlich sein. Fügen Sie Zitronensaft hinzu, stellen die Flamme aus und lassen den Zitronensaft einziehen.
5. Nehmen Sie alles sofort aus der Pfanne und bringen es auf den Tisch.

Variationen:

- Falls Sie kein Räuchersalz bekommen, verwenden Sie normales Salz und erhöhen die Menge an schwarzem Pfeffer.
- Experimentieren Sie bei diesem Gericht mit Ihren Lieblingsgewürzen.

Zum Frühstück und für jede Tageszeit

Rühr-Tofu

4 Portionen

Ein Klassiker. Rührtofu ist ein herrliches Frühstück, Mittagessen oder Gericht für jede Tageszeit - ein einfacher Ersatz für das Rührei. Bieten Sie es mit leicht getoastetem Brot und einer schönen Tasse Kukicha oder grünem Tee an.

Zutaten: *1 Stück weicher Tofu, mit dem Handtuch getrocknet*
1 Teelöffel helles Sesamöl oder Wasser
1-2 Esslöffel Tamari oder Sojasauce, nach Geschmack
¼ Teelöffel geschälter Ingwer, gerieben
1 Knoblauchzehe, gehackt (wahlweise)
2 Teelöffel Frühlingszwiebel-Grün, in dünne Scheiben geschnitten

Garnierung: *geröstete Nori, in schmale Streifen geschnitten (wahlweise)*

Zubereitung:

1. Nehmen Sie den Tofu aus der Packung und spülen ihn unter Wasser ab. Trocknen Sie ihn mit dem Handtuch.

2. Erhitzen Sie eine Pfanne aus rostfreiem Stahl oder Gusseisen, geben Öl oder Wasser hinzu und krümeln den Tofu hinein.
3. Rühren Sie Tamari hinein, geben Ingwer und Knoblauch, falls Sie ihn verwenden, und die Frühlingszwiebeln dazu. Rühren Sie um und bedecken die Pfanne. Lassen Sie alles 5 Minuten lang köcheln.
4. Garnieren Sie mit fein geschnittenen Streifen Norialge.
5. Essen Sie dies mit einer Beilage aus Vollkornbrot oder gekochtem Getreide und Gemüse. Oder rollen als Frühstücks-Taco alles in eine warme Tortilla nach Wahl ein.

Variationen:

- Geben Sie 2 Tassen fein geschnittenes Gemüse Ihrer Wahl dazu. Wählen Sie gelben Mais, Brokkoli, Zwiebeln, Möhren, Dakonrettich, und so weiter.
- Fügen Sie Gewürze und Würzzutaten hinzu, wie Kurkuma oder Chili aus verschiedenen Kulturen rund um die Welt.
- Reiben Sie Mochi über den Rührtofu und backen ihn in einer gusseisernen Pfanne etwa 5 Minuten lang bei 175 Grad Celsius im vorgeheizten Backofen.

Burritos mit gebratenem schwarzem Bohnenmus

4 Portionen

Dieser Burrito ist herrlich zum Frühstück oder kann auch als gesunde Mahlzeit für jede andere Zeit oder unterwegs dienen. Die Bohnen-Gewürz-Mischung und die Salsa lassen sich im Voraus zubereiten und im Kühlschrank bis zu drei Tage lang aufbewahren.

Zutaten: *2 Tassen schwarze Gartenbohnen*
1 Teelöffel helles Sesamöl oder Reiskeimöl
4 vollwertige gelbe Maistortillas mit 22,5 cm Durchmesser

Gewürzmischung: *¼ Teelöffel Meersalz*
¾ Teelöffel gemahlener Kreuzkümmel
¾ Teelöffel gemahlener Oregano
1/8 Teelöffel Knoblauchpulver

Salsa: gleiche Mengen gewürfelte Gurke, fein gewürfelte rote Zwiebel, gekochter Mais, gehackter Koriander, 1 Prise Meersalz, Schale und Saft von 1 Zitrone oder nach Geschmack (Wahlweise: diese Salsa leicht erhitzen).
2 Tassen frisches Salatgrün oder gekochtes grünes Gemüse, in Streifen geschnitten.

Zubereitung:

1. Mischen Sie die Bohnen nach Geschmack mit der Gewürzmischung und pürieren gründlich mit einer Gabel.
2. Erhitzen Sie Öl in einer Pfanne und geben die gewürzten Bohnen hinein, die Sie umrühren, bis sie heiß sind.
3. Benutzen Sie eine andere gusseiserne Pfanne, um jeden Tortilla einzeln zu erwärmen. Schnell wieder heraus nehmen.
4. Streichen Sie 1/4 Tasse der warmen Bohnenmischung gleichmäßig auf die warmen Tortillas. Lassen Sie einen Rand von 2,5 cm frei.
5. Löffeln Sie etwa 1 Esslöffel Salsa über die Bohnen. Darauf geben Sie Salat oder gekochtes grünes Gemüse.
6. Rollen Sie die Tortilla auf und achten darauf, dass alle Ränder nach innen geklappt sind.
7. Die Tortillas sind nun fertig, um allein gegessen zu werden. Genießen Sie sie mit einer Tasse heißem Tee.

Variationen:

- Verwenden Sie andere Bohnen, wie Navy-, Pinto- und Adukibohnen oder Kichererbsen.
- Geben Sie gekochtes Getreide an den Aufstrich, bevor Sie die Salsa hinzu fügen.
- Verwenden Sie anderes Gemüse für die Salsa oder geben Obst hinein, wie Mango.
- Verwenden Sie blauen oder weißen Mais, Vollkornreis oder Tortillas aus gekeimtem Getreide.
- Verwenden Sie kleinere Tortillas, um mehr Personen zu bedienen.

Glutenwarnung: Vollweizentortillas enthalten Gluten - verwenden Sie stattdessen Mais.

Schritt 4

Die Süße des Regenbogens in Wurzeln und rundem Gemüse

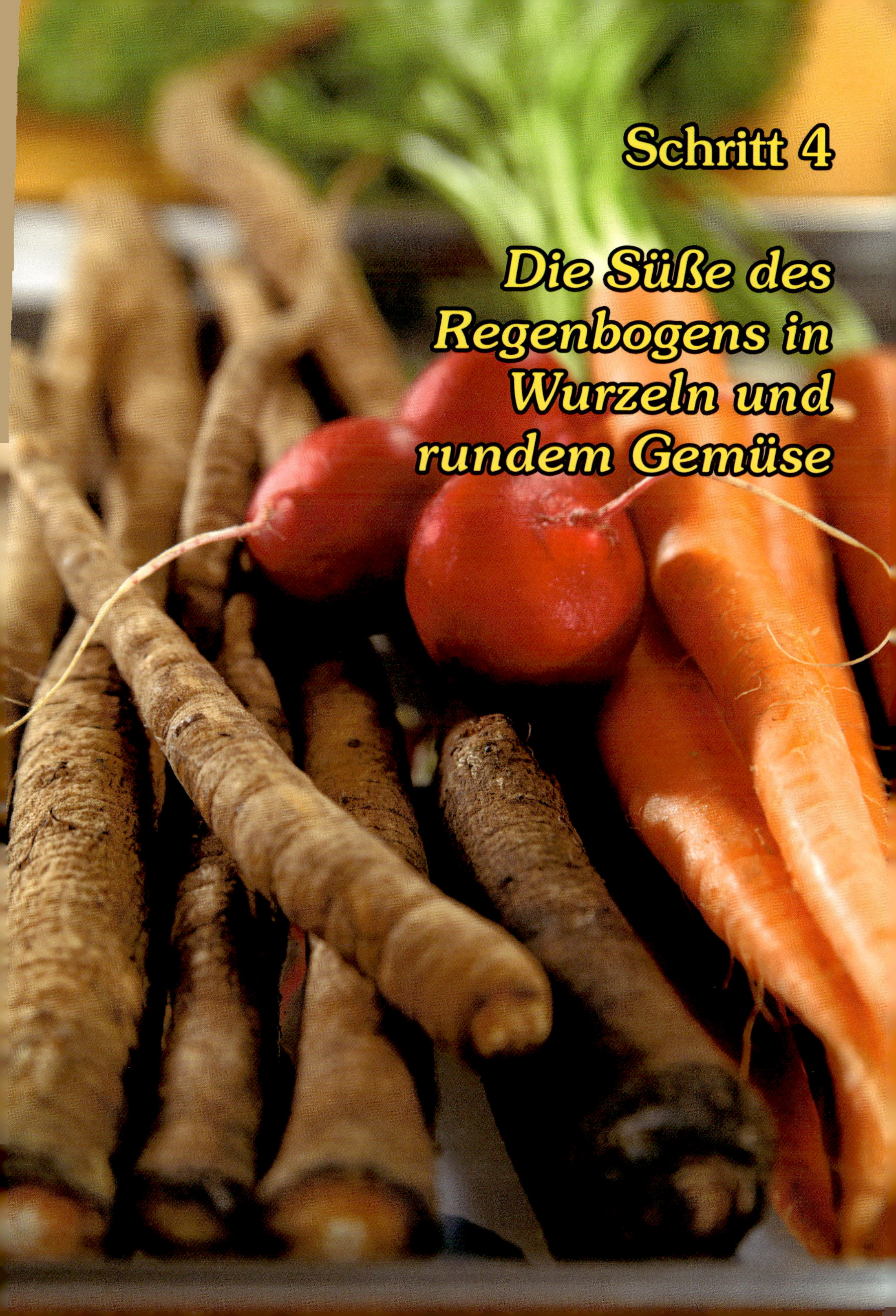

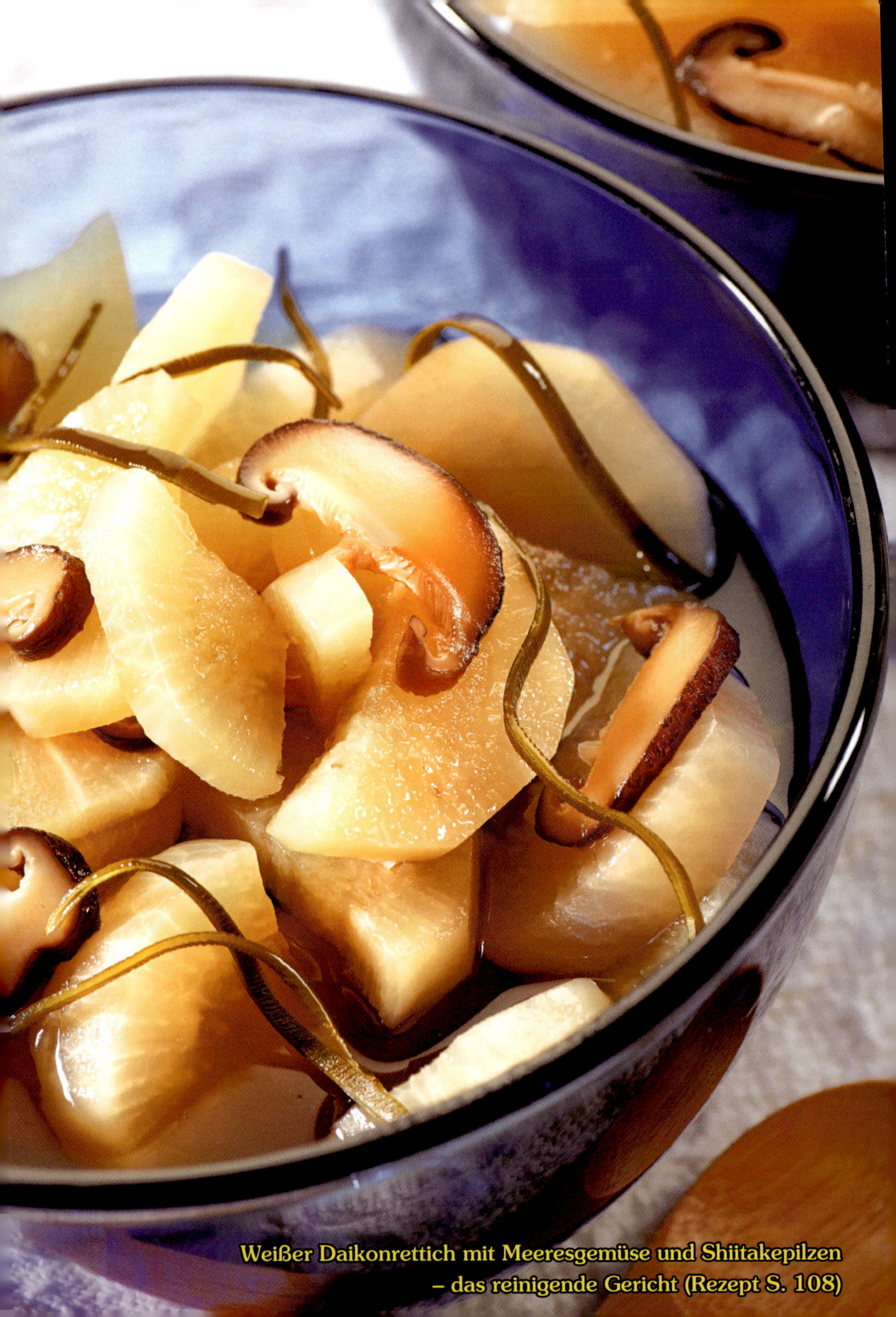

Weißer Daikonrettich mit Meeresgemüse und Shiitakepilzen
– das reinigende Gericht (Rezept S. 108)

In diesem Schritt wird das Repertoire Ihrer Kochkunst um sehr viele Sorten Wurzeln und rundes Gemüse in wunderbar abwechslungsreichen Farben und Formen erweitert. Diese sehr nährstoffreichen Gemüsesorten sind schmackhaft, und bei Kindern und Erwachsenen gleichermaßen beliebt. Bereichern Sie Ihre täglichen Mahlzeiten bewusst um mehrere Portionen Wurzeln und rundes Gemüse.

Wenn Sie dagegen kämpfen müssen, zu viele Süßigkeiten zu essen, um Ihren Alltag zu bewältigen, denken Sie an Wurzeln und rundes Gemüse, das gekocht seine natürliche Süße zum Ausdruck bringt. Süß schmeckende Winterkürbisse, Zwiebeln und Möhren beschwichtigen die inneren Organe und versorgen den Geist mit Energie. Alle Wurzeln und runden Gemüsesorten enthalten reichlich Nährstoffe in Form von Vitaminen und Mineralien. Sie bieten Ballaststoffe, welche die Verdauung fördern. Bieten Sie es als wertvolle Bereicherung für das Gleichgewicht auf Ihrem Teller zusammen mit verschiedenen Getreidesorten, Bohnen und grünem Gemüse an.

Geschichte einiger Wurzeln und runder Gemüsesorten

Die meisten Wurzeln und runden Gemüsesorten haben eine lange Geschichte als Kulturpflanzen hinter sich und werden in vielen Kulturkreisen genossen.[26]

Die Zwiebel ist seit Beginn der Zivilisation ein wichtiger Bestandteil unserer Ernährung. Sie wächst wild auf allen Kontinenten, auch wenn sie in Asien bereits seit etwa 3500 v. Chr. angebaut wird. Die Zwiebel gehört zu den wenigen Nahrungsmitteln, die sich ohne Kühlung über Winter einlagern lassen. Die Zwiebel gehört zur Gattung Allium, den Zwiebelgewächsen, wie auch Frühlingszwiebel, Schnittlauch, Knoblauch und Lauch.

Die Klettenwurzel ist in Nordchina und Sibirien heimisch und wird seit dem zehnten Jahrhundert vor allem in Japan angebaut, wo sie gobo heißt. In Europa und den USA wächst sie wild an allen Waldwegen und ist daher die perfekte Überlebensnahrung. Im Westen wurde sie durch die japanischen Makrobiotik-Kochlehrerinnen Aveline Kushi und Lima Ohsawa bekannt. Sie wird für kimpira, ein traditionelles japanisches Gericht, verwendet (siehe nachfolgenden Rezeptbereich).

Rüben sind in Europa und Asien seit vorhistorischen Zeiten ein Grundnahrungsmittel. Die Rübe, von den Lakota Sioux auch timpsula genannt, war Jahrhunderte lang das wichtigste der von den eingeborenen amerikanischen Völkern gesammelten wilden Nahrungsmittel.[27] Sie ist in den Prärien überall auf den Great Plains, von Saskatchewan bis zum nördlichen Texas, wild gewachsen und ist teilweise immer noch in den Prärien Dakotas zu finden, wo diese nicht bewirtschaftet oder schwer geplündert sind. Das „gebratene Brot" der amerikanischen Indianer wurde ursprünglich mit Mehl aus getrockneten wilden Rüben zubereitet. Heutzutage werden die Speiserüben für Eintöpfe, geröstet, gekocht oder püriert verwendet.

Die gezüchtete, essbare Möhre wurde bereits vor 5.000 Jahren in Afghanistan gefunden. Lilafarbene Möhren sind in ägyptischen Tempelmalereien von 2000 v. Chr. zu sehen, und in den Grabstätten der Pharaos hat man Möhrensamen entdeckt. Es ist nicht mit Sicherheit bekannt, ob die Ägypter oder Griechen eine essbare Form

[26] D. Zohary and M. Hopf, Domestication of Plants in the Old World, 3rd ed. (New York: Oxford University Press, 2000).
[27] Kay Fleming, "Timpsula, Turnip of the Prairie", Manataka American Indian Council, Smoke Signal Newsletter VII (2005).

angebaut haben oder lediglich wilde Möhren aßen oder sie für medizinische Zwecke verwendeten. Später fand man in Asien und Europa noch viele farbenfrohe Sorten. Die Geschichte der Möhre ist wegen der Ähnlichkeit in Farben und Formen eng mit der der Pastinake verwoben.[28]

Der Rettich wird in Europa seit vor-römischen Zeiten domestiziert und wird weltweit angebaut und verzehrt. Es gibt vielerlei Sorten in verschiedenen Größen und Farben. Die bekanntesten sind die kleinen, runden Radieschen und der lange, weiße Rettich, auch als Daikon bezeichnet. Der Daikon ist ein weißer Rettich mit Wurzeln von 15 bis 50 Zentimeter Länge und wurde im fernen Osten ungefähr 500 v. Chr. eingeführt. Winter- und Sommerkürbisse wurden mehr als 10.000 Jahre lang wild in Nord- und Mittelamerika gefunden. Die amerikanischen Ureinwohner gaben sie ihren Toten als Nahrung für die letzte Reise mit ins Grab. Der mit der Pastinake verwandte Butternusskürbis wurde bis zum 19. Jahrhundert nicht allgemein verzehrt, ist inzwischen aber der am weitesten verbreitete Winterkürbis in USA. Viele Kürbissorten sind erhältlich, mit fleischigeren Eigenschaften und einem mild-süßen Geschmack. Der japanische Hokkaidokürbis ist in Westeuropa heutzutage der am meisten verbreitete Winterkürbis und wurde hier durch Makrobiotik- Pioniere im letzten Jahrhundert eingeführt. Er wird wegen seines reichen, konzentrierten Geschmacks in der makrobiotischen Naturkostküche häufig verwendet.[29] Der erste wilde Vorfahre der Kohlpflanze wurde vor etwa 7.000 Jahren im Mittelmeerraum in Europa verzehrt. Stark unterschiedliche Gemüsesorten, wie Kohl, Kohlrabi, Blumenkohl, Brokkoli und Rosenkohl, die alle zur selben Art, *Brassica oleracea*, gehören, haben sich mit der Zeit über kleine Veränderungen hin so entwickelt.[30]

Welche Wurzeln und runden Gemüsesorten mögen Sie?

Wurzelgemüse wächst unter der Erde

Wurzelgemüse bezeichnet die stärkehaltigen Knollen und Pfahlwurzeln von Pflanzen. Sie wachsen unter der Erde, wo die Pflanze Energie und Nährstoffe konzentriert. Im Vergleich zum grünen Blattgemüse, das über eine stärker yinbetonte, nach oben gerichtete Energie verfügt, bieten sie eine starke, nach unten gerichtete (yangbetonte) Energie.

Ihnen sind sicher Möhren, Kartoffeln und Zwiebeln vertraut - Wurzelgemüsesorten, die Sie bereits häufig in der Küche verwenden. Dennoch gibt es eine ganze Reihe anderer, schmackhafter und nahrhafter Wurzeln, wie die Klettenwurzel, Pastinake, Ingwer, Sellerie, Steckrübe, Yamswurzel, Süßkartoffel, Rübe, Radieschen, weißer Rettich (Daikon) und schwarzer Rettich. Eine Art Wurzelgemüse, die Lotuswurzel, wächst im Wasser.

Manches Wurzelgemüse, wie der Löwenzahn (ja, die Wurzeln sind essbar), hat eine lange, dünne Wurzel, und ist auch wild zwischen Gräsern zu finden. Wenn Sie einen naturbelassenen Garten haben, in dem keine Chemikalien und Spritzmittel verwendet werden, können Sie die Wurzeln ausgraben. Diese können sich sehr fest halten, so dass Sie sehr mühevoll graben müssen. Die Klettenwurzel wird auch getrocknet

[28] Pliny the Elder, The Natural History. Translated by John Bostock, M.D. and H. T. Riley (London: Taylor and Francis, 1855).
[29] Klaire Brown, "The History of Butternut Squash." http://www.ehow.com/facts_7258933_history-butternut-squash.html
[30] University of Saskatchewan College of Agriculture and Bioresources, "The History of Cabbage." http://agbio.usask.ca/veg-cabbage

als Tee gehandelt. Ebenso stellen junge Löwenzahnblätter im zeitigen Frühjahr eine leckere, wild wachsende Ergänzung Ihrer Speisen dar und werden auch auf den Märkten angeboten. Löwenzahnsalat ist im Frühjahr eine ideale Blureinigung. Die gelben Löwenzahnblüten sind, ebenso wie auch Kürbisblüten, essbar, wenn sie Saison haben. Andere gezüchtete Wurzelgemüsesorten, wie der weiße Daikonrettich und Radieschen, sind hauptsächlich wegen ihrer wohlschmeckenden Wurzeln bekannt, verfügen aber außerdem über nahrhaftes Grün, so dass wir die ganze Pflanze essen können.

Hier finden Sie etwas Nahrung für den Geist, falls Sie sich mit der Yin-Yang-Klassifizierung der Wurzeln befassen wollen. Wurzeln sind in vielen Farben zu finden, von rot (yang) über braun, orange und gelb bis hin zu weiß (yin). Sehen Sie sich die Formen an: Lange Wurzeln, wie die des weißen Daikonrettichs, verfügen über eine stärker konzentrierte Energie (yang) im Vergleich zu den rundlichen Wurzeln, wie Radieschen und Zwiebeln, mit einer stärker ausdehnenden (yin) Energie.

Im Vergleich zu den anderen Wurzeln verfügt die Klettenwurzel über die am stärksten yangbetonte Energie. Sie verbessert die Konzentrationsfähigkeit und verbindet die Beine mit der Erdenergie. Sie können die Wurzel trocknen und Ihren eigenen Klettenwurzel"kaffee" herstellen. Lernen Sie bei Ihren Spaziergängen in der Natur, die wilde Klettenwurzel an ihren langen, rundlichen, grünen Blättern zu erkennen. Diese Blätter sind nicht essbar - alle für den Menschen verwertbaren Nährstoffe der

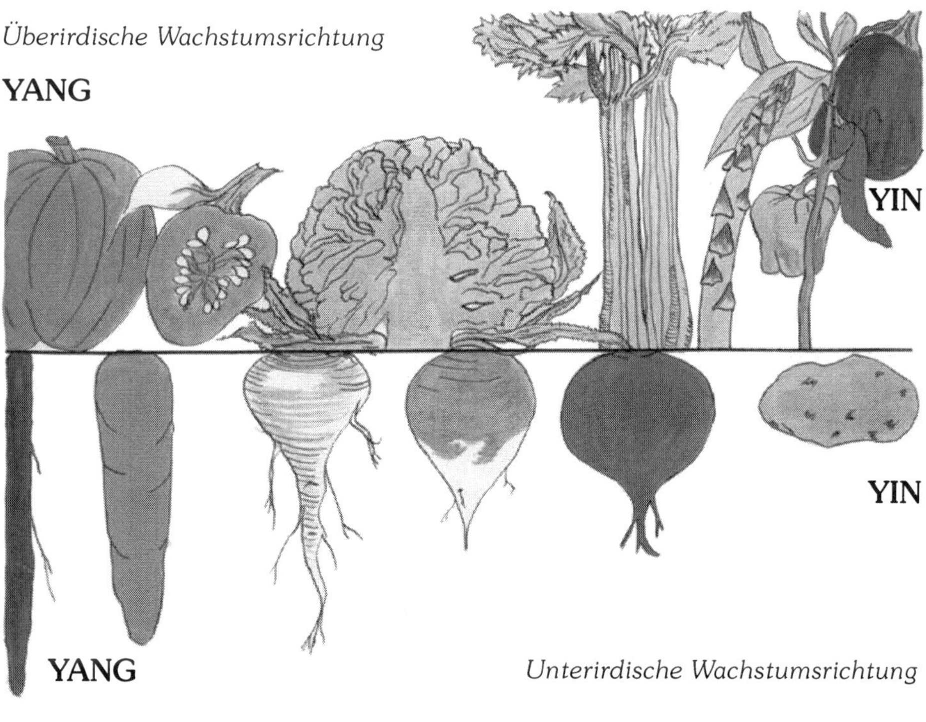

Klettenwurzel befinden sich in der Wurzel. Sie können diese wild wachsende Wurzel in ihrer ersten oder zweiten Wachstumssaison ausgraben, wenn Sie das gerne möchten. Klettenwurzel und Lotuswurzel erhalten Sie in asiatischen Lebensmittelgeschäften, Bioläden und über das Internet.

Rundes Gemüse, das über der Erde wächst

Formen, Farben und Größen variieren auch bei den überirdisch wachsenden Gemüsesorten. Manche sind runder, andere schlank oder oval. Farbe, Größe und Form lassen sich auch nach Yin und Yang unterteilen. Der Vergleich der Formen funktioniert genau entgegengesetzt wie beim Wurzelgemüse. Das runde überirdisch wachsende Gemüse verfügt über eine kompakte Energie (yang) im Vergleich zu den schlanken oben wachsenden Gemüsesorten (yin).

Während der Erntesaison im Herbst finden Sie eine große Auswahl an Kürbissen mit harter Schale, wie den Eichelkürbis, Butternuss, Riesenkürbis, den orangen Kürbis und den Hokkaidokürbis. Winter- und Sommer- Kürbisse können Sie für Suppen oder Nachspeisen verwenden, als Hauptgericht oder als Dekoration.

Während der Sommermonate haben Sie die Wahl zwischen einer Vielzahl an Sommerkürbissen, wie Zucchini oder Ufo. Diese angenehmen Genüsse lassen sich, verglichen mit ihren intensiver schmeckenden herbstlichen Verwandten mit den härteren Schalen, leicht schneiden und dämpfen. Die Energie der Sommerkürbisse ist sehr leicht, im Gegensatz zu den Herbstkürbissen, die stärker yang sind.

Es gibt noch viele andere runde Gemüsesorten, wie die kleinen Rosenköhlchen, den weißen Blumenkohl oder Weiß- und Rotkohl, aus denen sich viele leckere Gerichte zubereiten lassen.

Die Champignons gehören ins Reich der Pilze und sind nicht unbedingt rundes Gemüse, aber wir haben beschlossen, sie auf diese Gemüseliste aufzunehmen. Die in der makrobiotischen Küche am meisten verwendeten Pilze sind die *Shiitake*pilze in ihrer getrockneten Form, da sie eingeweicht am besten schmecken und für ihre heilenden Eigenschaften bekannt sind. Auch andere essbare Pilze, wie wild geerntete Trüffel oder weiße Zuchtchampignons, können Ihre Mahlzeiten um Nährstoffe und wundervolle Aromen bereichern.

Führer durch die Nährstoffe der Regenbogenfarben

Benutzen Sie die strahlenden Farben von Gemüse und Obst als Führer in Ihrer Küche, um sich die Vorteile der kraftvollen Nährstoffe, die jede dieser Farbfamilien zu bieten hat, zunutze zu machen.[31]

Grün

Grünes Gemüse ist eine wunderbare Quelle für Nährstoffe, einschließlich Folsäure, Mineralien, Ballaststoffen und Antioxidantien. Einige der grünen Gemüsesorten können vor grünem Star und Makuladegeneration schützen und das Krebsrisiko

31 David Heber, M.D., What Color Is Your Diet? (New York: HarperCollins, 2002).

mindern. Sehen Sie in Schritt 1 nach und frischen Ihre Kenntnisse über grünes Blattgemüse auf.

Orange und gelb

Möhren, Süßkartoffeln, Kürbisse und Aprikosen enthalten Beta-Karotin, das der Kräftigung des Immunsystems dient und Vitamin C und Folsäure, die die Gefahr von Herzleiden verringern und sind oft auch sehr kaliumhaltig. Beta-Karotin, Lutein und Zeaxanthin sind starke Antioxidantien, die scheinbar Krebs im frühen Stadium anhalten können. Orangefarbene Gemüsesorten lassen sich leicht in unter Rühren Gebratenem verarbeiten und sind schnell im Backofen geröstet und schmecken mit einem Tropfen Olivenöl und vielleicht ein paar Kräutern versehen, ganz herrlich.

Rot

Radieschen, rote Bete, Rotkohl, rote Zwiebeln, rote Chilischoten und auch rote Obstsorten, wie Erdbeeren, Himbeeren und Granatäpfel enthalten Lycopen, das Antioxidans, das zum Schutz vor Herzleiden und einigen Krebserkrankungen, vor allem Prostatakrebs, beiträgt.

Blau und violett

Bei Blaubeeren, blauen Weintrauben, Rotkohl, roten Beten, roten Zwiebeln und Pflaumen stammt das Blau von Anthozyan, einem sekundären Pflanzenstoff, der vor krebserregenden Stoffen und Herzleiden schützen kann.

Weiß

Die weiße Farbe bei Zwiebeln, Knoblauch, Blumenkohl und einigen anderen weißlichen Gemüsesorten weist auf Allizin hin, das zur Senkung des Cholesterinspiegels und Blutdrucks beitragen kann.

Überlegungen zu der Jahreszeit, in der Sie Ihre Gemüsesorten essen sollten

Wie gefällt Ihnen der Gedanke, das zu essen, was in Ihrer Gegend und zur jeweiligen Jahreszeit wächst? Frische Nahrungsmittel, die geerntet und verzehrt werden, wenn sie über den höchsten Nährwert verfügen, sind sehr wohlschmeckend und versorgen Sie mit außerordentlicher Energie. Wenn Sie mehr Nahrungsmittel aus dem Umland verwenden, aus Ihrem Garten oder anderen Quellen vor Ort, verringern Sie außerdem den CO_2-Fußabdruck, den Sie durch Ihre Lebensweise hinterlassen. Nutzen Sie die nachfolgende Tabelle zur Zusammenstellung von Gerichten aus Wurzeln und rundem Gemüse, die Ihre Energie zur jeweiligen Jahreszeit fördern.

Tab. 4

Frühling	Sommer	Spätsommer	Herbst	Winter
Radieschen	Ufo-Kürbis	Pastinake	Weißkohl	Klettenwurzel
Kleine junge	Sommerkürbis	Rübe	Wirsing	Rosenkohl
Möhren	Zucchini	Weichschaliger (Sommer-) Kürbis	Blumenkohl	Schwarzer Rettich
Frühlingszwiebeln	Fenchel		Knollensellerie	Zichoriewurzel
Kleine	Gurke		Weißer Rettich	Rote Bete
weiße Rettiche	Knoblauch	Hartschaliger (Winter-) Kürbis	Zwiebel	
Kohlrabi	Frühe Möhren	Süßkartoffel	Herbstkürbis	
	Tomaten	Yam	Lotuswurzel	
	Paprika	Aubergine	Rosenkohl	
			Lange Möhren	
			Löwenzahn-wurzel	
			Ingwer	
			Artischoken	
			Shiitakepilze	
			Champignons	

Gesundheitliche Vorteile durch den Verzehr von Wurzeln und rundem Gemüse

Pro:

- Roher weißer Daikonrettich enthält sehr viele Verdauungsenzyme, die denen im menschlichen Verdauungstrakt ähnlich sind. Der Verzehr in rohem Zustand hilft auch beim Aufspalten tierischer Nahrung, wie Fleisch, Molkereiprodukten und Eiern. Verwenden Sie ihn unmittelbar nach dem Reiben, denn fast 50 Prozent der Enzyme gehen bereits innerhalb von 30 Minuten verloren. Das Rezept für geriebenen Daikon finden Sie in Schritt 10.
- Viele der Wurzeln, wie Möhre, Zwiebel, Rübe, Pastinake, Steckrübe, Süßkartoffel und Yamwurzel sowie die runden überirdisch wachsenden Gemüsesorten, wie Weißkohl und Winterkürbis, schmecken richtig zubereitet von Natur aus süß. Kürbis, Zwiebel und Weißkohl dienen auch der Unterstützung und Aufweichung

der Bauchspeicheldrüsen- sowie Milz- und Magenenergie und können zur Stabilisierung der Blutzuckerwerte beitragen. Stillen Sie Ihren Bedarf an Süßem an erster Stelle mit diesen gesunden und leckeren Wahlmöglichkeiten, anstatt sich auf verarbeiteten Zucker zu stützen.

- Kohlgewächse, wie Weißkohl, Rosenkohl, Blumenkohl und Rüben enthalten Antioxidantien und andere sekundäre Pflanzenstoffe, die die Gefahr einer Krebserkrankung herabsetzen. Stellen Sie eine Reihe dieser süß schmeckenden Gemüsesorten in einer Brühe, in Getränken oder besonderen Gerichten zusammen, um Ihren süßen Zahn zufrieden zu stellen und Ihren Heißhunger auf Zucker zu mindern. In Schritt 10 finden Sie ein Rezept für eine süße Gemüsebrühe.
- Die Klettenwurzel *(gobo)* und ihre Auszüge werden für die Reinigung des Blutes, Linderung von Arthritis, Vorbeugung von Hautleiden, die Bekämpfung von Bakterien und Viren und im Kampf gegen Krebs hoch geschätzt. Von ihr wird auch gesagt, dass sie den glykämischen Index reguliere, und das heißt, dass sie die Ablagerung von Zucker im System verlangsamt. Die Klettenwurzel ist eine der Zutaten im *Essiac Tee* (auch als *Flor Essence Kräutertee* im Handel), der auf dem Teerezept von Ojibwa beruht und für die Stärkung des Immunsystems verwendet wird. Wurzelgemüse, wie Klettenwurzel, können durch ihre nach unten gerichtete Energie auch das energetische Gefühl der Erdung vermitteln.
- Zwiebeln senken den Cholesterinspiegel und enthalten Antioxidantien, die gegen Krebs helfen. Knoblauch verfügt über Heilkräfte, und ihm wird eine blutreinigende Wirkung nachgesagt. In vielen Küchen wird er als Ausgleich für schwere Gerichte mit Fleisch und Molkereiprodukten verwendet. Da er stark riecht und der Geruch auch eine Weile haften bleibt, verwenden Sie ihn in Ihren Gerichten als Wahlmöglichkeit. Energetisch betrachtet ist sein Charakter yin, und er ist *keine* bevorzugte Wahl beim Meditieren.

Kontra:

- Da viele dieser Wurzeln und runden Gemüsesorten auch Stärke enthalten, könnte ein übermäßiger Verzehr sich auf Ihr Gewicht auswirken. Wenn Sie abnehmen wollen, berücksichtigen Sie das bei Ihrem Verzehr von Stärke und essen stattdessen mehr grünes Blattgemüse.
- Einige Gemüsesorten sollten Sie in Ihrer Naturkostküche besser nur selten verwenden. Die Nachtschattengewächse - Kartoffeln, Tomaten, Paprika und Auberginen (sowie der Tabak) - enthalten Alkaloide, und viele Alkaloide wirken toxisch auf den Organismus. Der häufige Verzehr, auch während der Saison, könnte Sie schwächen. Sie kühlen sehr stark, verfügen über eine extrem yinbetonte Energie, und könnten Ihnen Ihre Tatkraft nehmen. Einzelne Hinweise lassen vermuten, dass der Verzehr von Nachtschattengewächsen Tendenzen zur Arthritis verstärken könnte, und bei regelmäßigem Verzehr wurden verstärkte Schmerzen festgestellt. Allgemein betrachtet, ist es sinnvoll Nahrungsmittel zu vermeiden, nach deren Verzehr es uns schlechter geht.

Inspirationen für ein süßes Leben

Wenn Sie nicht auf eine Ernährung mit guten Nahrungsmitteln ausgerichtet sind, weil Sie „zu viel um die Ohren haben“, atmen Sie tief durch und kochen stattdessen eine gute Mahlzeit. Grundlegende lebenserhaltende Tätigkeiten, wie das Essen guter, vollwertiger und gesunder Nahrungsmittel und das Kochen für die Familie, sollten Vorrang haben vor Computerspielen oder Fernsehen oder auch vor produktiveren Tätigkeiten, die Sie im Übermaß betreiben. Wenn Sie Änderungen vornehmen, die der Gesundheit dienen, beziehen Sie die Familie ein. Holen Sie Möhren und Rettiche heraus und bereiten ein wohlschmeckendes Gericht zu. Körper und Geist werden es Ihnen danken.

Stellen Sie eine bedeutungsvolle Entspannung in den Mittelpunkt, um Geist und Stimmung zu beruhigen und zu nähren.

Vergessen Sie nicht, während des Tages immer wieder tief durchzuatmen und sich zu strecken. Sehen Sie sich nach sinnvollen und konstruktiven Tätigkeiten um. Verbringen Sie Zeit in der Natur, gehen Sie in den Wald, lesen ein gutes Buch oder legen einen Garten an.

Pflegen Sie angenehme körperliche Betätigungen, um Ihre Energie wieder aufzuladen. Gehen Sie täglich spazieren oder fahren, wann immer möglich, mit dem Rad anstatt dem Auto. Sehen Sie sich nach Möglichkeiten für kontemplative Bewegung, wie Tai Chi, Quigong oder Yoga um, die Ihnen helfen, fit zu bleiben.

Pflegen Sie ehrliche und offene Beziehungen, die Ihre Seele nähren. Nehmen Sie in Konfliktsituationen eine entspannte und moderate Position ein und fördern eine friedvolle geistige Haltung. Wenn Schwierigkeiten auftreten, klären Sie sie so bald wie möglich. Schleppen Sie sie nicht zu lange mit sich herum.

Richtlinie für makrobiotisches Gemüsekochen nach Yin und Yang

Um die Kunst des makrobiotischen Kochens zu beherrschen, ist das Gleichgewicht wichtig. Verwenden Sie Nahrungsmittel der Saison und für die Jahreszeit geeignete Zubereitungsmethoden. In den wärmeren Monaten (yang) verwenden sie stärker yinbetonte Nahrungsmittel, die zur jeweiligen Zeit wachsen. Kochen Sie weniger heiß (yang) und bereiten mehr rohe (yin) oder leicht fermentierte Nahrungsmittel zu. Das sind wichtige Faktoren, durch die sich die makrobiotische Küche von anderen Ernährungsweisen unterscheidet. Wenn Sie dies erst einmal ein paar Jahreszeiten über praktiziert haben, werden Sie Ihre neuen Kochgewohnheiten beherrschen. Sie werden sich in Übereinstimmung mit Ihren eigenen Bedürfnissen befinden und das Kreieren eigener Rezepte wird Ihnen zur zweiten Natur.

Die Zubereitung von Gemüse

Verwenden Sie zu jeder Jahreszeit so viel wie möglich frisch gekauftes Gemüse aus kbA. Waschen Sie es gründlich mit einer Bürste. Viele der Wurzeln und runden Gemüsesorten aus kbA müssen nicht geschält werden. Entfernen Sie mit einem Schälmesser schadhafte Stellen, Verletzungen, feine Würzelchen oder Augen. Schälen Sie nur, wenn das Gemüse chemisch behandelt oder gewachst ist. Wenn Sie die Schale von biologischem Gemüse mit essen, erhalten Sie mehr von den direkt unter der Schale befindlichen Nährstoffen.

Die übliche Art der Gemüsezubereitung für jede Jahreszeit ist, kurz zu dämpfen oder zu kochen, um die Nährstoffe möglichst weitgehend zu erhalten. Bereiten Sie rohe Salate (yin) eher im Sommer zu, und benutzen Sie im Winter oder für besondere Gerichte eher Energie fördernde, langsam garende (yang) Zubereitungsweisen. Wurzeln und rundes Gemüse lassen sich auch gut mit Bohnen- oder Getreidegerichten kombinieren und bieten Möglichkeiten, die zusammenziehende (yangbetonte) oder ausdehnende (yinbetonte) Energie zu erforschen.

Schneidetechniken

Unterschiedliche Arten, das Gemüse zu schneiden können die Energie der Nahrung verstärken. Das Schneiden des Gemüses in kleinere Stücke, wie Stifte oder kleine Würfel, sind stärker yangbetonte Zubereitungsweisen. Wenn Sie yangbetontes Wurzelgemüse in yangbetonte Stifte schneiden, bedienen Sie sich einer konzentrierten, yangbetonten Energie und erhalten ein Gericht mit konzentrierter Yang-Energie. Sie können diese Kombination beispielsweise verwenden, wenn Sie in einem yinbetonten Wintermonat mehr konzentrierte Yang-Energie benötigen oder ein tierisches Gericht mit yangbetonter Energie ersetzen wollen, um die Yin- und Yang-Eigenschaften einer Mahlzeit auszugleichen, oder bei einem yinbetonten Leiden oder einer yinbetonten Konstitution.

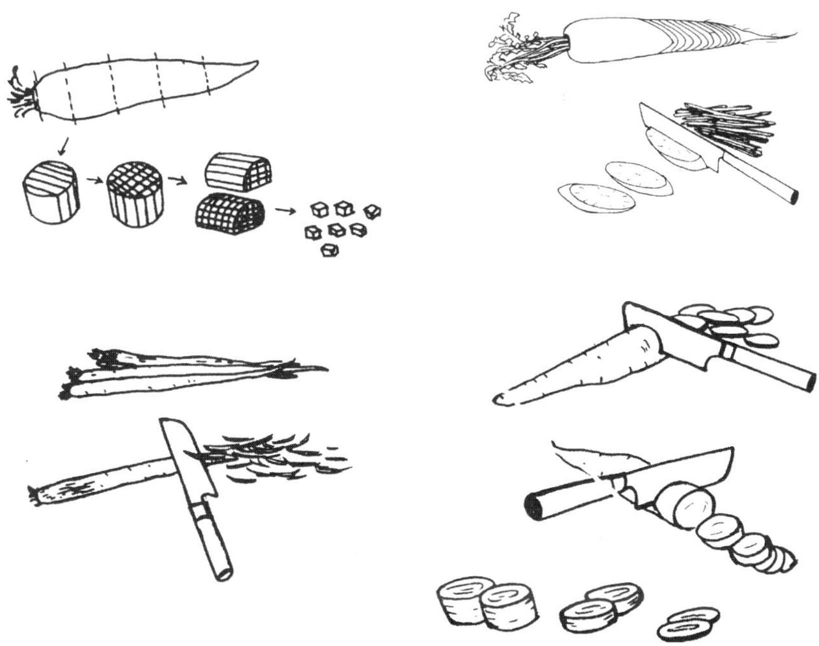

Das Schneiden größerer Stücke ist eine yinbetonte Methode. Wenn Sie ein yangbetontes Wurzelgemüse in größere Stücke (yin) schneiden, ist das Gericht ausgeglichener. Yinbetontes Gemüse in yinbetonte, größere Stücke geschnitten, ergibt ein ausdehnendes Gericht mit yinbetonten Eigenschaften. Benutzen Sie diese Art der Zubereitung, wenn Ihr Zustand oder Ihre Konstitution zu stark yang ist, im heißen, yangbetonten Sommer, wenn Sie entspannende Yin-Energie brauchen oder um die Eigenschaften Ihrer Mahlzeit auszugleichen. Eine yangbetonte Schneidemethode, wie das Stifteln, für ein yinbetontes Gemüse ergibt ein ausgeglicheneres Gericht.

Zubereitungsmethoden

Sie können die yin- und yangbetonten Eigenschaften der Nahrung auch beeinflussen, indem Sie Temperaturen und Garzeiten variieren. Längere Kochzeiten erzeugen stärkere Hitze, die über eine yangbetonte Energie verfügt, während kurzes Garen ein Produkt mit stärker yinbetonten Eigenschaften ergibt. Das Kochen von yangbetonten Wurzeln oder rundem Gemüse, das mit einer yangbetonten Schneidemethode geschnittenen wurde, führt normalerweise zu einer kürzeren Garzeit (yin), da kleinere Stücke schneller garen. Die Verwendung einer yangbetonten Wurzel oder runden Gemüsesorte mit einer yinbetonten Schneidemethode und größeren Stücken erfordert eine längere Garzeit (yang), so dass auch da ein Ausgleich stattfindet. Auch durch das Würzen Ihres Gemüses beeinflussen Sie die yin- oder yangbetonten Eigenschaften des Gerichts. Beispielsweise ist die Verwendung größerer Mengen Salz yang, und kein oder weniger Salz ist yin.

Garzeiten

Benutzen Sie unterschiedliche Garzeiten - lang, kurz oder roh. Wenn Sie das Gemüse länger garen, gehen hitzeempfindliche Nährstoffe, wie das Vitamin C, verloren, während andere Nährstoffe, wie Beta-Karotin, durch das Kochen leichter verfügbar werden. Garnieren Sie alle gegarten Gerichte mit frischen, rohen Kräutern, wie Frühlingszwiebeln, Korianderblättern, Petersilie oder Basilikum, da diese allesamt reiche Vitaminquellen sind, auch für Vitamin C.

Gemüsebrühen

Falls Ihr Rezept vorschreibt das Gemüse zu schälen, können Sie die meisten Schalen aus kbA für eine schmackhafte Gemüsebrühe verwenden. Kochen Sie sie ungefähr eine Stunde lang in Wasser und verwenden dieses für Suppen, Eintöpfe oder andere Gerichte. Einige der Wurzeln oder runden Gemüsesorten lassen sich auch im Ganzen mit der Schale kochen oder backen und bei Bedarf anschließend pellen.

Die Lagerung von Gemüse

Frisches Gemüse wäscht man am besten zuerst und lagert es dann bis zum Verzehr an einem kühlen Ort. Einige Gemüsesorten kann man trocknen und dann lagern. Vor der Zubereitung weichen Sie diese in Wasser ein. Sie können hängend trocknen, ein Trockengerät benutzen, getrocknetes Gemüse im Lebensmittelgeschäft kaufen, oder Sie müssen es möglicherweise via Internet bestellen. In getrockneter Form bevorzugt werden Daikon, Lotuswurzel, Klettenwurzel und Löwenzahnwurzel, die Ihre Mahlzeiten abwechslungsreich und interessant machen. Verwenden Sie getrocknetes Gemüse in der kalten Jahreszeit, wenn frisches vor Ort nicht leicht zu haben ist.

Das Konservieren von Gemüse

Wurzeln und rundes Gemüse lassen sich auch gut eingelegt oder fermentiert konservieren. Versorgen Sie sich mit ausreichend Sauerkraut und Umeboshipflaumen. Täglich in geringen Mangen verzehrt unterstützen fermentierte Nahrungsmittel die Verdauung und versorgen uns mit Vitaminen und Enzymen. (Weitere Informationen und Rezepte finden Sie in Schritt 5.)

Plan B

Wenn frisches Gemüse nicht erhältlich ist, sollten Sie etwas eingefroren haben. Sie können es jederzeit kaufen, können es aber auch während der Saison blanchieren und dann selbst einfrieren. Gefrorenes Gemüse ist eine annehmbare Lösung für Menschen, die viel reisen, berufstätige Eltern oder Einzelpersonen, die gute Nahrung schnell brauchen. Gefrorene Lebensmittel lassen sich leicht in die Pfanne geben oder ein paar Minuten lang dämpfen (nicht zu lange, da sie leicht matschig werden). Gefrorenes Gemüse sollte allerdings das frische nicht vollständig ersetzen.

Kochen für das Wohlbefinden

Wenn Sie für ein besseres Wohlbefinden kochen, brauchen Sie Zutaten, die das vorliegende Problem direkt ansprechen. Siehe *Schritt 10 - Hausmittel aus der Küche, belebende Mittel und Therapien* - über die Zubereitung frischer Spezialitätengerichte aus frischem oder getrocknetem Gemüse zur Verbesserung Ihres Zustands. Fragen Sie Ihren Arzt oder Ernährungsberater, welche Nahrungsmittel für Ihren Zustand am besten geeignet sind.

Rezepte für Rund- und Wurzel- Gemüse

Gedämpfte, regenbogenfarbene Genüsse

4 Portionen

Für dieses hübsch aussehende Gericht reicht das Gemüse der Saison aus, das Sie im Kühlschrank haben, wie weißer Daikonrettich, Pastinake und Möhren in verschiedenen Farben. Verwenden Sie das Grün, wenn Sie die Wurzeln mit Grün kaufen können, oder geben Ihr Lieblingsgrün dazu, wie Grünkohl oder Pok Choy.

Zutaten: *Aufbereitetes oder Quellwasser*
1 Prise Meersalz
1 Bund Radieschen, gesäubert und in Scheiben geschnitten
1 Tasse grünes Blattgemüse Ihrer Wahl, in 3½ cm große Stücke geschnitten
2 Tassen Möhren, gestiftelt
Körner von 1 oder 2 Maiskolben

Dressing: *2 - 4 Frühlingszwiebeln, grüne und weiße Teile, in Scheiben geschnitten*
2 Esslöffel weiches Reis- oder Kichererbsenmiso, mit 4 Esslöffeln kaltem Wasser angerührt
1 Knoblauchzehe, gepresst (wahlweise)
1 Esslöffel Rotwein- oder Ume-Essig
½ Esslöffel Tamari
1 Esslöffel Olivenöl nativ extra

Zubereitung:

1. Geben Sie 5 - 7½ cm Wasser in einen Topf aus rostfreiem Stahl, geben eine Prise Salz dazu, stellen einen Gemüsedämpfer hinein und bringen das Wasser zum Kochen.
2. Legen Sie die Radieschen in den Dämpfer und dämpfen sie, bis sie weich sind, aber noch etwas Biss haben. Nehmen Sie sie heraus und stellen sie zur Seite. Wiederholen Sie das mit allen anderen Gemüsesorten. Der Zeitbedarf zum Dämpfen kann unterschiedlich sein. (Wenn Sie im Sommer einen kalten Salat zubereiten oder die Farbe des Gemüses erhalten möchten, geben Sie das Gemüse in Eiswasser und lassen es abtropfen.)

3. Mischen Sie das gesamte Gemüse in einer Schüssel.
4. Mischen Sie die Zutaten für das Dressing mit einer Gabel und geben es an das Gemüse. Lassen Sie es ein paar Minuten lang marinieren.
5. Essen Sie es zusammen mit einem Getreide- und Bohnengericht.

Variationen:

- Mischen Sie mehrere Wurzeln der Saison mit grünem Blattgemüse.
- Verwenden Sie helles Sesamöl im Winter und rohes Leinöl im Sommer.
- Dämpfen Sie ein paar oberirdisch wachsende runde Gemüsesorten, wie Rot- und Weißkohl.
- Geben Sie ein paar Ihrer Lieblingskräuter, wie Rosmarin, an das Dressing.
- Wählen Sie für dieses Gericht ein anderes Dressing aus Schritt 8.

Nishime-Kochen - Kochen ohne Wasser (Foto S. 105)

Portionen lassen sich anpassen

Nishime-Kochen, das Kochen ohne Wasser, ist eine Methode des Schmorens, bei der Gemüse in großen Stücken in sehr wenig Wasser auf kleiner Flamme in einem robusten Topf lange gekocht wird. Dadurch entstehen eine starke, strahlende Energie und eine tiefe Süße. Die klassische Nishime-Methode erfordert normalerweise eine Kombination von drei oder fünf Gemüsesorten, aber Sie können auch mehr verwenden oder einfach nur eine.

Zutaten: *Verwenden Sie pro Person eine Handvoll jeder Gemüsesorte.*

- *Herbst/Winter: Möhre, Klettenwurzel, Lotuswurzel*
- *Herbst/Winter: Klettenwurzel, Lotuswurzel, Daikon,*
- *Herbst: Kürbis, Weißkohl, Zwiebel, Daikon, Shiitakepilze*
- *Spätsommer: Pastinake, Kürbis, Rübe*

2½ Zentimeter Kombu-Alge
Aufbereitetes oder Quellwasser, um das Gemüse halb zu bedecken
Ein paar Körnchen Meersalz
Tamari nach Geschmack (wahlweise)

Zubereitung:

1. Schrubben und - bei Bedarf - schälen Sie das Gemüse und schneiden es in große, mundgerechte Stücke.
2. Weichen Sie die Kombu 10 Minuten lang in Wasser ein. Legen Sie sie auf den Boden eines schweren Topfes und schichten das Gemüse darauf oder ordnen es abschnittsweise im Kreis auf dem Boden an.
3. Geben Sie 2½ bis 5 cm Wasser hinein, um das Gemüse halb zu bedecken. Sollte das Wasser beim Kochen zu schnell verdampfen, gießen Sie etwas auf den Bo-

den des Topfes nach. (Wahlweise: Geben Sie das Einweichwasser des Kombu dazu.)

4. Streuen Sie ein wenig Meersalz darüber und bedecken den Topf mit einem schweren Deckel. Bringen Sie das Wasser zum Kochen, um Dampf zu erzeugen, stellen dann die Flamme klein und köcheln, bis das Gemüse fast gar ist.
5. Geben Sie Tamari dazu, falls Sie dies verwenden wollen und schütteln den Topf vorsichtig - ohne den Deckel abzunehmen. Köcheln Sie auf kleiner Flamme 2-4 Minuten lang weiter.
6. Die gesamte Garzeit beträgt 15-20 Minuten oder weniger, je nachdem, welches Gemüse Sie verwenden.
7. Nehmen Sie den Deckel ab, stellen die Flamme aus und lassen das Gemüse ungefähr zwei Minuten lang atmen.
8. Bringen Sie die verbliebene Flüssigkeit zusammen mit dem Gemüse auf den Tisch. Diese Speise dient als Ergänzung für ein schnell gedämpftes Gericht aus grünem Gemüse und ein Getreidegericht mit Bohnen.

Variationen:

- Diese Garmethode eignet sich gut für Wurzelgemüse, aber auch einige überirdisch wachsende Gemüsesorten, wie Kürbis, Kohl und sogar Champignons schmecken auf diese Weise zubereitet sehr gut.
- Bieten Sie dieses Gericht im Spätsommer, wenn es draußen immer noch warm ist, etwa zweimal wöchentlich mit Gemüse der Saison an.
- Im Herbst und Winter, wenn es draußen kalt ist, bereiten Sie es jeden zweiten Tag mit Gemüse der Saison zu.

Geschmorte Rote Bete (Foto S. 106)

3 Beilagen oder als Vorspeise

Rote Bete verfügen über auffallend viele Nährstoffe. Die Rote Bete ist ein yin-förmiges rundes Wurzelgemüse. Im Sommer und im Winter stellen Rote Bete eine farbenfrohe Ergänzung Ihrer Mahlzeiten dar.

Zutaten: *ca. 700 g Rote Bete*
gefiltertes oder Quellwasser, um das Gemüse halb zu bedecken
¼ Teelöffel Meersalz
1 Esslöffel Ume-Essig, oder nach Geschmack
1 Teelöffel Vollreissirup, wahlweise

Dressing: *1 Schalotte, fein gehackt, roh oder gedämpft (wahlweise)*
¼ Teelöffel Meersalz, oder nach Geschmack
1 Esslöffel Zitronenschale, fein gehackt
Olivenöl nativ extra, nach Geschmack
Petersilie, gehackt

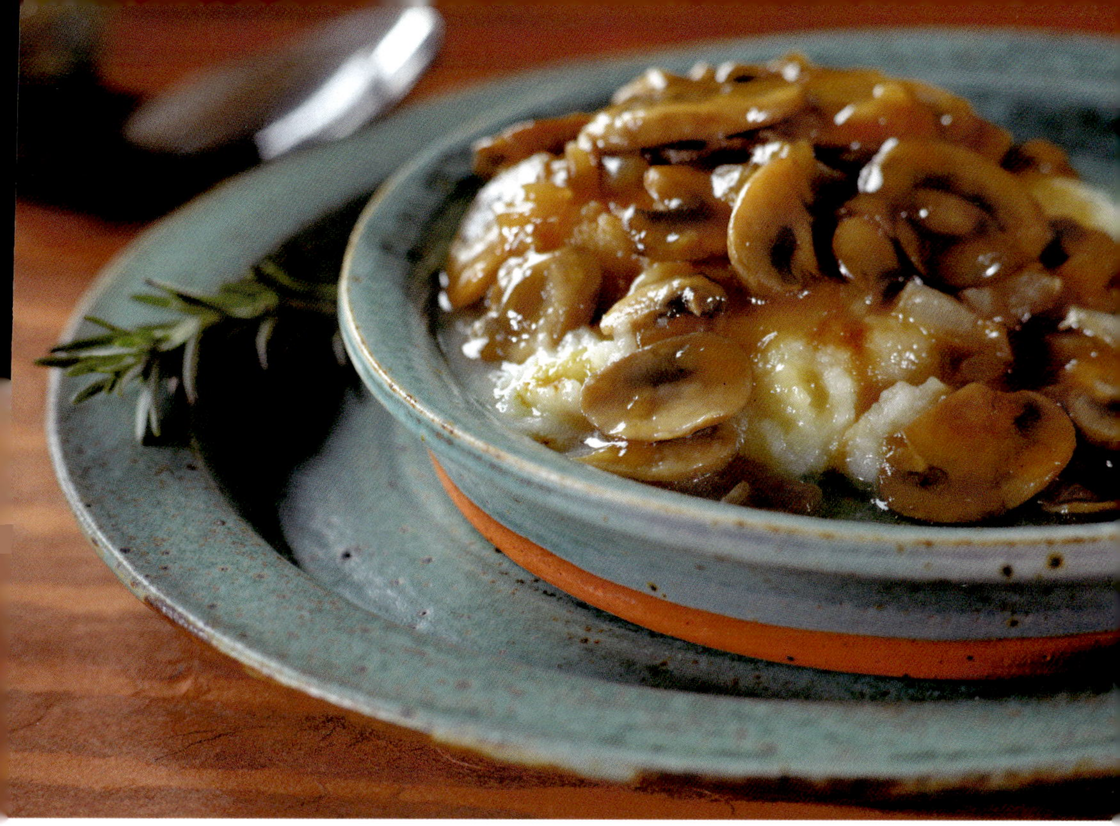

oben: Pastinakenbrei mit Blumenkohl (S. 107) / Pilz-Zwiebel-Sauce mit Tamari und Ingwer (S. 192)
unten: Nishime-Kochen - Kochen ohne Wasser (S. 103)

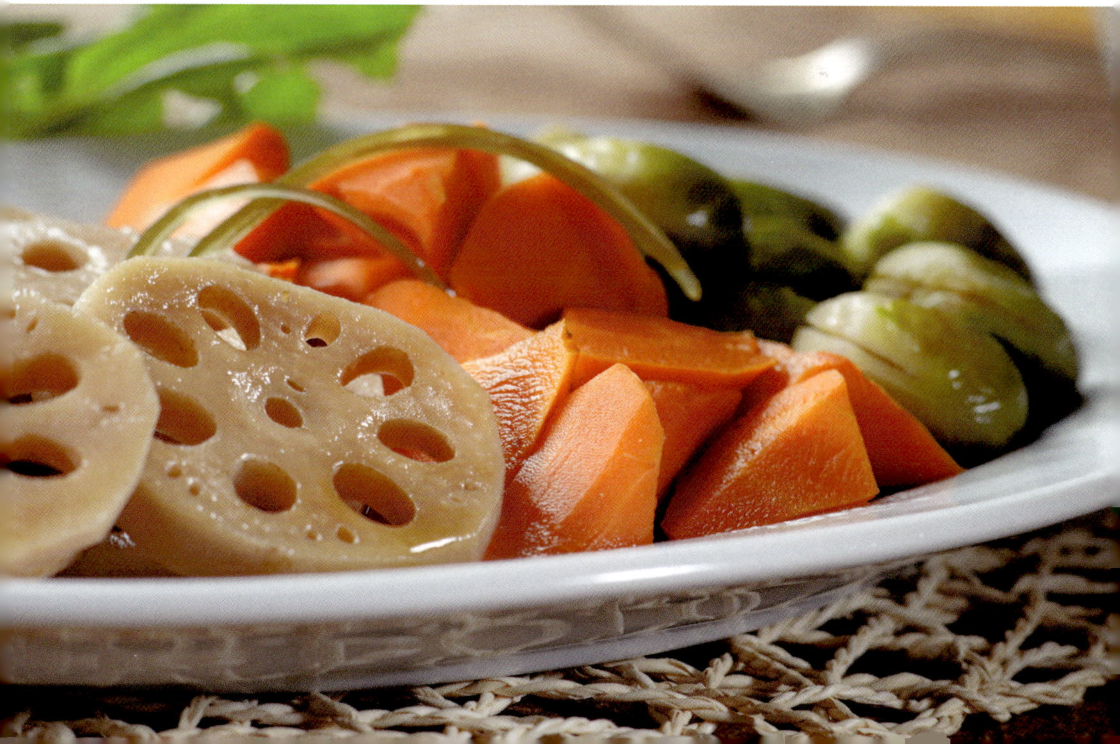

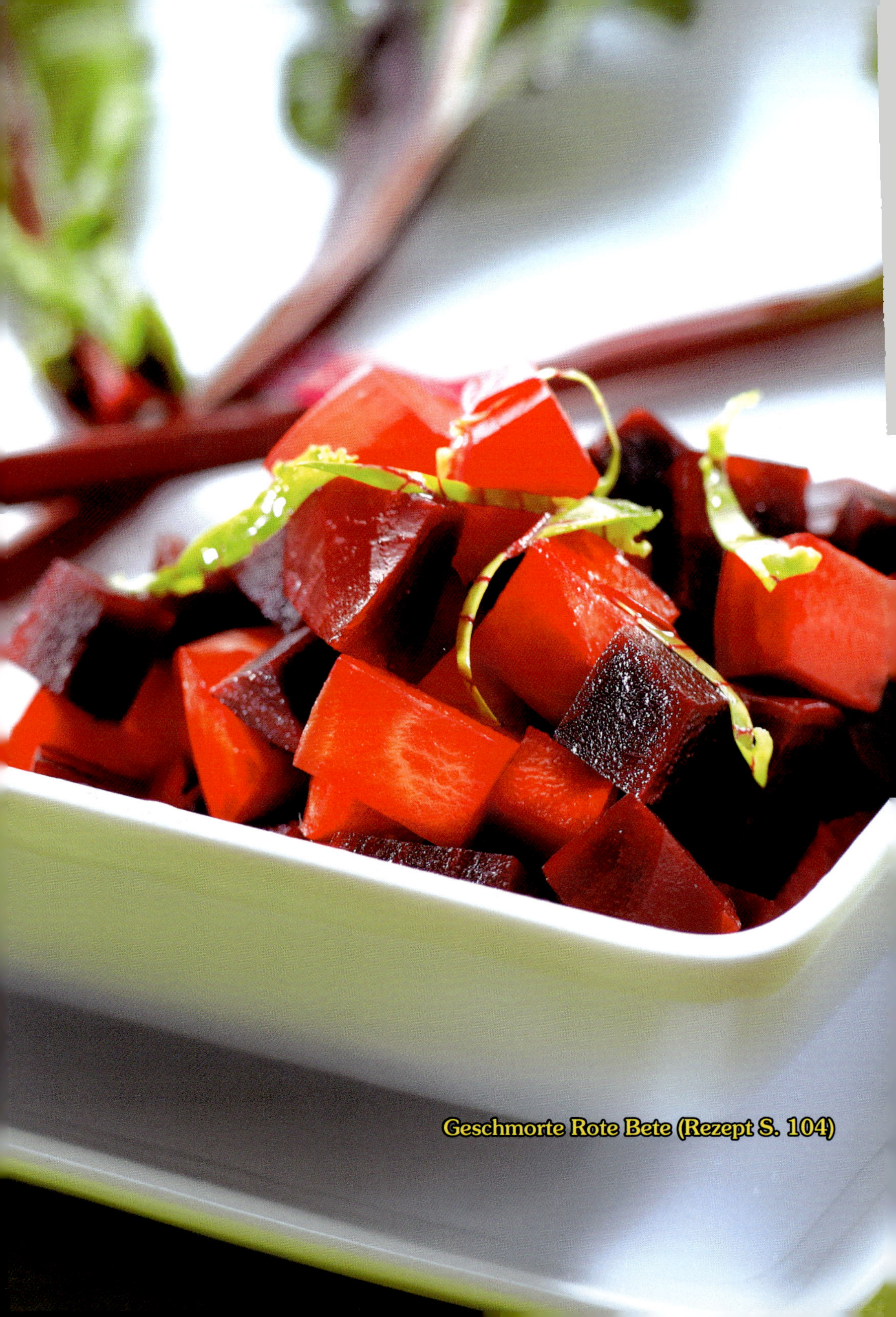

Geschmorte Rote Bete (Rezept S. 104)

Zubereitung:

1. Waschen und würfeln Sie die Roten Bete. Da Rote Bete ihre Farbe leicht verlieren und alles, womit sie in Kontakt kommen einfärben, schneiden Sie sie auf einem Plastikbrett oder unter fließendem Wasser, so dass sich alle Flecken sofort abwaschen lassen.
2. Geben Sie sie in einem Topf und bedecken sie bis zur Hälfte mit Wasser, geben Meersalz dazu und bringen alles zum Kochen. Köcheln Sie etwa 20 Minuten lang oder bis sie weich sind. Lassen Sie sie abtropfen und legen sie in eine Schüssel.
3. Erhitzen Sie die restliche Flüssigkeit, geben Essig dazu und wahlweise den Sirup und köcheln unter gelegentlichem Rühren, um die Flüssigkeit zu reduzieren.
4. Dann nehmen Sie den Topf vom Herd, geben Schalotte und Zitronenschale dazu und mischen sie mit den roten Beten. Lassen Sie das Gericht (wahlweise) etwa ½ Stunde lang marinieren, bevor Sie es anbieten.
5. Servieren Sie es mit einem Spritzer Olivenöl nativ extra und gehackter Petersilie.

Variationen:

- Im Sommer kühlen Sie die Roten Bete im Kühlschrank und servieren sie kalt.
- Verwenden Sie Rotweinessig statt Ume-Essig.
- Geben Sie geröstete Nüsse oder Samen an die Mischung.
- Vermeiden Sie, Rote Bete zu rösten, da dann die meisten Nährstoffe verloren gehen.

Pastinakenbrei mit Blumenkohl (Foto S. 105)

4-6 Portionen

Pastinaken mit ihrem ausgeprägten Aroma verleihen diesem Gericht in der Mischung mit Blumenkohl einen ganz besonderen Charakter, den Sie vielleicht anstatt des üblichen Kartoffelbreis als bequeme Mahlzeit ausprobieren möchten. Blumenkohl ist reich an Nährstoffen, wie Vitamin C, und kalorienarm und ist daher ein wunderbares Nahrungsmittel für eine gesunde Gewichtskontrolle. Verzehren Sie das Gericht unverändert oder übergießen es mit der *Champignon-Zwiebel-Sauce mit Tamari und Ingwer* aus Schritt 8.

Zutaten: *ca. 700 g Pastinake*
1 kleiner Kopf Blumenkohl, in kleine Röschen geschnitten
1 Prise Meersalz
½ Tasse ungesüßte pflanzliche Milch, erwärmt
1 Esslöffel Olivenöl nativ extra, oder nach Geschmack
Meersalz und frisch gemahlener schwarzer Pfeffer nach Geschmack
Aufbereitetes oder Quellwasser, um das Gemüse halb zu bedecken

Zubereitung:

1. Waschen und schrubben Sie die Pastinaken. Entfernen Sie die Schale, um eine glattere Oberfläche zum Pürieren (wahlweise) zu erhalten und schneiden sie in Stücke von gut 1 - 2½ cm.
2. Geben Sie Pastinaken und Blumenkohlröschen in einen großen Topf. Bedecken Sie sie halb mit Wasser, geben eine Prise Meersalz dazu, bringen alles zum Kochen und köcheln sanft etwa 12 Minuten lang oder bis alles ganz weich ist.
3. Gut abtropfen lassen und in einem Suribachi pürieren. Geben Sie nur so viel milchfreie Milch dazu, wie Sie benötigen, um die gewünschte Konsistenz zu erhalten. Lassen Sie ruhig den einen oder anderen Klumpen darin, wenn es nicht stört. (Oder Sie verwenden eine Passiermühle oder einen elektrischen Handmixer, falls Sie eine glattere Konsistenz wünschen.)
4. Tropfen Sie das Olivenöl hinein, würzen mit Meersalz und Pfeffer nach Geschmack und mischen.

Variationen:

- Verwenden Sie anderes Wurzelgemüse, wie Rüben oder Möhren und pürieren sie entweder allein oder zusammen mit anderen Wurzeln oder rundem Gemüse.
- Pürieren Sie einen gekochten Kürbis, wenn Sie es süßer möchten.
- Verwenden Sie ungesüßte Soja-, Mandel- oder Reismilch.
- Geben Sie ¼ Teelöffel Muskatnuss dazu.
- Probieren Sie es mit 1 Teelöffel Kichererbsenmiso.

Weißer Daikonrettich mit Meeresgemüse und Shiitakepilzen – das reinigende Gericht (Foto S. 93)

3-4 Portionen

Der weiße Daikonrettich verfügt über Enzyme, die bei der Verdauung der Nahrung, vor allem des Fetts, helfen und das Blut reinigen. Essen Sie ihn roh und geben ihn an gepresste Salate oder gerieben als Garnierung für gebratene Gerichte. Garen, kochen, dämpfen oder rösten Sie ihn, allein oder mit anderem Gemüse zusammen. Getrockneter oder entwässerter weißer Daikonrettich schmeckt süßer und verfügt über konzentrierte Heilkräfte. Als Gericht für eine Tiefenreinigung verwenden Sie ihn mehrmals im Monat.

Zutaten: *5 cm Kombu-Alge;*
1-2 getrocknete Shiitakepilze;
1-2 Tassen frischer weißer Daikonrettich oder
½ Tasse getrockneter weißer Daikonrettich;
1 Teelöffel weizenfreie Tamari, oder nach Geschmack;
Aufbereitetes oder Quellwasser, um das Gemüse halb zu bedecken.

Zubereitung:

1. Bedecken Sie Kombu und getrocknete Shiitakepilze mit Wasser und weichen sie etwa 10 Minuten lang ein.

2. Schneiden Sie die Kombu in Stücke von etwa ½ cm und legen sie auf den Boden eines schwereren Topfes mit Deckel.
3. Entfernen Sie die Spitze des Stiels des getrockneten Shiitakepilzes, schneiden ihn in kleine Stückchen und legen ihn auf die Kombu.
4. Falls Sie getrockneten Daikon verwenden, weichen Sie ihn mit Wasser bedeckt 10 Minuten lang ein. Abtropfen lassen, in Scheiben schneiden und auf die Pilze legen. Falls Sie frischen Daikonrettich verwenden, waschen und schrubben Sie ihn und schneiden ihn in runde Scheiben von 2½ cm Dicke, die sie oben darauf legen.
5. Verwenden Sie das Einweichwasser von Kombu und Shiitake und geben frisches Wasser auf das Gemüse, um es halb zu bedecken. (Bei Verwendung von getrocknetem Daikon, geben Sie das Einweichwasser dazu, wenn es nicht dunkel verfärbt ist.)
6. Geben Sie Tamari dazu, bringen alles schnell zum Kochen, stellen die Flamme dann klein und bedecken den Topf.
7. Köcheln Sie 30-40 Minuten lang oder bis das Gemüse weich ist.
8. Geben Sie bei Bedarf mehr Tamari dazu und verkochen die überschüssige Flüssigkeit.

Variationen:

- Verzichten Sie auf Shiitakepilz oder Kombu.
- Verwenden Sie andere Wurzeln oder runde Gemüsesorten, wie Zwiebeln oder Möhren.

Rotkohl, mit Zwiebeln und roten Äpfeln gedünstet

6 Portionen

Dieses ist ein Lieblingsgericht aus der Kindheit. In der europäischen Küche verwenden wir häufig Wein, um den Geschmack eines Gerichts zu betonen. Wählen Sie Kohl, Äpfel und Wein so, dass die Farben zueinander passen.

Zutaten: *1 Esslöffel helles Sesamöl oder Olivenöl nativ extra*
1 mittelgroße Zwiebel, gewürfelt
1 mittelgroßer Apfel, entkernt und gewürfelt
1 kleiner Rotkohl, Strunk entfernt und in feine Scheiben geschnitten
1 Teelöffel Meersalz
1 Teelöffel frisch geriebener oder getrockneter Knoblauch (wahlweise)
1 Tasse Rotwein, oder nach Geschmack (wahlweise)
Aufbereitetes oder Quellwasser

Zubereitung:

1. Erhitzen Sie das Öl in einem Topf aus rostfreiem Stahl. Geben Sie die Zwiebeln, dann den Apfel und dann den Kohl dazu und rühren nach jeder neuen Zutat.
2. Geben Sie Meersalz, Knoblauch und Rotwein, falls Sie ihn verwenden, andernfalls Wasser hinzu und mischen wieder.

3. Bringen Sie alles zum Kochen und köcheln 10 Minuten lang oder bis der Kohl weich und schmackhaft ist.
4. Servieren Sie dies als Beilage mit Vollkorngetreide und einem Bohnengericht.

Variationen:

- Verwenden Sie Ume- oder Rotweinessig anstatt des Rotweins, um einen würzigen Geschmack zu erhalten.
- Bereiten Sie dieses Gericht mit Weißkohl, grünen Äpfeln und Weißwein zu.

Gefüllter Kürbis - eine Festtags-Variante

2-3 Portionen als Hauptgericht

Bereiten Sie dieses Gericht jederzeit zu oder verwenden es an Feiertagen als vegane Vorspeise. Bereiten Sie es an Stelle des üblichen gefüllten Truthahns, der allgemein in Nordamerika gegessen wird und bieten es mit der *Cranberrysauce* aus Schritt 9 an.

Zutaten: *1 mittelgroßer Hokkaidokürbis, Riesenkürbis oder Gartenkürbis*
Sesam- oder Olivenöl zum Einfetten der Auflaufform, Pergamentpapier

Zubereitung:

1. Heizen Sie den Backofen auf 190 Grad Celsius vor. Schneiden Sie vom Kürbis oben einen Deckel ab und schaben die Kerne heraus. Bewahren Sie den Deckel auf und backen ihn mit dem restlichen Kürbis. Schneiden Sie unten eine ganz dünne Scheibe vom Kürbis ab, damit er gerade steht.
2. Legen Sie den Kürbis in eine eingefettete Auflaufform, geben ein wenig Wasser dazu und bedecken ihn mit dem Pergamentpapier. Backen Sie den Kürbis je nach Größe 45 Minuten bis 1 Stunde lang, bis er weich ist. Prüfen Sie das durch Einstechen mit einer Gabel.
3. Als Alternative halbieren Sie den Kürbis, schaben die Kerne heraus und stellen ihn mit den Schnittstellen nach unten in eine eingefettete Auflaufform. Wahlweise: Geben Sie ein wenig Wasser dazu. Bedecken Sie den Kürbis mit Pergamentpapier und backen ihn bei 190 Grad Celsius 35-40 Minuten lang oder bis er weich ist.
4. Nehmen Sie ihn aus dem Backofen und füllen ihn mit der Füllung Ihrer Wahl (s. unten).

Süße Füllung für einen mittelgroßen Kürbis: Quinoa mit Rosinen und gerösteten Mandeln:

1 Tasse Quinoa, gewaschen und abgespült (wahlweise einweichen)
2 Tassen aufbereitetes oder Quellwasser
1 Prise Meersalz
¼ Tasse Rosinen oder Korinthen, eingeweicht und klein geschnitten
½ Tasse geröstete Mandelsplitter

Zubereitung:

Geben Sie alles außer den Mandeln in einen Topf und bringen es zum Kochen, köcheln dann 20 Minuten lang, lockern das Quinoa mit einer Gabel auf und mischen die Mandeln darunter. Füllen Sie den Kürbis damit.

Herzhafte Füllung für einen mittelgroßen Kürbis: Quinoa mit Meersalz und Wurzelgemüse

1 Tasse Quinoa, gewaschen und abgespült (wahlweise einweichen)
2 Tassen aufbereitetes oder Quellwasser
Teelöffel Meersalz
1 Tasse gemischtes Wurzelgemüse, gewaschen und fein gewürfelt

Zubereitung:

Geben Sie alles in einen Topf, bringen es zum Kochen und köcheln dann 20 Minuten lang. Lockern Sie das Quinoa mit einer Gabel auf und füllen den Kürbis.

Variationen:

Verwenden Sie den *Wildreis mit gedünstetem Gemüse,* Rezept aus Schritt 2.

Zum Frühstück und für jede Tageszeit

Süß schmeckendes Möhren-, Kürbis- und Zwiebelpüree

2-3 Portionen

Diese Zubereitungstechnik hebt die Süße dieser Gemüsesorten hervor, so dass sie Ihre inneren Organe beruhigen und Ihren Geist mit Energie versorgen können. Essen Sie das Gericht zum Frühstück und lassen sich von seiner sanften und befriedigenden Energie durch den Tag tragen.

Zutaten: *¼ Tasse Zwiebeln*
½ Tasse Kürbis
½ Tasse Möhren
1 Prise Meersalz
2 Teelöffel süßes Reismiso, mit 4 Teelöffeln Wasser verrührt

Zubereitung:

1. Waschen, schrubben und würfeln Sie das gesamte Gemüse und schichten Zwiebeln, Kürbis und Möhren in einen schweren Topf.
2. Geben Sie so viel Wasser hinein, dass das Gemüse halb bedeckt ist und würzen mit einer Prise Meersalz.

3. Bedecken Sie den Topf und bringen alles zum Kochen, stellen dann die Flamme klein und köcheln auf niedriger Temperatur, 20 Minuten lang oder bis das Gemüse weich und die Flüssigkeit aufgesaugt ist.
4. Fünf Minuten bevor alles fertig ist, heben Sie das angerührte Miso unter und köcheln weiter, bis die Flüssigkeit aufgesaugt ist.
5. Verzehren Sie das Gemüse unverändert oder pürieren es mit einem Handmixer oder im Suribachi.

Variationen:

- Stellen Sie andere Gemüsesorten der Saison zusammen.
- Für ein kräftiges Winter- oder Jederzeit-Gericht überbacken Sie diese Zusammenstellung im Ofen.

Schritt 5

Der Zauber fermentierter Nahrungsmittel

Herstellung von Pickles

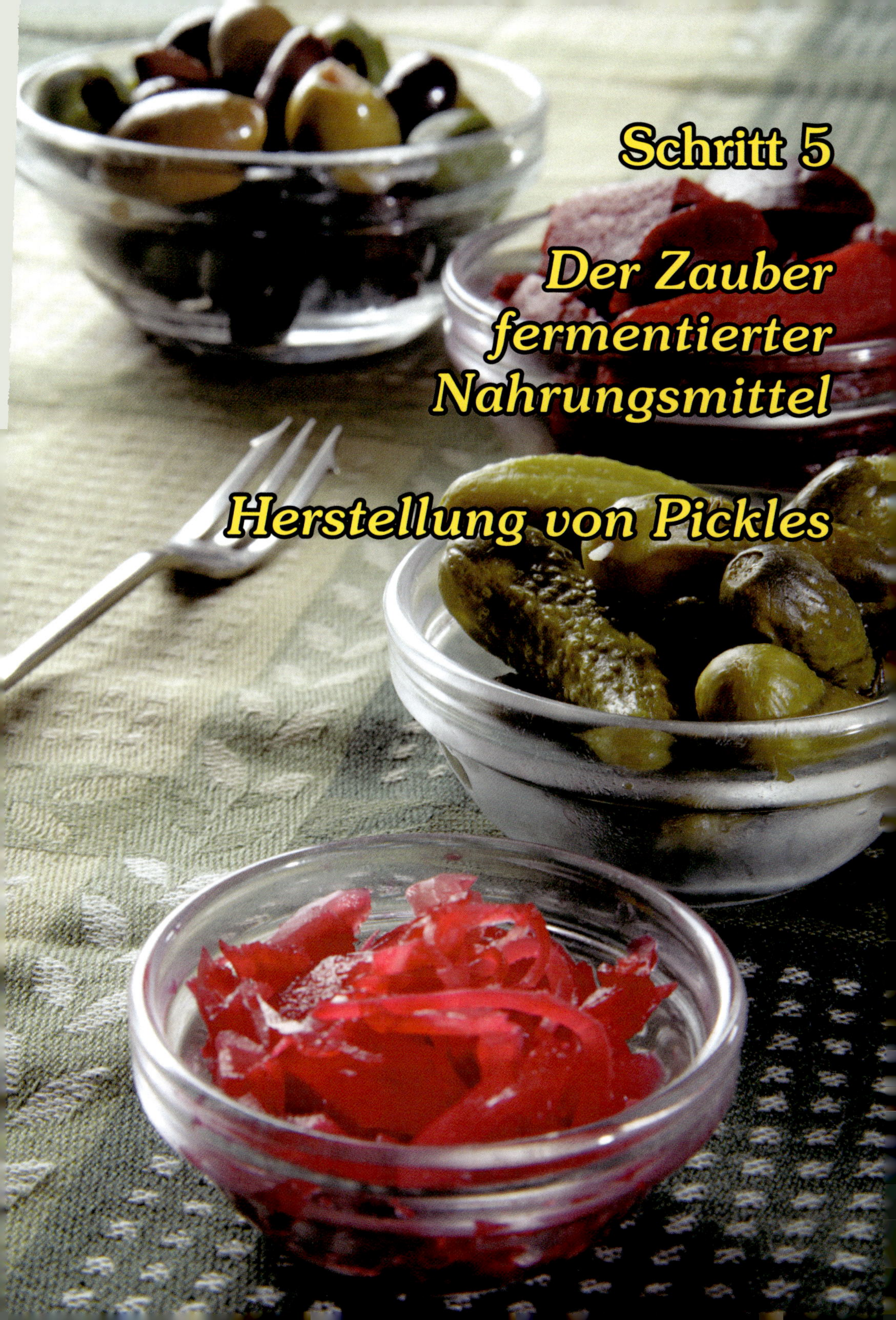

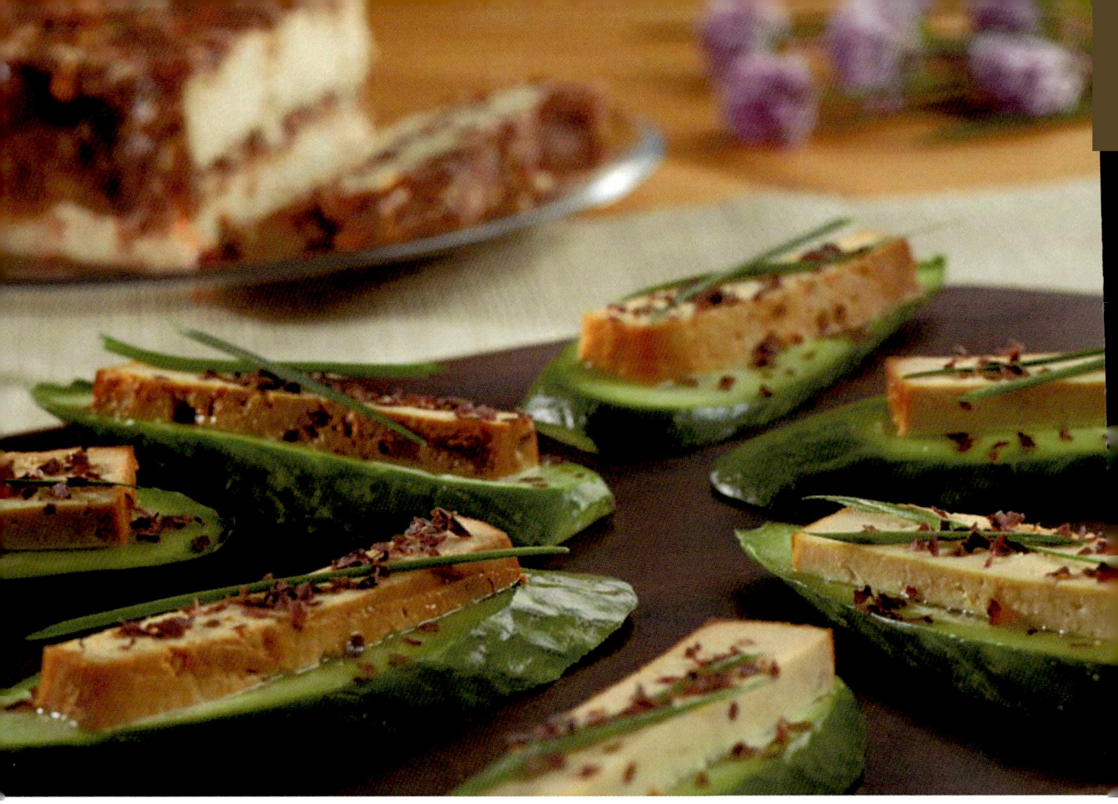

oben: Selbst hergestellter, fermentierter Tofukäse (Rezept S. 128)
unten: Mit Meersalz gepresste Radieschen (Rezept S. 122)

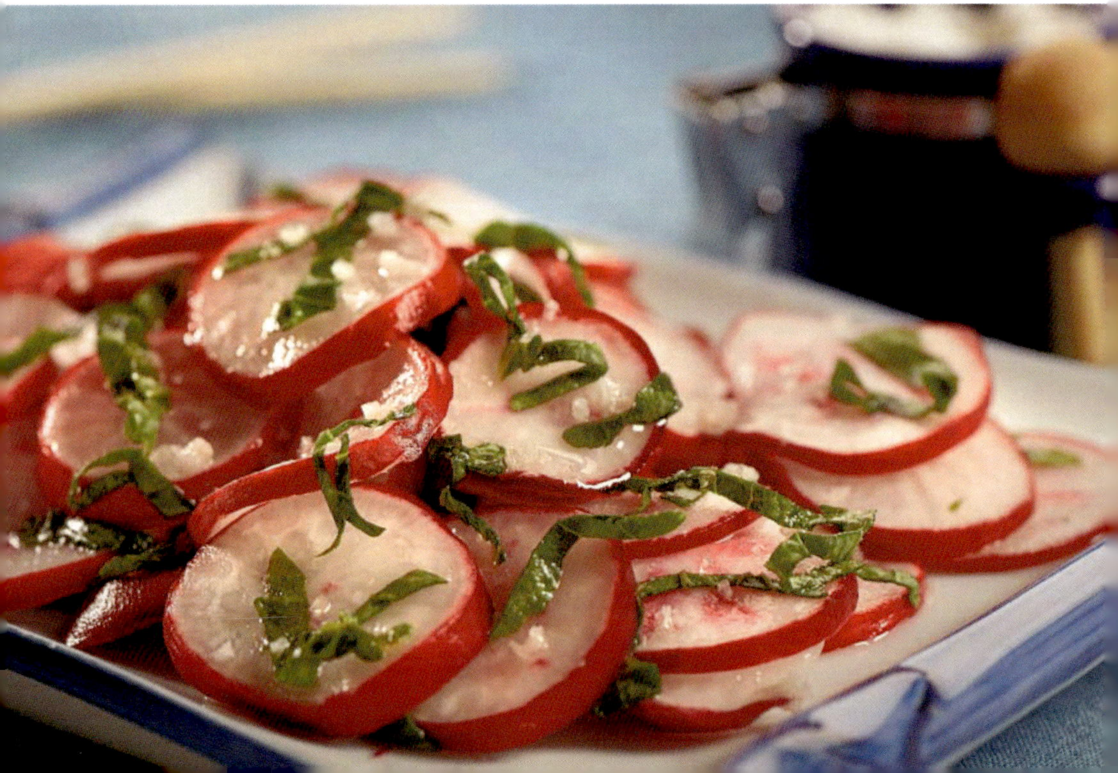

Ah, Pickles! Die meisten Menschen lieben sie. Sie haben vielleicht, ebenso wie wir, schöne Erinnerungen an Kinder, die mit einer eingelegten Gurke in der Hand durch die Gegend rennen. Pickles sind erfrischend. Außerdem sind sie reich an probiotischen Bakterien und wirken entzündungshemmend. Fast alles unter der Sonne lässt sich einlegen, und es gibt viele verschiedene Möglichkeiten zur Herstellung von Pickles.[32]

Konzentrieren Sie sich in diesem Schritt auf die Herstellung schneller, kurz haltbarer Pickles und beginnen, diese in Ihre Mahlzeiten einzubeziehen. Sie lassen sich leicht in Ihrer Küche herstellen und tun das ganze Jahr über gut. Bewahren Sie sie in an einem kühlen Ort auf, wie Speisekammer oder Kühlschrank, und verwenden sie als Garnierung oder Ergänzung Ihrer Speisen. Viele Lebensmittel kann man auch eingelegt oder fermentiert kaufen. Suchen Sie nach Produkten in guter Qualität, die unpasteurisiert, auf traditionelle Art und ohne Zucker, Chemikalien und Konservierungsmittel hergestellt sind. Für die meisten Erwachsenen ist eine Portion von einem oder zwei Esslöffeln ausreichend, Kinder benötigen je nach Alter kleinere Mengen, ohne oder mit wenig Salz.

Geschichte und Namen einiger eingelegter Lebensmittel

Die verschiedenen Vorgehensweisen für das Einlegen und Fermentieren von Lebensmitteln wurden - teilweise zufällig - entwickelt, bevor es normal war, sie zu kühlen und zu transportieren. Eine breite Palette von Nahrungsmitteln, unter anderem Obst, Fisch, Milchprodukte, Fleisch, Getreide und Bohnen, werden in fast allen Kulturkreisen weltweit auch heute noch eingelegt und fermentiert.

Zu den vertrauten fermentierten Lebensmitteln gehören Sauerkraut, eingelegter Ingwer, Kwass, Kefir, Kombucha, Joghurt, Buttermilch, Sauerteigbrot, Tempeh, Miso, Tamari, Sojasauce, Natto, Oliven, Schokolade, Kaffee, Tee und sogar Togwa, ein fermentierter Mehlbrei aus Tansania. Die Liste der fermentierten Nahrungsmittel mit langjähriger Tradition ließe sich fast beliebig weiter führen.

10.000 Jahre alte Funde bestätigen, dass der Essig eines der ältesten fermentierten Lebensmittel ist, gleich nach Wein und Met. Die gesundheitlichen Vorteile des Essigs sind zahlreich, achten Sie aber darauf, dass Sie traditionell und auf natürliche Art und Weise hergestellte Essige finden, die die „Mutterkultur" enthalten.

Aus Aufzeichnungen ist ersichtlich, dass die Römer Sauerkraut gegessen haben und dass es im Mittelalter in Europa ein Grundnahrungsmittel war. Auch von Dschingis Khan wird berichtet, dass er es um 1200 v. Chr. verwendet hat und dass es Captain John Cook half, auf seinen langen Seereisen während des achtzehnten Jahrhunderts nicht an Skorbut zu erkranken.

In China wird Weißkohl seit Tausenden von Jahren fermentiert. Kimchi, ein traditionelles koreanisches Gericht, das auch in anderen Ländern Asiens Verwendung findet, wird in kleinen Mengen zu vielen Gerichten verzehrt. Es wird gewöhnlich aus Chinakohl hergestellt, kann aber auch noch eine Reihe anderer Gemüsesorten ent-

[32] Das Einlegen und Fermentieren von Nahrungsmitteln ist ein weiter Forschungsbereich. Es gibt zahlreiche deutschsprachige Literatur zum Thema.

halten, wie Rettich, Frühlingszwiebel und Gurke. Gewürze werden aus geschmacklichen Gründen und zur Konservierung dazu gegeben. Einer der ältesten Hinweise auf Kimchi stammt aus dem Jahr 1000 v. Chr.

Der Zauber bei der Herstellung von Pickles!

Die Zaubermittel bei der Herstellung von Pickles sind Meersalz plus Zeit und Druck. Diese Zusammenstellung fördert das Wachstum wichtiger Bakterien, wie der Milchsäurebakterien, die die Nahrung fermentieren und zur Entwicklung gesundheitsfördernder Enzyme beitragen. Bei dieser Methode erreichen Sie die besten Ergebnisse, wenn Sie drei bis vier Tage lang einlegen. Dieser Vorgang erhöht auch die Verdaulichkeit roher Nahrung und verstärkt ihren Geschmack. Um den sauren Geschmack von Pickles zu verändern, können Sie verschieden andere Geschmacksrichtungen dazu geben, wie salzig, süß, süßsauer, pikant, bitter und scharf.

Essig wird aus unterschiedlichen fermentierten Obst- und Gemüsesorten hergestellt und enthält Essigsäure. Essig dient als Mittel zum Einlegen, zum Konservieren und als Geschmacksstoff für andere Nahrungsmittel und wird auch in Saucen und medizinischen Stärkungsmitteln verwendet. Einige, wie der Apfelessig, unterstützen die Verdauung und wirken reinigend auf den Körper, wenn sie nicht pasteurisiert sind und die Bakterienkultur der Essigmutter noch enthalten. Seien Sie aber vorsichtig und verwenden nicht zu viel davon, denn der Gehalt an Essigsäure kann Haut und innere Organe schädigen.

Das Fermentieren von Nahrungsmitteln ist eine großartige Möglichkeit zur Einlagerung eines Ernteüberschusses und erweitert das Sortiment an Konserven, zusammen mit in Gläsern oder Dosen verpackten, getrockneten und eingefrorenen Nahrungsmitteln. Dabei bleiben unter Umständen auch mehr Nährstoffe erhalten - wie das Vitamin C, das durch Hitze zerstört wird - als bei anderen im Haushalt üblichen Konservierungsmethoden.

Fermentierte Lebensmittel zur gesundheitsbewussten Ernährung

In der heutigen Zeit gesundheitsbewusster Essgewohnheiten ist auch der aus Japan und Nordchina stammende und mit Hilfe nützlicher Bakterien- und Hefekulturen hergestellte, fermentierte Kombuchatee ein sehr beliebtes Getränk zur Verbesserung der Verdauung. Auch unterschiedliche Versionen des ursprünglich aus Europa stammenden fermentierten Getreidegetränks Rejuvelac wirken heilsam. Rejuvelac kann aus Hirse, Buchweizen, Reis, Quinoa oder glutenhaltigem Getreide, wie Gerste oder Roggen hergestellt sein. Amazake (japanisch für süßer Sake) ist ein in der Naturkostküche sehr beliebtes süßes, cremiges, fermentiertes Reisgetränk. Sie können es als natürliches Süßungsmittel für Obstkuchen, Puddings und andere Gerichte verwenden oder es einfach anwärmen und so trinken, wie es ist. Rezepte finden Sie in *Schritt 9 - Das süße Leben*. Diese Getränke können auch als Starter für andere fermentierte Nahrungsmittel dienen. Sie sind stärker yin, als fermentierte Nahrungsmittel, wie Miso und Tamari, die unten beschrieben werden. Verwenden Sie sie der Jahreszeit, Ihrem Zustand und Ihren Vorlieben entsprechend.

Traditionelle japanische fermentierte Nahrungsmittel, mit stärker yangbetonten Eigenschaften sind Miso, Tamari, Sojasauce, Umeboshipflaume, Umeessig, eingelegter weißer Daikonrettich (Takuan) und Natto. Sie sollten alle einen festen Platz in Ihrer Naturkostküche einnehmen. Geben Sie sie an unterschiedliche Suppen, Getreide-, Bohnen- und Gemüsegerichte, um deren Geschmack und Verdaulichkeit zu erhöhen.

Misopaste, ein fermentiertes Produkt für Misosuppen und andere Gerichte, ist in einer großen Anzahl an Geschmacksrichtungen und mit unterschiedlichen Fermentationszeiten erhältlich. Kaufen Sie traditionell hergestellte, natürlich fermentierte, unpasteurisierte, nicht homogenisierte Misovarianten aus Bohnen und Getreide aus kbA, Meersalz und einem als Koji bezeichneten Fermentationsmittel. Miso können Sie zu jeder Jahreszeit verwenden. Das gesundheitsförderlichste Miso wird lange fermentiert, etwa zwei bis drei Jahre lang, und enthält Vollkornreis(genmai)-, Gersten(mugi)- oder Sojabohnen(hatcho)miso. Deren Geschmack und Energie sind yang, und es ist gut, sie regelmäßig zu sich zu nehmen, vor allem während der kälteren Monate.

Bei warmem Wetter oder für Saucen und Dips können auch helles oder weiches Reis- oder Kichererbsenmiso verwendet werden, die hinsichtlich Geschmack und Energie yin und brauchbare Alternativen sind. Sie werden drei bis sechs Monate lang fermentiert und enthalten weniger Salz. Mischen Sie zur Abwechslung ein lange fermentiertes Miso mit einem kurz fermentierten.

Tamari, traditionell ein Nebenprodukt der Misoproduktion, ist ein weiteres fermentiertes Gewürz zur täglichen oder häufigen Verwendung in Suppen, als Fermentierungsmittel oder zum Würzen Ihrer Gemüsegerichte. Tamari stellt eine wohlschmeckende und gesunde, glutenfreie Alternative zur fermentierten Sojasauce und Shoyu dar, die Weizen enthalten. Die Rezepte in diesem Buch erfordern in Anbetracht des besonderen Augenmerks auf dem Gluten die Verwendung von Tamari. Wenn Ihre Gesundheit es zulässt, können Sie allerdings stattdessen Sojasauce oder Shoyu verwenden.

Umeboshipflaume, eine mit der Aprikose verwandte Frucht, wird nach einer 3 bis 4 Tage und Nächte dauernden Trocknung ½ bis 2 Jahre lang mit Meersalz eingelegt. Die Umeboshipflaume verstärkt den Geschmack und verbessert die Verdaulichkeit der Nahrung. Nebenprodukte der Umeboshi sind der salzig-saure Umeessig und die zerstoßene Umeboshipaste. Alle drei Formen sind der Gesundheit zuträgliche fermentierte Nahrungsmittel, die Sie in Ihrer Küche als Gewürze, Würzzubereitungen und Einlegemittel verwenden können.

Sauerkraut, Sauerteigbrot und Bier - und sogar der eingelegte Hering - sind bekannte fermentierte Nahrungsmittel der deutschen Küche. Geben Sie häufig rohes oder gekochtes Sauerkraut an Ihre Mahlzeiten.

Glutenwarnung: Sojasauce und Shoyu enthalten Gluten. Sollten Sie Bedenken haben, verwenden Sie Tamari, eine glutenfreie Sojasauce. Die Rezepte dieses Buchs erfordern Tamari. Gerstenmiso enthält Gluten – verwenden Sie stattdessen Vollreismiso, Hatchomiso, Adzukibohnenmiso oder Kichererbsenmiso. Die meisten Sauerteigbrote und Bier enthalten Gluten.

Gesundheitliche Gesichtspunkte zu fermentierten und eingelegten Nahrungsmitteln

Pro:

- Rohe, fermentierte Lebensmittel sind reich an Enzymen und Antioxidantien und stärken das Immunsystem. Sie helfen, Toxine aus der Nahrung und Ihrem Körper zu entfernen und wirken gegen das Altern.
- Einige wenige Esslöffel voll roher, eingelegter Nahrungsmittel pro Mahlzeit oder pro Tag regen den Fluss Ihrer Verdauungssäfte an. Da diese Lebensmittel helfen, das richtige Gleichgewicht an Bakterien in Ihrem Darm wieder herzustellen, verbessern sie Ihre Verdauung und Nahrungsaufnahme. Wenn Ihre Darmflora in Ordnung ist, werden die B-Vitamine, wie Folsäure, Riboflavin, Niacin und Biotin leichter aufgenommen.
- Die Fermentation durch Einweichen ganzer Getreidekörner und Hülsenfrüchte neutralisiert die enthaltene Phytinsäure und macht sie verdaulicher. Dieser Vorgang hilft bei der Freisetzung wichtiger Nährstoffe und stellt die Aufnahme von Zink, Kalzium, Eisen und Magnesium sicher. Weichen, fermentieren und kochen Sie Bohnen und Getreide gemeinsam, da sie ein vollständiges Protein bilden, das die für die menschliche Ernährung essentiellen Aminosäuren enthält. *In den Schritten 2 und 3 finden Sie weitere Informationen zum Einweichen sowie Rezepte.*

Kontra:

- Eingelegtes Gemüse schmeckt so gut, dass man leicht zu viel davon isst. Pickles werden mit einem salzhaltigen Mittel hergestellt, und durch zu viel davon können Sie sich zusammengezogen fühlen und aus dem Gleichgewicht geraten. Kapern, Oliven und Umeboshipflaumen können sehr salzig sein. Falls Sie sich salzarm ernähren müssen, essen Sie nur möglichst wenig davon oder weichen sie ein oder waschen sie mit Wasser ab, um den Salzgehalt herabzusetzen.
- Seien Sie vorsichtig, wenn Sie unter Candida oder anderen Verdauungsbeschwerden leiden, da sie vielleicht empfindlich auf fermentierte Nahrung reagieren, die Hefe und Schimmel enthält.
- Kinder sollten nur salzarme oder in Wasser eingeweichte Pickles essen und weniger als einen Teelöffel auf einmal. Geben Sie Kindern unter drei Jahren keine Pickles.

Nehmen Sie kulinarische Traditionen als Lebensweise an

Nahrungsmittel aus Kulturen rund um den Globus erschließen sich oft am leichtesten über fermentierte und eingelegte Speisen. Denken Sie nur an Kaffee, Tee, Schokolade und Wein, die alle fermentiert sind. Wenn Sie gleichzeitig, während Sie Ihre eigene kulinarische Tradition pflegen, die einer anderen Kultur annehmen, können sie über die Nahrungsmittel anderer Zivilisationen Harmonie herstellen und friedvoller auf dieser Erde leben. Michio Kushi meint dazu: "Wenn wir dieser Vorstellung offen gegenüber stehen, können wir so alle Traditionen dieser Erde annehmen und daher Harmonie herstellen und in Frieden auf dieser Erde leben."[33]

Das Yin und Yang roher, fermentierter und gegarter Nahrungsmittel

Rohe Nahrungsmittel enthalten mehr Enzyme und Vitamine, als mit hohen Temperaturen (über 46 Grad Celsius) gegarte. Sie werden aber feststellen, dass es, wenn Sie zu allen Jahreszeiten überwiegend rohe Nahrung zu sich nehmen, oft schwer fällt, ein Gleichgewicht zu schaffen. Gemäß der makrobiotischen Prinzipien von Yin und Yang verfügen Gerichte aus rohen Zutaten über eine yinbetonte Energie und schaffen während der heißen (yangbetonten) Sommerzeit einen energetischen Ausgleich. In kälterem Wetter haben Sie ein ganz natürliches Bedürfnis nach warmen Speisen, während uns im Sommer rohe, kalte Speisen reizvoller scheinen. Auf diese Dynamik zu achten, schafft ein größeres Gleichgewicht. Die Fermentation roher Nahrungsmittel mit Salz unter Anwendung von Druck macht sie verdaulicher und daher zu allen Jahreszeiten leichter genießbar.

Gleichgewicht ist das Schlüsselwort. Wenn Sie zu viele rohe, yinbetonte Nahrungsmittel verzehren und Ihre Konstitution oder Kondition ebenfalls yin ist, werden Sie nicht genug Wärme (Yang-Energie) erzeugen können, und Ihre Gesundheit kann darunter leiden. Eine yinbetonte Kondition kann leicht auftreten, wenn Sie in kaltem Wetter zu viel Obst und Rohes verzehren, und zwar zu jeder Jahreszeit, sogar im Sommer.

Wenn Sie von einer schweren, yangbetonten Ernährung mit Fleisch herkommen und Ihr Zustand sehr yang ist, können sie unter Umständen eine Zeitlang mit rohen, yinbetonten Nahrungsmitteln gut umgehen, bis Sie das meiste Fleisch ausgeschieden haben und Ihr Zustand einigermaßen ausgeglichen ist. Rohe Nahrungsmittel (yin) können die Ausscheidung von Toxinen aus tierischer Nahrung (yang) erhöhen.

Eine Reinigung durch rohe Lebensmittel kann man als spezifische Behandlung bestimmter Leiden mit rohen Säften oder rohen Speisen durchführen. Wenn Sie einen Versuch mit einer Rohkost-Entschlackung machen möchten, tun sie das unter Überwachung und nur kurzfristig. Eine sichere maximale Zeitspanne wäre für die meisten Menschen drei bis sechs Tage. Beurteilen Sie das Ergebnis selbst. Eine Rohkost-Entschlackungskur lässt sich am besten während der warmen Sommermonate durchführen. Nach Ihrer Entschlackung können Sie langsam anfangen, eine Auswahl an Garmethoden mit unterschiedlicher Hitze für Nahrungsmittel der Saison zu benutzen.

Essen Sie jeden Tag in paar Löffel voll oder ein paar Stücke fermentierter und eingelegter roher Speisen, um sich mit leicht verdaulichen Enzymen und frischen Vitaminen zu versorgen. Verbessern Sie Ihre gekochte Nahrung mit frischen rohen Garnierungen, Kräutern, Dekorationen aus essbaren Blüten oder Dressings mit

[33] Michio Kushi and Alex Jack, One Peaceful World: Michio Kushi's Approach To Creating A Healthy And Harmonious Mind, Home, And World Community (New York: St. Martin's Press, 1987).

Petersilie, Basilikum, Schnittlauch oder etwas fein geschnittenem oder geraspeltem rohen Gemüse.

Jahreszeitliche Betrachtungen: Welche Art Pickles wann zu sich nehmen?

Da Sie fast alles einlegen können, werden Ihnen die leckeren Möglichkeiten nie ausgehen. Wählen Sie Gemüse und andere Lebensmittel, die Sie mögen und legen sie in Ihrer Küche der aktuellen Jahreszeit entsprechend ein. Da es während der wärmeren Monate eine größere Auswahl an Nahrungsmitteln gibt, können Sie zu dieser Zeit Pickles herstellen, die eine bis zwei Wochen brauchen. Auch kurzzeitig eingelegte, fermentierte, marinierte, gepresste Salate unterstützen ein ausgeglichenes System stark. Sie können in jeder Jahreszeit ein gehobenes Gefühl verleihen.

Wunderbar für den Verzehr während des ganzen Jahres, aber vor allem während der Wintermonate, sind lange eingelegte Nahrungsmittel, wie Sauerkraut, der Takuan-Pickle aus weißem Daikonrettich und die Umeboshipflaume. Diese eingelegten Lebensmittel sind wichtige Bestandteile einer nahrhaften Ernährung. Sie können sie in Bioläden oder über das Internet kaufen oder selbst zu Hause herstellen. Sie können Tofu oder Wurzelgemüse, wie Möhren oder Daikonrettich drei Monate oder länger in Miso einlegen. Verwenden Sie in den kälteren Monaten überwiegend ein yangbetonteres Miso, wie Soja- oder Gerstenmiso (enthält Gluten) oder ein zwei bis drei Jahre oder zwei Sommer lang fermentiertes dunkelrotes Miso. Für leichtere Speisen oder während der wärmeren Jahreszeit oder während der Übergangszeiten, wie im Spätsommer, probieren Sie kurz fermentiertes unpasteurisiertes Miso, wie Süßreis- oder Kichererbsenmiso, in Ihren Suppen oder zum Fermentieren von Gemüse.

In wärmeren Monaten bereiten Sie mit Salz und Wasser Pickles in Salzlake zu. Reservieren Sie Pickles mit Kräutern, Knoblauch oder Gewürzen nur für besondere Gelegenheiten oder essen Sie sie dann und wann im Sommer.

Fermentierte Nahrungsmittel: Eine willkommene Ergänzung Ihrer Naturkostküche

Das Fermentieren von Nahrungsmitteln hebt ihr Aroma hervor, macht sie verdaulicher und ist eine ausgezeichnete Möglichkeit der Konservierung. Kurzzeitig eingelegte Pickles lassen sich gut kalt oder bei Zimmertemperatur als kleine Beilage zur Mahlzeit essen und sorgen auf diese Weise dafür, dass Sie die Vorteile der Enzyme und das bestmögliche Aroma der Nahrung erhalten.

Seien Sie aber sehr vorsichtig beim Erhitzen fermentierter Nahrungsmittel. Hohe Temperaturen von etwa 46 bis 63 Grad Celsius zerstören die Enzyme und beeinträchtigen den Geschmack, vor allem bei langer Einwirkung. Daher verwenden Sie häufiger lebendige, fermentierte Nahrungsmittel, um ihren vollen Nutzen zu genießen. Wenn Sie ein fermentiertes Produkt in einem warmen Gericht verwenden wollen, geben Sie es immer erst gegen Ende des Garvorgangs dazu, nachdem die Nahrung aufgehört hat zu kochen. Kochen Sie mit niedrigen Temperaturen oder köcheln nur kurz. Wenn Sie das fermentierte Produkt lediglich wegen des Geschmacks beigeben möchten, kann es auch länger gekocht werden.

Die weltweit berühmte Misosuppe ist auch ein wunderbares fermentiertes Heißgetränk. In vielen anderen Rezepten dieses Buches wird ebenfalls mit irgendeiner Art Miso gewürzt, und weitere Rezepte für Misosuppen finden Sie in Schritt 7 - Getränke und Suppen für alle Jahreszeiten. Ein anderes warmes, fermentiertes Gericht, das die Küchen in Ost und West zusammen bringt, ist Tempeh mit Arame und Sauerkraut (Rezept in Schritt 6 - Meeresgemüse aus dem Leben spendenden Wasser). Wenn Sie mit Sauerkraut kochen, geben Sie es gegen Ende des Kochens dazu und halten die Hitze ganz kurz niedrig, um Enzyme und Geschmack zu bewahren. Sie können Sauerkraut wegen seines leckeren sauren Geschmacks und als nahrhaften Kohl genießen.

Wenn Sie in Ihrer Küche rohe und fermentierte Nahrungsmittel zubereiten, müssen Sie besonders sorgsam sein, brauchen besondere Geräte und eine Menüplanung. Von höchster Wichtigkeit ist die Beschaffung von Lebensmitteln aus kbA sowie das gründliche Waschen und die Verwendung sauberer, keimfreier Schneidebretter, Glasbehälter und scharfer Messer. Wie bei jeder Zubereitung von Speisen verschafft eine saubere, gut organisierte Küche Ihnen eine gute Ausgangsbasis.

Rezepte für die Herstellung von Pickles

Mit Meersalz gepresste Radieschen (Foto S. 114)

4 Beilagen

Radieschen mit ihrer tiefroten Farbe bieten einen schönen Anblick auf Ihrem Teller.

Zutaten: *2 Tassen Radieschen, in Scheiben geschnitten*
Radieschenblätter oder dieselbe Menge Grünkohl, in Streifen geschnitten
1 Teelöffel Meersalz
Dulseflocken zum Bestreuen (wahlweise)

Garnierung: *in Scheiben geschnittene Frühlingszwiebeln*

Zubereitung:

1. Geben Sie Radieschen und Grün in eine große Schüssel und mischen und pressen mit den Händen und geben dabei Salz und gegebenenfalls die Dulseflocken dazu.
2. Zum Pressen legen Sie einen passenden Teller mit einem schweren Gewicht auf das Gemüse, oder verwenden eine Salatpresse.
3. Vor dem Servieren mindestens eine Stunde lang zum Marinieren pressen. Sollten die Pickles zu salzig sein, spülen Sie sie ab, bevor Sie sie auftischen. Sie lassen sich eine Woche lang im Kühlschrank aufbewahren.
4. Bieten Sie sie als Beilage mit klein geschnittener Frühlingszwiebel an.

Variationen:

- Verwenden Sie Umeessig, Umeboshipflaumen oder Umeboshipaste anstatt Meersalz.
- Bereiten Sie dieses Gericht mit verschiedenen anderen Wurzeln oder rundem oder grünem Blattgemüse zu.
- Verwenden Sie Tamari, Zitronensaft oder Zitronenschale oder einen anderen Essig.
- Verwenden Sie Dulseflocken, die verpackt erhältlich sind.
- Verwenden Sie weißen Daikonrettich mit Umeboshiessig anstatt Meersalz wegen der rosa Farbe als Blickfang.

Roh eingelegte Klettenwurzel (Foto S. 125)

4 Beilagen

Die Klettenwurzel ist eine aus Europa und Nord-Asien stammende Wildpflanze, die auch an unerwünschten Orten wächst. Angebaute Wurzeln sind in den Geschäften erhältlich. Die Klettenwurzel, auch gobo (der japanische Name), wird in Präparaten und für Umschläge zum Entgiften und zur Blutreinigung verwendet und wird als Gemüse verzehrt.

Zutaten: *1 Klettenwurzel*
2 Esslöffel Reisessig
Tasse weiße Zwiebeln oder Schalotten
Garnierung: *grüne Teile der Frühlingszwiebel, fein geschnitten*
gerösteter Sesam

Zubereitung:

1. Schrubben Sie die dunkelbraune Klettenwurzel fest mit einer Gemüsebürste unter Wasser, um Schmutz und Schale zu entfernen. Wahlweise: um eine hellere Farbe und leichtere Konsistenz zu erhalten, entfernen Sie die Schale vollständig mit einem Schälmesser.
2. Entfernen Sie beide Enden und schneiden die Wurzel in feine Stifte (Streichhölzer).
3. Geben Sie die Klettenwurzel während der Arbeit sofort in die Schüssel mit Reisessig, um Verfärbung und Oxidation zu verhindern. Der Reisessig trägt auch zur Fermentation der Klettenwurzel bei.
4. Geben Sie die fein in Scheiben geschnittenen Zwiebeln oder Schalotten dazu.
5. 1-7 Tage lang einlegen.
6. Bieten Sie das Gericht als Beilage an und garnieren es mit dem fein geschnittenen Grün der Frühlingszwiebel und streuen ein wenig gerösteten Sesam darüber.

Variationen:

- Legen Sie die Klettenwurzel in Umeessig ein, um sie leicht rosa zu färben.
- Legen Sie sie in Zitronensaft ein.
- Probieren Sie anderes saisonales Wurzelgemüse aus *Schritt 4 - Die Süße des Regenbogens in Wurzel- und rundem Gemüse.*

Mit Zitrone marinierter Krautsalat mit gestiftelten Möhren (Foto S. 125)

8 Beilagen

Bieten Sie diesen fermentierten Salat das ganze Jahr über als kleine Beilage zu Ihren Mahlzeiten an. Er kann auch als erfrischende Zwischenmahlzeit am Nachmittag dienen.

Zutaten: *2 Tassen Chinakohl*
½ Tasse Möhren, gestiftelt
½ Tasse Radieschen, in Scheiben geschnitten
3 Frühlingszwiebeln, grüne und weiße Teile, fein geschnitten
½ Teelöffel Meersalz, oder nach Geschmack
Saft einer Zitrone, oder nach Geschmack
Schale einer Zitrone (wahlweise)
1 Esslöffel Tamari oder nach Geschmack (wahlweise)
1 Teelöffel Dulseflocken (wahlweise)

Zubereitung:

1. Waschen und schneiden Sie den Chinakohl in 2½ cm breite Streifen und trocknen ihn dann mit einem Tuch oder einer Salatschleuder.
2. Geben Sie gestiftelte Möhren, Radieschen, Kohl und Frühlingszwiebel in eine Schüssel.
3. Geben Sie Meersalz und Zitronensaft dazu sowie gegebenenfalls Zitronenschale, Tamari und Dulseflocken.
4. Mischen Sie und pressen sanft mit den Händen.
5. Verwenden Sie eine Salatpresse oder pressen das Gemüse mit einem Teller, auf den Sie ein schweres Gewicht legen.
6. Pressen Sie mindestens eine Stunde lang, bevor Sie servieren, oder bis etwas Wasser austritt.
7. Bringen Sie den Salat auf den Tisch, solange er noch knackig ist. Sollte er zu salzig sein, spülen Sie ihn ab.
8. Er lässt sich eine Woche lang im Kühlschrank aufbewahren.
9. Durch längeres Pressen und Fermentation wird er weicher.

Variationen:

- Marinieren Sie länger, 3-5 Stunden vor dem Servieren.
- Verwenden Sie Ume-, Reis- oder Apfelessig als Alternative zum Zitronensaft.
- Verwenden Sie fein geschnittenen Weiß- oder Rotkohl anstatt des Chinakohls.
- Probieren Sie saisonale Zusammenstellungen von Gemüse, wie Bleichsellerie, Möhren und Blumenkohl.
- Als Krautsalat servieren Sie ihn mit der selbst hergestellten Milch- und eifreien veganen Mayonnaise aus *Schritt 8*.

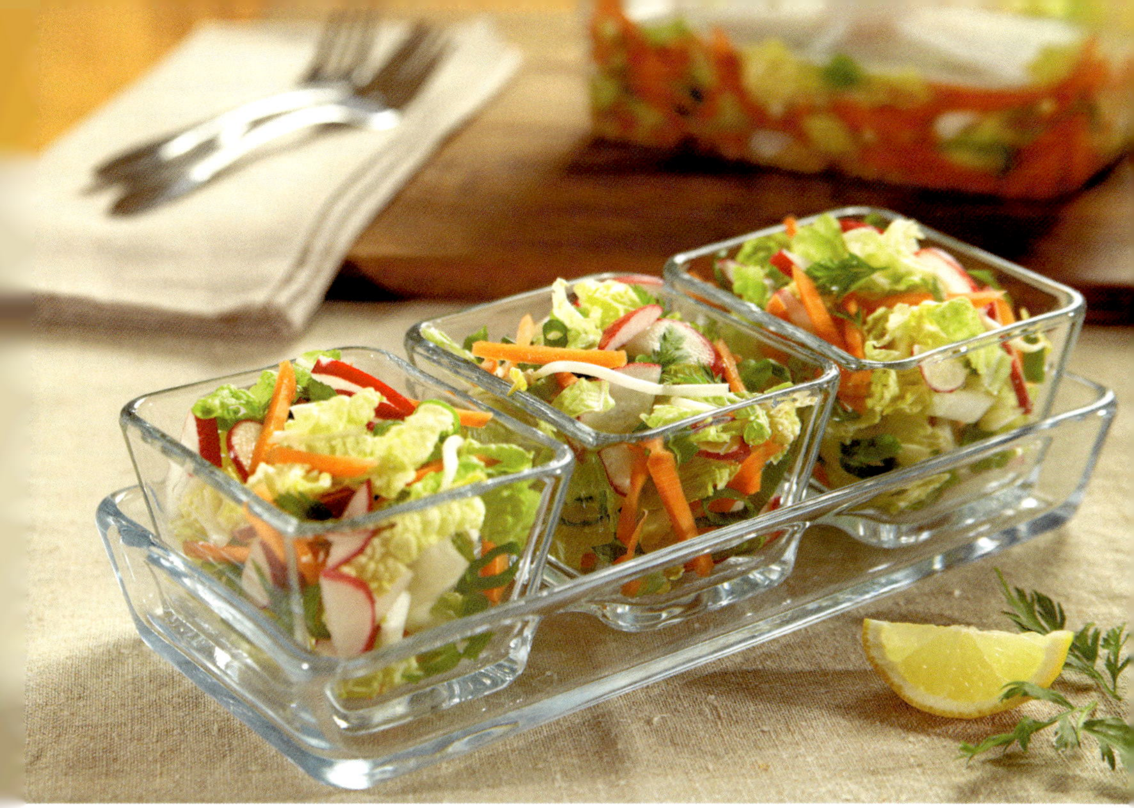

oben: Mit Zitrone marinierter Krautsalat mit gestiftelten Möhren (Rezept S. 124)
unten: Roh eingelegte Klettenwurzel (Rezept S. 123)

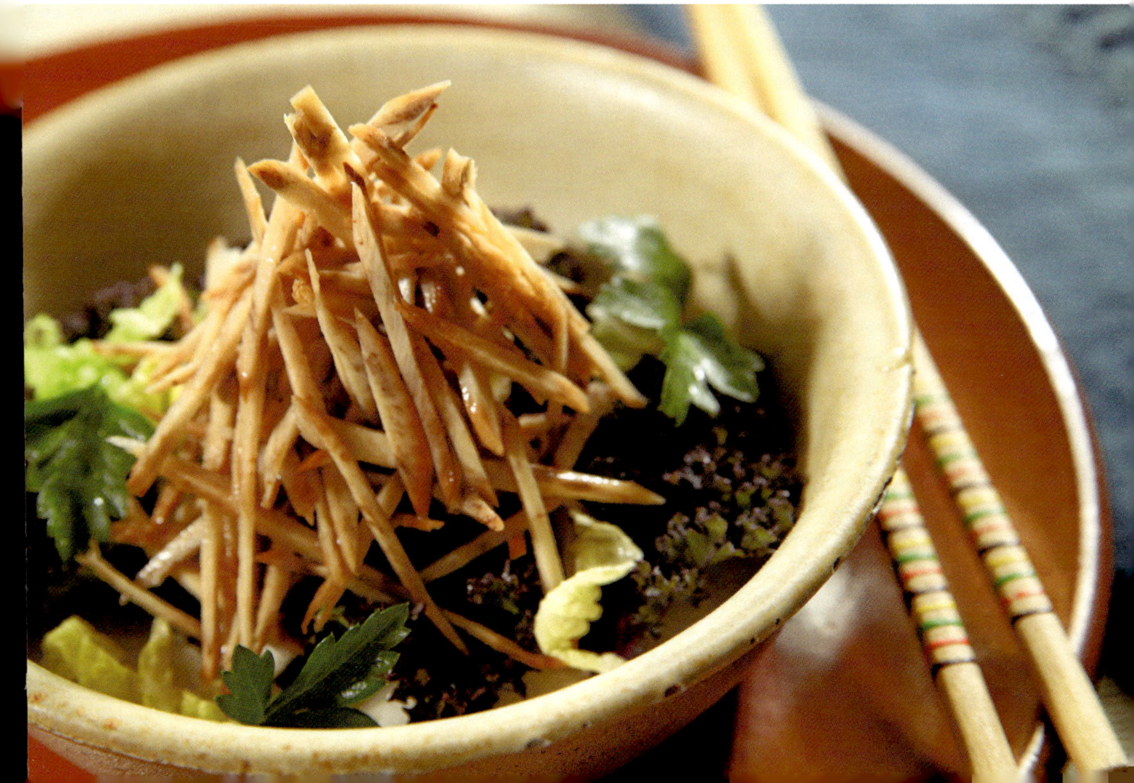

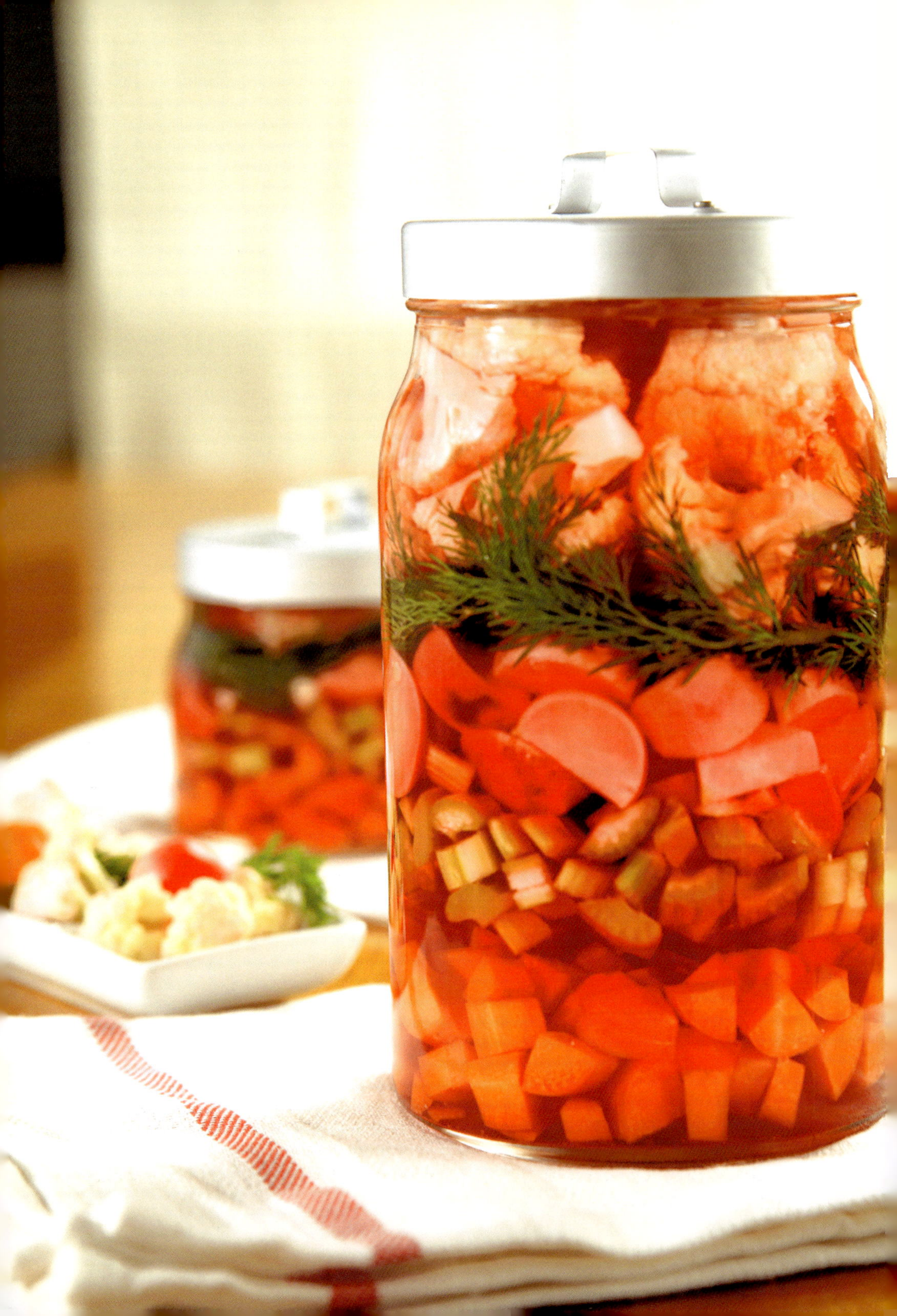

Mixed Pickles - Gemüse der Saison in Umeboshi-Lake (Foto S. 126)

Vorgeschlagene Portionsgröße: 1 Esslöffel voll zu den Mahlzeiten

Umeboshipflaumen werden ½ bis 2 Jahre lang eingelegt und stellen eine ausgezeichnete Grundlage für diese Pickles dar. Der Saft tritt beim Pressen der Pflaumen aus und wird als Essig verwendet. Umeboshis sind gut für die Verdauung, zur Verhütung von Übelkeit und schaffen Erleichterung bei systemischer Toxizität.

Zutaten: *2 Tassen gefiltertes oder Quellwasser*
5 Esslöffel Umeboshi-Essig
½ Teelöffel Meersalz (wahlweise)
½ Tasse Möhren, gewürfelt
½ Tasse Bleichsellerie, gewürfelt
½ Tasse Radieschen, gewürfelt
2 Tassen Blumenkohl, in kleine Röschen geschnitten
Dill, mehrere Zweiglein
1-Liter-Einweckglas mit Deckel
Käseleinen

Zubereitung:

1. Kochen Sie Wasser und lassen es auf Zimmertemperatur abkühlen, geben dann den Umeessig dazu und wahlweise Meersalz.
2. Geben Sie Möhren, Bleichsellerie, Radieschen, das Dillzweiglein und den Blumenkohl in das Glas und gießen die Mischung aus Wasser und Essig darüber. Bedecken Sie das Glas mit dem Käseleinen oder schließen es mit dem Deckel und stellen es an einen dunklen, kühlen Ort.
3. Prüfen Sie den Geschmack nach einem Tag und ändern den Gehalt an Umeessig entsprechend Ihrer Vorliebe. Wenn das Gemüse nicht mehr roh schmeckt aber noch Biss hat (nach etwa drei Tagen) können Sie die ersten Happen zu Ihren Mahlzeiten essen.
4. Von da an im Kühlschrank aufbewahren. Die besten Ergebnisse erzielen Sie nach einer Woche Fermentation.
5. Sollte das Gemüse zu streng schmecken, spülen Sie es ab oder legen es in frisches Wasser, bis es den gewünschten Geschmack annimmt.

Variationen:

- Fügen Sie Zwiebeln, Knoblauch, Gurke, Mais oder anderes Gemüse der Saison hinzu.
- Statt Umeessig zu verwenden, weichen Sie 6-8 Umeboshipflaumen zwei Stunden lang ein, bevor Sie das Gemüse dazu geben, oder Sie verwenden Reis-, Rotwein- oder Apfelessig.
- Geben Sie erfrischende Kräuter dazu, wie Petersilie oder Schnittlauch, oder Gewürze, wie schwarze Pfefferkörner oder Ingwer oder - wenn Sie es sehr würzig mögen - roten Chili.

Kurz eingelegtes rotes oder weißes Sauerkraut

1 Esslöffel pro Portion zu den Mahlzeiten

Sauerkraut wird als typisch deutsches fermentiertes Nahrungsmittel angesehen, aber tatsächlich hat Dschingis Khan es aus China nach Europa gebracht. Traditionell hergestelltes Sauerkraut braucht etwa drei Wochen zum Fermentieren. Mit der vorliegenden schnellen Sorte können Sie sich in nur ungefähr einer Woche mit einem herrlichen Geschmack versorgen - auf einer Schnitte Brot oder als Zutat für eine Gemüserolle.

Zutaten: *4 Tassen Weiß- oder Rotkohl*
¼ bis ¾ Teelöffel Meersalz, nach Geschmack
Mehrere Prisen Wacholderbeere, Kümmel oder
schwarze Pfefferkörner (wahlweise)

Zubereitung:

1. Schneiden Sie den Kohl ganz fein und mischen ihn in einer tiefen Schüssel mit dem Meersalz.
2. Pressen und massieren Sie das Salz mit den Händen in den Kohl. Geben Sie wahlweise Wacholderbeeren, Kümmel oder schwarze Pfefferkörner dazu.
3. Geben Sie ihn in eine Picklespresse oder in eine Schüssel mit beschwertem Deckel und lassen ihn eine Woche lang fermentieren, bevor Sie ihn genießen. Lassen Sie ihn bis zu drei Wochen lang eingelegt.
4. Dieser Fermentationsvorgang zieht das Wasser aus dem Gemüse. Gießen Sie das Wasser vor dem Verzehr ab und bewahren es für andere Zwecke auf. Sollte das Gemüse zu salzig sein, spülen Sie es ab.
5. Es schmeckt es am besten, wenn es innerhalb einer Woche gegessen wird.

Variationen:

- Geben Sie gestiftelte Möhren dazu, während Sie das Kraut massieren.
- Verwenden Sie verschiedene Würzen, Kräuter und Gewürze.
- Geben Sie frisch gemahlenen, getrockneten Chili daran, um ein Aroma wie bei Kimchi zu erhalten.

Selbst hergestellter, fermentierter Tofukäse (Foto S. 114)

6 Beilagen

Dies ist der beste vegane Käse und verfügt zusätzlich über die Vorteile des fermentierten Misos. Er ist eine gesunde Wahl und den meist chemisch behandelten Tofu-Käsesorten im Handel vorzuziehen. Er kann als Grundlage für zahlreiche andere Gerichte dienen. Wenn Sie beispielsweise Oliven und Basilikum darin zerdrücken, können Sie ihn auch als Dip für Crackers oder Gemüse verwenden.

Zutaten: *1 Stück frischer, fester Tofu*
2 Tassen Kichererbsenmiso
1 große Salatgurke

Garnierung: *2 lange Schnittlauchstiele*

Zubereitung:

1. Legen Sie den Tofu zwischen 2 Teller oder Schneidbretter, pressen ihn mit dem Gewicht eines schweren Gegenstandes mindestens 30 Minuten lang und trocknen ihn dann mit einem Tuch.
2. Bestreichen Sie alle Seiten des Tofustücks mit Miso und bewahren es, in Abhängigkeit von dem von Ihnen gewünschten Geschmack, bis zu 2 oder 3 Tage lang kühl auf.
3. Entfernen Sie das Miso und bewahren es zur späteren Verwendung auf.
4. Schneiden Sie das Tofustück in Scheiben von gut ½ cm Dicke (etwa 8 Scheiben pro Stück) und dann in Viertel.
5. Schneiden Sie die Gurke in diagonale Scheiben von gut ½ cm Dicke.
6. Legen Sie ein Viertel einer Tofukäsescheibe auf eine Scheibe rohe Gurke.
7. Als Garnierung schneiden Sie ein paar 10 Zentimeter lange Stücke Schnittlauch.
8. Bieten Sie 4 Stücke pro Person als Vorspeise an.

Variationen:

- Verwenden Sie unterschiedliche Arten Miso, je nach bevorzugter Geschmacksrichtung.
- Hatcho-(Sojabohnen-)Miso ist am kräftigsten und Kichererbsenmiso am leichtesten.
- Verwenden Sie Schmorgurke anstatt Salatgurke.

Zum Frühstück und für jede Tageszeit

Die schnellste Tasse Misosuppe

Erhitzen Sie eine Tasse Wasser, geben einen Teelöffel Miso Ihrer Wahl dazu und streuen Wakameflocken darauf. Mit Frühlingszwiebeln garnieren und warm trinken.

Variationen:

Geben Sie Brunnenkresse oder Chinakohl dazu. Dieses Grün lässt sich leicht reinigen und erfordert wenig Garzeit, macht aber den großen Unterschied.

Weiches Getreide mit Umeboshipflaume

2 Portionen

Reis als weicher Getreidebrei mit den zusätzlichen Vorteilen der Umeboshi ist ein wunderbares Gericht zum Frühstück, vor allem, wenn Sie krank sind.

Zutaten:

1 Tasse gekochtes Getreide
2 Tassen gefiltertes oder Quellwasser
4 Teelöffel Umeboshipaste oder zerdrückte Umeboshipflaume, nach Geschmack

Garnierung: *klein geschnittene Frühlingszwiebel*
Norialge, in schmale Streifen geschnitten (wahlweise)

Zubereitung:

1. Bringen Sie Wasser mit Getreide zum Kochen und köcheln 20 Minuten lang oder bis das Getreide weich ist.
2. Zerdrücken Sie die Umeboshipflaume mit etwas warmem Wasser und geben sie an das Getreide.
3. Mischen Sie alles und köcheln 5 Minuten lang auf sehr kleiner Flamme. Der Porridge sollte nicht salzig schmecken.
4. Bevor Sie ihn auftischen, geben Sie Frühlingszwiebeln und gegebenenfalls Noristreifen als Garnierung dazu.

Variationen:

- Geben Sie eine Reihe fein gehackter Gemüsesorten an einen Getreiderest und kochen wie oben beschrieben.
- Geben Sie statt der Umeboshipflaume ein wenig Miso an die Mischung.

Schritt 6

Meeresgemüse aus dem lebensspendenden Wasser

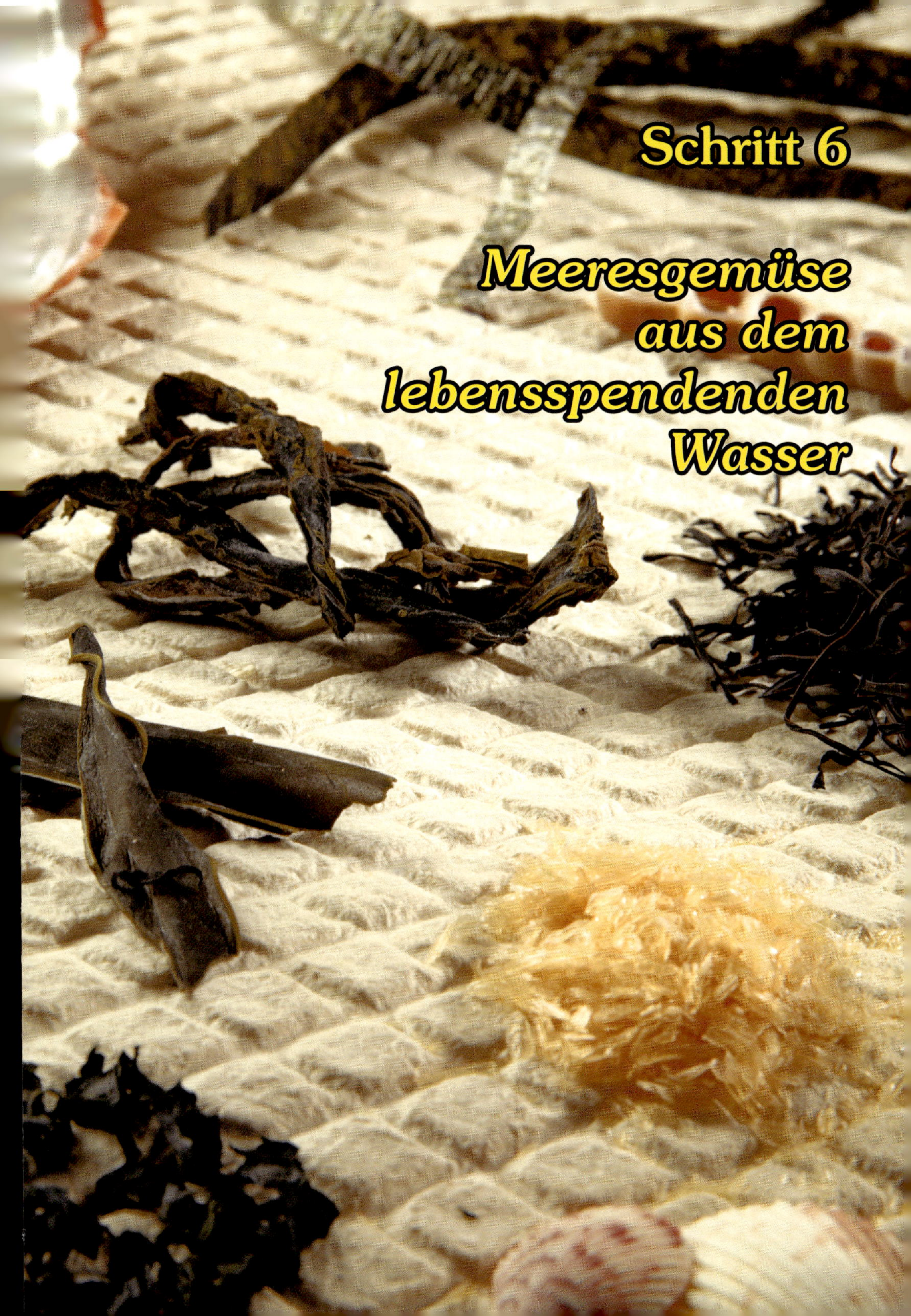

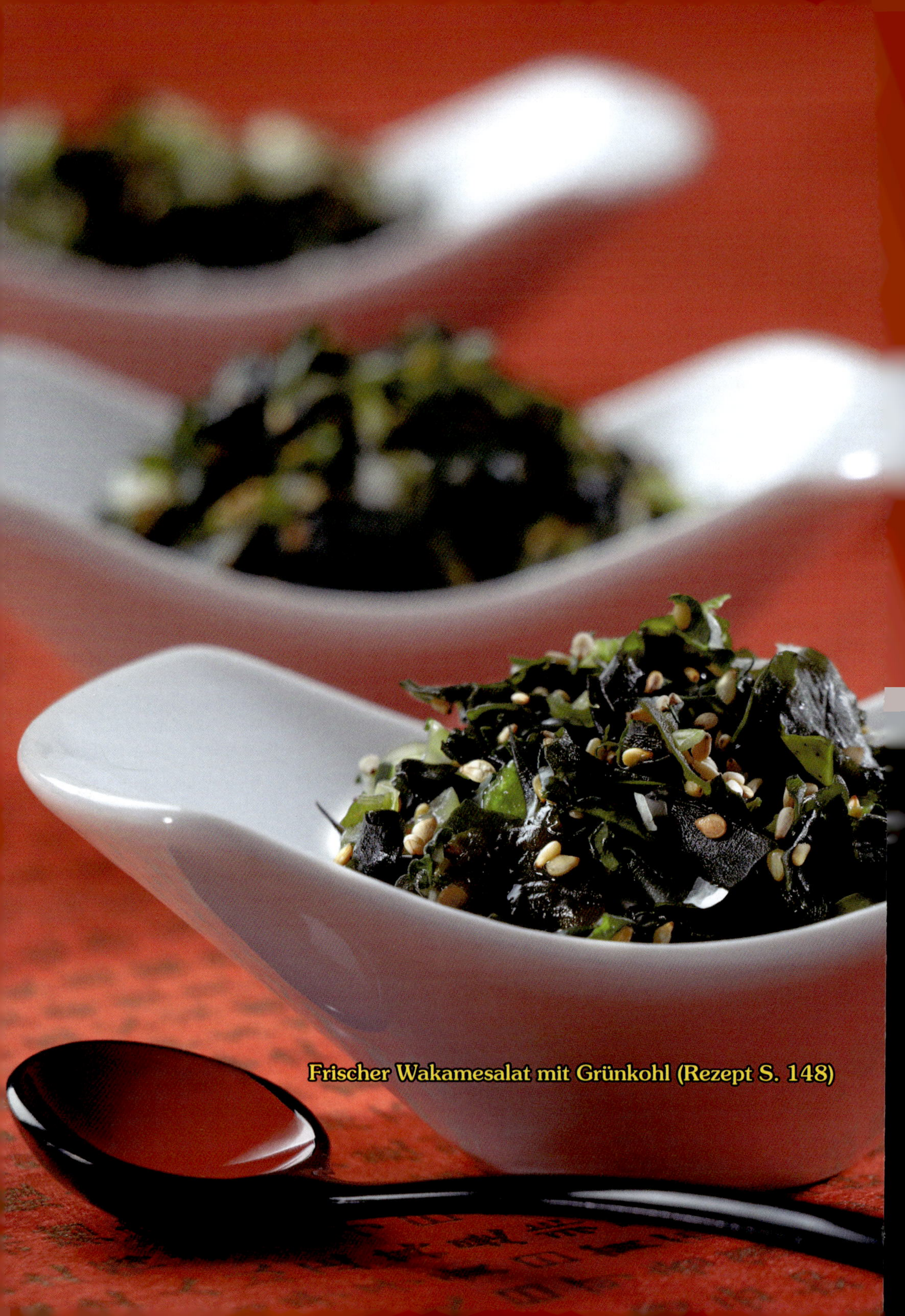

Frischer Wakamesalat mit Grünkohl (Rezept S. 148)

Pflanzen aus dem Meer könnten, je nachdem wo Sie leben, das fremdartigste Nahrungsmittel sein, das Sie zu sich nehmen. Wenn Sie gerne Sushi mögen, haben Sie vielleicht schon einmal Nori gegessen, die Alge, mit der der Maki Sushi umwickelt wird. Auch wenn viele Menschen Meeresgemüse schätzen und es täglich essen, ist das Knabbern an einer Alge vielleicht nicht das Bild, das Sie vor Augen haben, wenn Sie über eine gesunde Lebensweise nachdenken. In vielen asiatischen Familien wird Meeresgemüse genossen, wie grüne Bohnen und Möhren in den westlichen Kulturen.

Die Algen mit ihren Aminosäuren, Enzymen, Mannit (kalorienfreier Zuckeralkohol) und Mineralien, wie Kalzium, Magnesium, Eisen, Jod, Kalium und Zink sowie den Vitaminen A, B, E und K können sich tiefgreifend positiv auf Ihre Ernährung und Ihr Wohlergehen auswirken. Sie enthalten außerdem das vollständige Spektrum an Spurenelementen, die im Landgemüse nur unvollständig vorhanden sind.

Alle Rezepte in diesem Buch - Suppen, Bohnen, Getreide und Gemüse, sogar Nachspeisen - enthalten wegen des Aromas, der Erhöhung des Nährwerts und der Verdaulichkeit geringe Mengen an Algen. In vielen Fällen sind Sie, als Köchin/Koch, die einzige Person, die von diesen „zusätzlichen" Zutaten weiß.

Machen Sie sich während dieses Schritts weiter mit der Verwendung von Algen in Ihrer Küche vertraut. Experimentieren Sie, indem Sie sie als Beilage verwenden –ebenso, wie Sie das mit Landgemüse tun würden und indem Sie Zwischenmahlzeiten und Würzzubereitungen daraus herstellen. Beim Verzehr von nur drei Prozent Meeresgemüse täglich erhalten Sie bereits dessen Schutz, da es Ihren Bedarf an Mineralien und anderen Nährstoffen deckt. Dafür benötigen Sie ungefähr einen Esslöffel getrockneter Algen pro Erwachsenem und Mahlzeit täglich.

Die Geschichte der Algen

Meeresgemüse wird in vielen Kulturen seit Tausenden von Jahren als Quelle für Mineralien und zur Anreicherung und Reinigung des Blutes geschätzt. Archäologische Funde legen nahe, dass in japanischen Kulturen seit mehr als 10.000 Jahren Meeresgemüse verzehrt wird. Aber dieses Nahrungsmittel ist nicht nur auf Asien beschränkt. Von den Küstenbewohnern der ganzen Welt - in Chile, Hawaii und Neuseeland, Nordamerika und Nordeuropa, wie in Frankreich, Irland, Schottland, Norwegen und Island - werden seit Urzeiten Algen geerntet.[34]

Meeresgemüse dient auch anderen Zwecken, wie der Medikamenten- und Düngemittelherstellung, und es wurde bis weit ins Land hinein gehandelt. Aus historischen Berichten nordamerikanischer Indianer, Kelten, Wikinger, hawaianischer Könige, chinesischer Mitglieder des Königshauses und irischer Mönche geht hervor, dass sie alle diese einheimischen Nahrungsmittel schätzten und Handel damit trieben.[35] [36] [37] [38]

---

[34] M. Indergaard und J. Minsaas, "Animal and Human Nutrition," in Seaweed Resources in Europe: Uses and Potential, ed. M. D. Guiry und G. Blunden (Hoboken, NJ: John Wiley & Sons, 1991

[35] Isabella Abbott, "The Uses of Seaweed as Food in Hawaii," Economic Botany 32 (4), 409-412.

[36] R. Elkins, Limu Moui: Prize Sea Plant of Tonga And the South Pacific (Salt Lake City, UT: Woodland Publishin, 2001).

[37] S. V. Hallsson, "The Uses of Seaweed in Iceland," Proceedings of the Fourth International Seaweed Symposium (France, 1961).

[38] C. K. Tseng, "Marine phycoculture in China," Proceedings of the International Seaweed Symposium 10 (1981), 124-152.

Namen essbarer Meerespflanzen und wo sie erhältlich sind

Gemüse aus dem Meer, Meerespflanzen, Meeresgemüse, auch als Algen bezeichnet, wachsen in allen Ozeanen und Meeren, vom Äquator bis zur Arktis.

Manche Arten treten auch in Süßwasserseen auf. Sie können in seichtem Wasser oder auf dem Meeresgrund wachsen, so lange das Sonnenlicht dorthin durchdringen kann, denn wie alle Pflanzen brauchen sie Licht zum Leben.

Alle gehören zu einer vielfältigen Gruppe alter Wasserpflanzen, die wir als Algen kennen.

Es gibt Tausende von Algenarten, und die Meeresgemüsesorten werden entsprechend ihrer Farbe in Gruppen eingeteilt: braun, rot oder grün. Es ist hilfreich, die unterschiedlichen Namen derselben oder ähnlicher Arten von Meeresgemüse in unterschiedlichen Weltgegenden zu kennen. Beispielsweise ist *Kombu* der *Kelp*, *Wakame* ist *Alaria* und *Nori* ist *Laver*.

Machen Sie sich in diesem Schritt mit den bekanntesten essbaren Arten vertraut: *Arame* (spitzenartige, drahtige Fäden), *Hiziki* (dickere, schwarze Fäden), *Kombu* oder *Kelp* (dunkle, harte Streifen), *Mekabu* (blühender Trieb der Wakame), *Wakame* oder *Alaria* (weiche Streifen oder Flocken), *Dulse* (rote Blätter oder Flocken), *Nori* oder *Laver* (dunkle, purpur-schwarze flache Blätter, die beim Rösten schillernd grün werden), *Agar-Agar* (durchscheinende Riegel oder Flocken), *Meerespalme* (dunkle, flache Fäden) oder *Meeressalat* (hellgrüne Blätter).

Besorgen Sie sich diese Algen im Bioladen oder von seriösen Online-Händlern. Kaufen Sie bei Unternehmen, die nachhaltig ernten, vorzugsweise in ökologisch geschützten Meeren, deren Ausbau verboten ist, damit die Quellen für essbare Algen für zukünftige Generationen erhalten bleiben. An den Küsten Japans, der USA, Europas und von anderen Ländern können sie sozialverträglich arbeitende Algenzucht- bzw. Ernte-Unternehmen finden, die sauberes, gut essbares Meeresgemüse anbieten. Suchen Sie auf der Packung nach einer biologischen Zertifizierung als Hinweis auf Überwachung wegen möglicher Herbizide, Pestizide, Schwermetalle und biologischer Kontamination bei Ernte und Handhabung des wilden Meeresgemüses.[39]

Mit Algen handelnde Unternehmen ernten und bereiten diese Pflanzen auch als Tierfutter, Düngemittel und für Kosmetika auf, sowie für eine Vielzahl sonstiger industrieller Zwecke. Algenextrakte, wie Agar-Agar, Alginat und Carrageen sind in Nahrungsmitteln und pharmazeutischen Produkten häufig vertreten.[40]

Nährstoffgehalt und gesundheitlicher Nutzen der bekanntesten Meeresgemüsesorten

Da die meisten Meeresgemüsesorten normalerweise in kleinen Portionen verzehrt werden, tragen sie nur wenig zu den Nährstoffen in der täglichen Nahrung bei. Sie können trotzdem eine deutliche und wichtige Quelle für Mineralien und eine Reihe anderer Nährstoffe sein.

---

[39] Dennis J. McHugh, A Guide to the Seaweed Industry. FAO Fisheries Technical Paper 441 (Rome: Food and Agriculture Organization of the United Nations, 2003).

[40] M. E. Mitchell und M. D. Guiry, "Carrageen: A Local Habitation or a Name?" Journal of Ethnopharmacology 9 (1983): 347-51.

Nori/Laver
ist eine gute Quelle für Kalzium, Eisen, Kalium und Jod und enthält viel Vitamin B, C und D, mehr Vitamin A als Möhren und mehr Protein als Sojabohnen, Milch, Fleisch, Fisch und Geflügel. Alle Meeresgemüsesorten enthalten erhebliche Mengen (1-3 Prozent) an Omega-3- und Omega-6-Fettsäuren. Besonders Nori enthält 3 Prozent Omega-3-Fettsäuren. Nori ist, wie alles Meeresgemüse, ausgezeichnet für Veganer geeignet, da sie im Verhältnis zu ihrem Gewicht bis zu zehnmal so viel Kalzium und Eisen enthält, wie Milch.

Kombu/Kelp
enthält die Vitamine A, D, C, K und B, ist eine gute Quelle für die Spurenelemente Kupfer, Zink und Chrom und reich an Kalzium, Eisen und allen wesentlichen Mineralien. Sie bietet Unterstützung bei der Regulierung des Blutdrucks, Verdauung und Darmreinigung sowie bei der Gewichtsabnahme.

Dulse
ist eine gute Quelle für die Vitamine E, C, A und den B-Komplex, verfügt über einen äußerst hohen Gehalt an Vitamin B6 sowie Kalium, Fluor, Magnesium, Kalzium, Ballaststoffen und Protein und ist eine hervorragende Quelle für Eisen und Jod. Im Gegensatz zu anderen Algen enthält sie relativ wenig Natrium. Jod ist wesentlich für die Gesundheit der Schilddrüse und die Ausscheidung der Schilddrüsenhormone. Dulse kräftigt Blut, Nebennieren und Nieren, hilft bei der Behandlung von Herpes und verschafft, wenn sie direkt auf die betroffene Stelle aufgelegt wird, vorübergehende Erleichterung bei Schmerzen an Gaumen und Zähnen.

Wakame/Alaria
enthält wenig gesättigte Fettsäuren, sehr wenig Cholesterin, aber sehr viel Natrium. Sie ist auch eine gute Quelle für die Vitamine A, C und K, die B-Vitamine, Vitamin E (Alpha Tocopherol), Niacin, Pantothensäure und Phosphor und eine sehr gute Quelle für Riboflavin, Folsäure, Kalzium, Eisen, Magnesium, Kupfer und Mangan. Der Wakame wird nachgesagt, eine „Frauenalge“ zu sein.

Agar-Agar
enthält wenig Natrium und sehr wenig gesättigte Fettsäuren und Cholesterin. Sie ist auch eine gute Quelle für Vitamin E (Alpha Tocopherol), Vitamin K, Pantothensäure, Zink und Kupfer sowie eine sehr gute für Folsäure, Kalzium, Eisen, Magnesium, Kalium und Mangan. Sie trägt zur Stärkung der Knochen bei.

Arame
ist natrium- und kohlenhydratarm und fettfrei. Sie ist reich an Ballaststoffen und eine gute Quelle für Vitamin A, Magnesium und Kalzium. Sie ist außerdem eine Quelle für Kalium, Eisen, Jod, Vitamin B2, Mannitol (kalorienfreier Zuckeralkohol), Zink und viele Spurenelemente. Sie ist reich an Lignanen, die zur Krebsbekämfung beitragen. Diese mineralreiche Alge wird herkömmlich zur Erleichterung von Störungen der

Nieren und Blase benutzt. Sie enthält das Polysaccharid Laminarin und das Tripeptid Eisenin.

Hiziki
verfügt unter allen Nahrungsmitteln über eine der höchsten Konzentrationen an Kalzium und Eisen und ist eine ausgezeichnete Quelle für Mineralien und Spurenelemente sowie für die Vitamine A, C und B. Sie trägt zur Reduzierung von Serumcholesterin und Vorbeugung gegen Herzleiden bei.

Für und gegen - Forschung über Algen

Pro:

- **Jod.** Meeresgemüse ist die weltweit reichste pflanzliche Quelle für Jod. Jod ist ein lebenswichtiges Mineral, und die richtige Menge Jod im Körper ist wichtig zur Unterstützung des Immunsystems und der Schilddrüsenfunktion und wird in jeder Zelle zur Krebsverhütung benötigt. Wenig Jod wird, ebenso wie wenig Zink, in Zusammenhang mit einer niedrigeren Intelligenz, Verhaltensstörungen, Depression, Müdigkeit und vielen anderen ernstzunehmenden Leiden gesehen. Auch kann die richtige Menge an Jod im Körper vor radioaktiver Verstrahlung schützen. Häufig leiden Menschen unter Jodmangel, aber Ergänzungsmittel oder die Anreicherung mit Jod sind keine so natürliche Jodquelle wie Meeresgemüse. Jodhaltige Meeresgemüsesorten werden im Landesinnern Chinas seit Jahrhunderten zur Behandlung des Kropfs (Jodmangel) verwendet. In China gibt es viele Anbauer für Kelp. Kelp/Kombu enthält besonders viel Jod und wird mit einem Gehalt von 2500 µg/g als dessen weltweit beste natürliche Quelle betrachtet.
- **Spurenelemente.** Wenn Sie unbehandeltes getrocknetes Meeresgemüse verzehren, profitieren Sie durch das vollständige Spektrum an Spurenelementen, die in den Landgemüsesorten nicht enthalten sind, von seinen zahlreichen Heilkräften und den zutiefst positiven Auswirkungen auf Ihre Ernährung. Die Algen werden weltweit hoch geschätzt. Dr. Weston Price, der für seine Ernährungsforschung an einzigartigen Orten und Bevölkerungen bekannt ist, stellte fest, dass die Einheimischen auf den Höhen der Anden täglich geringe Mengen an Meeresgemüse verzehrten. Diese Algen erhielten sie unter großen Mühen von ihren Nachbarn an der Küste und trugen sie in kleinen Täschchen um den Hals.[41]
- **Immunsystem.** Meeresgemüse kann ein Immunsystem, das durch einen unzureichenden Mineralienhaushalt in der Nahrung oder im Körper in seiner Funktion gestört ist, unterstützen.
- **Reinigung**. In Algen wurde ein hoher Gehalt an Alginsäure festgestellt, die für ihre darmreinigende Wirkung bekannt ist. Dies kann den Körper bei der Ausscheidung angesammelter Toxine unterstützen, da sie Schwermetalle, wie Kadmium und Umweltgifte durch Industrie und Verkehr, wie Strontium bindet, so

[41] Weston Price, D.D.S., Nutrition and Physical Degeneration (New Canaan, CT: Keats Publishing, 1997).

dass sie aus dem Körper ausgeschieden werden. Meeresgemüse enthält zudem reinigende sekundäre Pflanzenstoffe und Fett verstoffwechselnde und ausscheidende Polysaccharide, wie Fucoidan, welche die Spurenelemente für ihre Funktionsfähigkeit benötigen. [42 43 44 45]

- **Krebs verhindernde Wirkung.** Japanische Wissenschaftler berichteten, dass mehrere in Asien üblicherweise verzehrte und in der chinesischen Kräutermedizin traditionell für eine Abkochung gegen Krebs verwendete Sorten der Kombu und Mojaban sich in Laborexperimenten bei der Behandlung von Tumoren als wirksam erwiesen hatten.[46] Dr. Jane Teas von der Harvard University vermutete, dass der Verzehr von Kelp (Kombu) und Wakame ein Grund dafür sein könnte, dass Brustkrebs in Japan seltener auftritt. Der hohe Gehalt an Lignanen, pflanzlichen Substanzen, die im Körper zu sekundären Pflanzenstoffen werden, trägt dazu bei, dass die chemischen Östrogene, die einen Menschen für ein Krebsleiden, wie Brustkrebs, prädisponieren können, blockiert werden..[47]

Kontra:

- Da sie aus dem Meer stammen, enthalten Algen Natrium. Jeder, der sich salzarm ernähren muss, sollte ihren Verzehr auf ein Minimum beschränken. Der Natriumgehalt ist bei Wakame am höchsten und bei Kombu (Kelp) und Nori (Laver) deutlich geringer.
- Bei wenigen dafür empfänglichen Menschen kann ein übermäßiger Verzehr von Jod zu einer umkehrbaren Schilddrüsenunterfunktion führen.[48]
- *Für Veganer:* Meeresgemüse wird manchmal als Quelle für Vitamin B12 erwähnt, aber es liegen widersprüchliche Untersuchungen über die Bioverfügbarkeit beim Menschen vor. Möglicherweise ist es keine zuverlässige Quelle für dieses Vitamin.[49] Falls Sie sich vegan ernähren, lassen Sie Ihre Werte überprüfen und sprechen mit einer medizinisch geschulten Person, um - falls erforderlich - ein passendes Ergänzungsmittel zu finden.

Meeresgemüse - Inspirationen zur Lebensweise

Fahren Sie in den Ferien mit Ihrer Familie, Freunden oder allein ans Meer und suchen nach einem Ort, an dem Sie an einer Algenernte teilnehmen können.

Machen Sie Spaziergänge an einem Fluss, am Meer, einem See oder einem der Ozeane.

---

[42] Y. D. Tanaka, D. Waldron-Edward, und S. C. Skoryna, "Studies on Inhibition of Intestinal Absorption of Radioactive Strontium. VII. Relationship of Biological Activity to Chemical Composition of Alginates Obtained from North American Seaweeds," Canadian Medical Association Journal 99(4) (1968): 169-75.

[43] Y. F. Gong et al., "Suppression of Radioactive Strontium Absorption by Sodium Alginate in Animals and Human Subjects," Biomedical and Environmental Sciences, 4(3) (1991): 273-82.

[44] R. Gupta et al., "Microbial Biosorbents: Meeting Challenges of Heavy Metal Pollution in Aqueous Solutions, Current Science 78 (2000): 967-973.

[45] T. A. Davis, B. Volesky, und A. Mucci, "A Review of the Biochemistry of Heavy Metal Biosorption by Brown Algae," Water Research 37 (2003): 4311-30.

[46] I. Yamamoto et al., "Antitumor Effect of Seaweeds," Japanese Journal of Experimental Medicine 44 (1974): 543-46.

[47] J. Teas, "The Dietary Iintake of Laminaria, a Brown Seaweed, and Breast Cancer Prevention," Nutrition and Cancer 4(3) (1983): 217-22.

[48] J. Teas, J. et al., "Seaweed and Soy: Companion Foods in Asian Cuisine and Their Effects on Thyroid Function in American Women," Journal of Medicinal Food 10 (2007): 90-100.

[49] F. Watanabe et al., "Characterization of a Vitamin B12 Compound in the Edible Purple Laver, Porphyra Yezoensis, Bioscience, Biotechnology, and Biochemistry 64(12) (2000): 2712-5.

Wählen Sie Naturkosmetik, die Algen enthält, wie Kelp-Conditioner, Shampoo, Seifen oder Gesichtspeelings, Lotionen und Cremes. Genießen Sie ein Algenbad. Rezept unter Hausmittel in *Schritt 10*.

Verwenden Sie Algen für das Futter Ihres Haustiers und beobachten deren Wirkung auf seine Gesundheit und Wohlbefinden.

Benutzen Sie Algen zum Düngen Ihres Gartens. Am besten wirken sie in lockeren, sandigen Böden. Die magnetische Wirkung der Algen verbindet sich mit der Erde, und deren reicher Mineralgehalt sorgt für gesunde Nahrung auf Ihrem Tisch.

Gesichtspunkte für die Zubereitung von Meeresgemüse

Meeresgemüse verstärkt Aroma und Nährstoffe und lässt sich den Gerichten leicht „unterjubeln“. Einige sind in unterschiedlichen Formen erhältlich. Nori gibt es beispielsweise als Blätter, Flocken oder Pulver. Ihr Verzehr tut zu jeder Jahreszeit gut. Die meisten sind an der Sonne bei niedrigen Temperaturen luftgetrocknet, so dass die Enzyme erhalten bleiben und sie als minimal verarbeitete Nahrungsmittel anzusehen sind. Getrocknete Algen sind sehr lange haltbar und gut als Notration. Um sie frisch zu halten, bewahren Sie sie in fest verschlossenen Glasbehältern oder Plastiktüten auf und vermeiden Lichteinstrahlung und Feuchtigkeit.

Die folgenden Algen sollten Sie regelmäßig täglich als Würzzubereitungen oder für Zwischenmahlzeiten verwenden, oder um Ihren Bohnen, Suppen und Gemüsegerichten einen besonderen Akzent zu verleihen:

- Nori
- Wakame
- Kombu
- Dulse

Nori

Essen Sie täglich ½ bis 1 Blatt Nori. Nori wird aus Algen hergestellt, die wie Papier zu Blättern gepresst und getrocknet werden. Sie kann vor dem Verzehr leicht geröstet werden. Sie können sie in geröstetem Zustand kaufen oder die Blätter leicht rösten, indem Sie sie kurz vorsichtig über eine Gasflamme oder eine heiße Elektroplatte ziehen, bis sie nicht mehr schwarz sondern grün sind. Die Nori kann man einfach so knabbern - schon ein Blatt liefert Mineralien und viel Energie. Sie können auch ein Blatt zerkrümeln und auf Getreide oder Suppen streuen. Stellen Sie eine Nori-Würzzubereitung her, das Sie zu Ihren Getreidegerichten genießen und lernen Sie Norirollen herzustellen. (siehe Rezeptteil.) Knabbern Sie als Zwischenmahlzeit Nori anstatt Chips, und geben Sie sie auch Ihren Kindern.

Wakame

Geben Sie 1 Teelöffel Wakame an Suppen oder Salate. Wakame ist eine mildere Verwandte der Kombu, und beide sind im Fernen Osten heimisch. Sie hat eine weiche Blattstruktur mit einer kräftigen Mitte. Eine ähnliche Pflanze, die Alaria, wächst im Atlantik. Wakame wird in längeren, getrockneten Streifen gehandelt, die 3 Minuten lang in kaltem Wasser eingeweicht und klein geschnitten werden müssen, und ist auch als praktische Instant-Flocken erhältlich. Sie schmeckt herrlich und lässt sich leicht in Suppen, Salaten und Landgemüse verwenden oder als Würzzubereitung kreieren. Wie die Kombu, kann sie ein Bohnengericht zarter machen und das Aroma verstärken. Rösten Sie sie im Backofen, zerstampfen sie zu Pulver und verwenden sie als mineralreiche Würzzubereitung (mit einem geringeren Gehalt an Jod) auf dem Tisch oder über Getreidegerichte gestreut. Verwenden Sie als Alternative und zur Stärkung Ihrer Nerven gelegentlich auch Mekabu, die Wurzel der Wakame, für Ihre Gerichte.

Kombu

Geben Sie ein Stückchen Kombu in Briefmarkengröße an Bohnen, Suppen oder Gemüsegerichte. Kombu ist in dicken, grünen Streifen erhältlich, die kurz abgespült und trocken gewischt oder 10 Minuten lang eingeweicht werden müssen – je nach Rezept. Schneiden Sie sie in attraktive Formen und Größen. Um weich genug zu werden für den Verzehr allein oder mit anderem Gemüse zusammen, muss sie 30 bis 40 Minuten lang kochen. Es ist bekannt, dass ein kleines Stück Kombu an Bohnen deren Geschmack verbessert, sie weicher werden lässt und ihre Verdaulichkeit erhöht. Außerdem bietet sie mit ihrem äußerst hohen Mineralgehalt ein Gleichgewicht zu dem hohen Proteingehalt der Hülsenfrüchte. Erstellen Sie Würzzubereitungen, indem Sie die getrocknete Kombu backen und sie zu einem Pulver zerreiben oder sie in feine Streifen geschnitten mit Tamari und Ingwer kochen. Frittieren Sie sie und bieten sie als knusprige Zwischenmahlzeit an. Mit Kombu als wundervollem Geschmacksverstärker für Ihre Suppen erhalten Sie eine wohlschmeckende, nährstoffhaltige Brühe. Den berühmten *Umami*-Geschmack erhalten Sie, wenn Sie Kombu an ein Gericht geben. Dieser natürliche Geschmacksverstärker ist eine freie Glutaminsäure. (Glutamat findet sich ebenfalls in Parmesan, Erbsen, Tomaten, Weintrauben und Pflaumen.) Geringe Mengen dieser natürlich auftretenden Glutaminsäure haben sich nicht als schädlich für den Körper erwiesen. Im Gegensatz dazu ergeben Forschungen, dass größere Mengen des synthetisch hergestellten Natriumglutamats, das in Restaurants sowie bei der Massenproduktion von Nahrungsmitteln häufig als Geschmacksverstärker verwendet wird, sich sowohl allein als auch synergetisch im Zusammenwirken mit anderen Nahrungsmittelzusätzen nachteilig auf die Entwicklung von Nervenzellen auswirkt.[50]

[50] K. Lau et al., "Synergistic Interactions Between Commonly Used Food additives in a Developmental Neurotoxicity Test," Toxicological Sciences 90(1) (2006): 178-87.

Dulse
Streuen Sie Dulse als Würzzubereitung auf Getreidegerichte oder geben sie an Salatsaucen und grünes Gemüse. Dulse ist eine rote Meeresalge, die entlang der mittleren bis tiefer gelegenen Küsten vieler Teile Europas, wie Irland, Schottland und Island sowie auch an den Küsten des Nordatlantiks in Kanada und Neuengland wild wächst.[51] Sie ist in ganzen Blättern erhältlich, die Sie so verzehren können, wie sie sind, oder Sie können sie rösten und als knusprige Zwischenmahlzeit oder in Suppen genießen. Sie ist auch in praktischen Flocken erhältlich, die Sie über Vollkorngetreide, Pasta, Salate, Gemüse und sogar Popkorn streuen können.

Verwenden Sie die folgenden Meeresgemüsesorten gelegentlich:
- Arame
- Hiziki
- Agar-Agar

Arame
Verwenden Sie Arame zwei- bis dreimal wöchentlich für eine kleine (zweidrittel Tasse) Beilage. Arame ist ein mineralreiches, braunes Meeresgemüse, das gewaschen, natürlich in Luft und Sonne getrocknet und dann fünf Stunden lang gedämpft wird, damit es weich und seine Farbe verstärkt wird. Es legt den Weg in unsere Geschäfte in fein geschnittener Form zurück. Daher ist es einfach zu verwenden. Ein kurzes Überspülen oder leichtes Einweichen ist alles, was zur Wasseraufnahme für die Zubereitung mit saisonalem Gemüse erforderlich ist. Im Sommer können Sie es waschen und einweichen und als rohen Salat mit einem Dressing verzehren.

Hiziki
Alle 5 bis 10 Tage in einer kleinen Beilage. Da die Hiziki sehr intensiv schmeckt, weichen Sie sie 30 Minuten lang ein und schütten das Einweichwasser fort. Kochen Sie sie etwa 45 Minuten lang in frischem Wasser mit Landgemüse der Saison. Diejenigen unter Ihnen, denen der Geschmack fremd ist, weichen die Hiziki 30 Minuten lang ein, schütten das Wasser fort und geben frisches Wasser dazu, kochen sie 1 Minuten lang, schütten das Wasser wieder fort und köcheln dann in frischem Wasser 45 Minute lang. Um den Geschmack weiter zu betonen, geben Sie süßes Gemüse dazu, wie Zwiebeln, und würzen mit weizenfreiem Tamari. Gegen Ende des Kochvorgangs können Sie Apfelsaft dazu geben oder scharfe Gewürze, wie Cayennepfeffer, Chilipulver und Curry oder Gewürze, wie Essig oder Knoblauch.

Agar-Agar
Verwenden Sie Agar-Agar gelegentlich zur Zubereitung von Kanten oder Aspik. Dieses Meeresgemüse ist ein natürliches Geliermittel mit einer ganzen Reihe kulinarischer Verwendungsmöglichkeiten. Es ist in Form von Flocken, Riegeln oder Pulver zur Zubereitung von Gelees, Aspik oder Kanten als Nachspeise erhältlich. Geben Sie

[51] M. Indergaard und J. Minsaas, "Animal and Human Nutrition," in *Seaweed Resources in Europe: Uses and Potential*, ed. M. D. Guiry und G. Blunden (Hoboken, NJ: John Wiley & Sons, 1991).

es an Flüssigkeiten, wie Fruchtsaft und Gemüse- oder Bohnenbrühe und köcheln, bis es gelöst ist. Dann gießen Sie es in die gewünschte Form, dekorieren je nach Wunsch mit Obststückchen und lassen es ungefähr eine Stunde lang bei Zimmertemperatur stehen. Auf diese Weise können Sie hübsche Desserts herstellen. Zur Kräftigung der Knochen verwenden Sie 1 Teelöffel Agar-Agar auf 4 Tassen Wasser oder Suppe.

Frischwasseralgen

Wenn Sie Meeresgemüse nicht vertragen, versuchen Sie es mit Süßwasseralgen. Essbare blau-grüne Süßwasseralgen, wie Spirulina oder Chlorella lassen sich zur Erhöhung des Nährwertgehalts Ihrer Mahlzeiten als Würzzubereitungen verwenden oder an Getränke geben. Algen verfügen über den höchsten bekannten Gehalt an Chlorophyll, das für die Aufnahme von Aminosäuren unverzichtbar ist. Der Verzehr chlorophyllhaltiger Nahrungsmittel unterstützt den Körper bei der Produktion von Vitamin E. Es ist bekannt, dass diese Algen dem Körper, Verstand und Geist zu Höchstleitungen verhelfen, und sie nehmen in Entgiftungs- und Verjüngungsprogrammen einen festen Platz ein.[52 53]

[52] Karl J. Abrams, Algae to the Rescue! Everything You Need to Know About Nutritional Blue-Green Algae (Wayne City, NE: Logan House, 1996)

[53] Karl J. Abrams, Attention Deficit Hyperactivity Disorder: A Nutritional Approach (Chelsea, MI: Timeless Books Publications, 1998).

Rezepte für Meeresgemüse

Arame-Alge mit Tempeh

4 Portionen

Arame ist eine nährstoffreiche Meeresgemüsesorte, die reich ist an Eisen, Kalzium, Zink und Jod und ist außerdem eine reiche Quelle für Lignans, die zur Krebsbekämpfung beitragen. Die Süße der Arame zusammen mit dem herzhaften Tempeh und dem intensiven Geschmack des Sauerkrauts verleiht diesem Gericht angenehme Konsistenz und Geschmack. Verwenden Sie für dieses und andere Rezepte nur zertifiziert biologisches und wild geerntetes Meeresgemüse.

Zutaten: *½ Tasse Aramealge*
1 Tasse Tempeh, gewürfelt
2 Esslöffel Olivenöl
½ Tasse Zwiebel, in Scheiben geschnitten
1 Tasse Sauerkraut, abgetropft
gefiltertes oder Quellwasser, um das Gericht halb zu bedecken
3 Esslöffel Tamari, oder nach Geschmack
Garnierung: Frühlingszwiebel, klein geschnitten

Zubereitung:

1. Spülen Sie die Arame ab oder weichen sie 5 Minuten lang in kaltem Wasser ein, lassen sie dann abtropfen und stellen sie zur Seite.
2. Erhitzen Sie das Öl in einer Bratpfanne und bräunen die Tempehwürfel unter gelegentlichem Umrühren. Wenn der Tempeh gebräunt ist, geben Sie die Zwiebel dazu und dünsten sie mit ein wenig Wasser, um ein Anbrennen zu verhindern.
3. Geben Sie das Sauerkraut auf Tempeh und Zwiebel und darauf die Arame.
4. Bedecken Sie das Gericht bis zur Hälfte mit Wasser und würzen mit Tamari. Bringen Sie es schnell zum Kochen, stellen die Flamme klein und köcheln etwa 20 Minuten lang.
5. Mischen Sie alles, würzen bei Bedarf nach und garnieren mit der Frühlingszwiebel. Bieten Sie dies mit einem Gericht aus Getreide und grünem Blattgemüse an.

Variationen:

- Geben Sie statt des Sauerkrauts mehrere Gemüsesorten der Saison, wie Lauch, Chinakohl, Möhren oder Lotuswurzel dazu.
- Verwenden Sie Tofu oder ein anderes proteinreiches Lebensmittel statt Tempeh.

Blumenkohl- und Meeresgemüse-Curry

4 Portionen

Für dieses Gericht werden indische Gewürze und fernöstliche Algen gemeinsam verwendet. Es macht Spaß, viele Nährstoffe aus unterschiedlichen Kulturen zu vereinbaren und ist eine willkommene Abwechslung beim Algenessen. Dieses Gericht ist perfekt, um es bei warmem Wetter zu genießen.

Zutaten: *1 Esslöffel Kokosöl*
½ Tasse Zwiebel, sehr fein geschnitten
1 Prise Meersalz
1 Tasse Aramealgen
2 Tassen Blumenkohl oder etwas mehr, in kleine Röschen geschnitten
1 Tasse grüne Erbsen
1 Dose Kokosmilch
2 Teelöffel Currypulver, oder nach Geschmack
2 Teelöffel Tamari, oder nach Geschmack
~ 1 Teelöffel Balsamessig
Garnierung: *Korianderzweiglein*

Zubereitung:

1. Spülen Sie die Arame ab und weichen sie 5 bis 10 Minuten lang in kaltem Wasser ein, lassen sie dann abtropfen und stellen sie zur Seite.
2. Erhitzen Sie Öl in einer tiefen Bratpfanne und dünsten die Zwiebel, bis sie durchscheinend ist. Geben Sie das Meersalz dazu und rühren.
3. Geben Sie Arame, Blumenkohl und Erbsen dazu. Geben Sie Kokosmilch dazu, bewahren aber etwas davon auf, um sie zur Fertigstellung zu verwenden.
4. Mischen Sie Curry, Tamari und Essig hinein und rühren.
5. Bringen Sie es schnell zum Kochen, stellen die Flamme klein und köcheln etwa 15 Minuten lang, oder bis der Blumenkohl weich ist.
6. Würzen Sie bei Bedarf nach und geben die aufbewahrte Kokosmilch dazu, um das Aroma aufzufrischen.
7. Servieren Sie mit einer Garnierung aus Korianderblättern auf langkörnigem Basmati- oder rundkörnigem Vollkornreis.

Variationen:

- Verwenden Sie halb Wasser und halb Kokosmilch, um einen leichteren Geschmack zu erhalten.
- Lassen Sie die Kokosmilch fort und verwenden nur Wasser oder eine milchfreie Milch.
- Geben Sie gewürfelte Süßkartoffel an die Gemüsemischung.
- Verwenden Sie Kichererbsen für zusätzliches Protein und den Geschmack.

Meeresgemüserolle mit Tofu und Möhren (Foto S. 145)

4 Portionen

Alle Meeresgemüsesorten sind schon immer für ihren hohen Mineralgehalt und ihre Fähigkeit zur Anreicherung und Reinigung des Blutes bekannt. Die Zugabe von Tofu und Möhren zu einer schnell zubereiteten Alge, wie der Arame, macht dieses abgerundete Gericht zu einer willkommenen Beigabe im Frühling und Herbst.

Zutaten: *¼ Tasse Aramealgen*
1 Esslöffel Sesamöl
1 Tasse Zwiebel, in Scheiben geschnitten
1 Tasse Möhren, gestiftelt
1 Tasse Tofu, gewürfelt
gefiltertes oder Quellwasser, um das Gemüse zu bedecken
2 Esslöffel Tamari, oder nach Geschmack
2 Esslöffel Umeessig oder Zitronensaft, nach Geschmack
Frühlingszwiebel, fein geschnitten
Für die Rollen: *Nori, Petersilie*
Dip: *Tamari und Wasabi*

Zubereitung:

1. Spülen Sie die Arame ab, weichen sie 5 Minuten lang in kaltem Wasser ein und lassen sie abtropfen.
2. Streichen Sie den Topf mit ein wenig Sesamöl aus. Geben Sie die Zwiebel dazu und dünsten sie 2 Minuten lang.
3. Schichten Sie die Möhren, darauf den Tofu und die Arame obenauf.
4. Bedecken Sie das Gemüse bis zur Höhe der Arame mit Wasser.
5. Geben Sie etwa 1 Esslöffel Tamari und 1 Teelöffel Umeessig dazu, bedecken den Topf und bringen alles zum Kochen. Stellen Sie die Flamme mittelgroß und köcheln etwa 15 Minuten lang. Bei Bedarf geben Sie Wasser dazu.
6. Würzen Sie mit dem Rest Tamari und Umeessig nach Geschmack und köcheln, bis die gesamte Flüssigkeit verdampft ist. Geben Sie ein paar Tropfen Zitronensaft dazu. Jetzt kann das Gericht bereits auf den Tisch.
7. Um die Rolle herzustellen, lassen Sie alle Flüssigkeit von dem gekochten Aramegericht abtropfen. Legen Sie ein geröstetes Blatt Nori auf eine Sushimatte aus Bambus. Falls Sie keine Matte haben, legen Sie es auf ein Schneidbrett.
8. Verstreichen Sie das abgetropfte Gericht knapp 1 Zentimeter dick auf der Nori und lassen am unteren und oberen Rand je 2 ½ Zentimeter frei.
9. Streuen Sie Petersilie oder Dekorationen Ihrer Wahl gleichmäßig in einer Linie auf die Mitte der Arame.
10. Heben Sie jetzt die Sushimatte langsam an und rollen die Arame in die Nori ein. Stellen Sie eine Rolle her und achten darauf, dass alles gut eingeschlagen ist. (Falls Sie mit der Hand rollen, drücken und stopfen Sie die Nori beim Anheben.)
11. Am Ende befeuchten Sie die Nori mit etwas Wasser und pressen, so dass beide Seiten zusammenkleben.

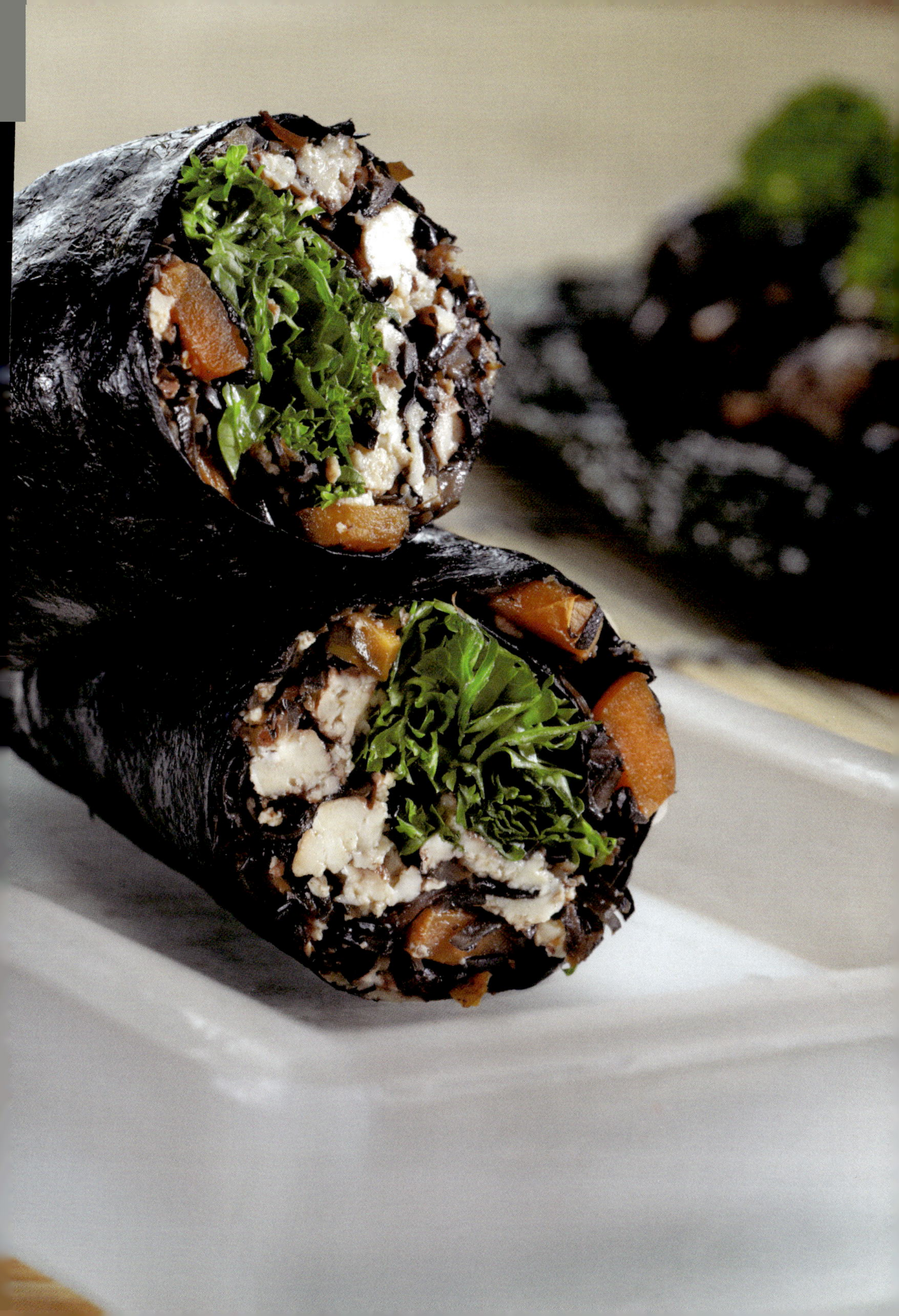

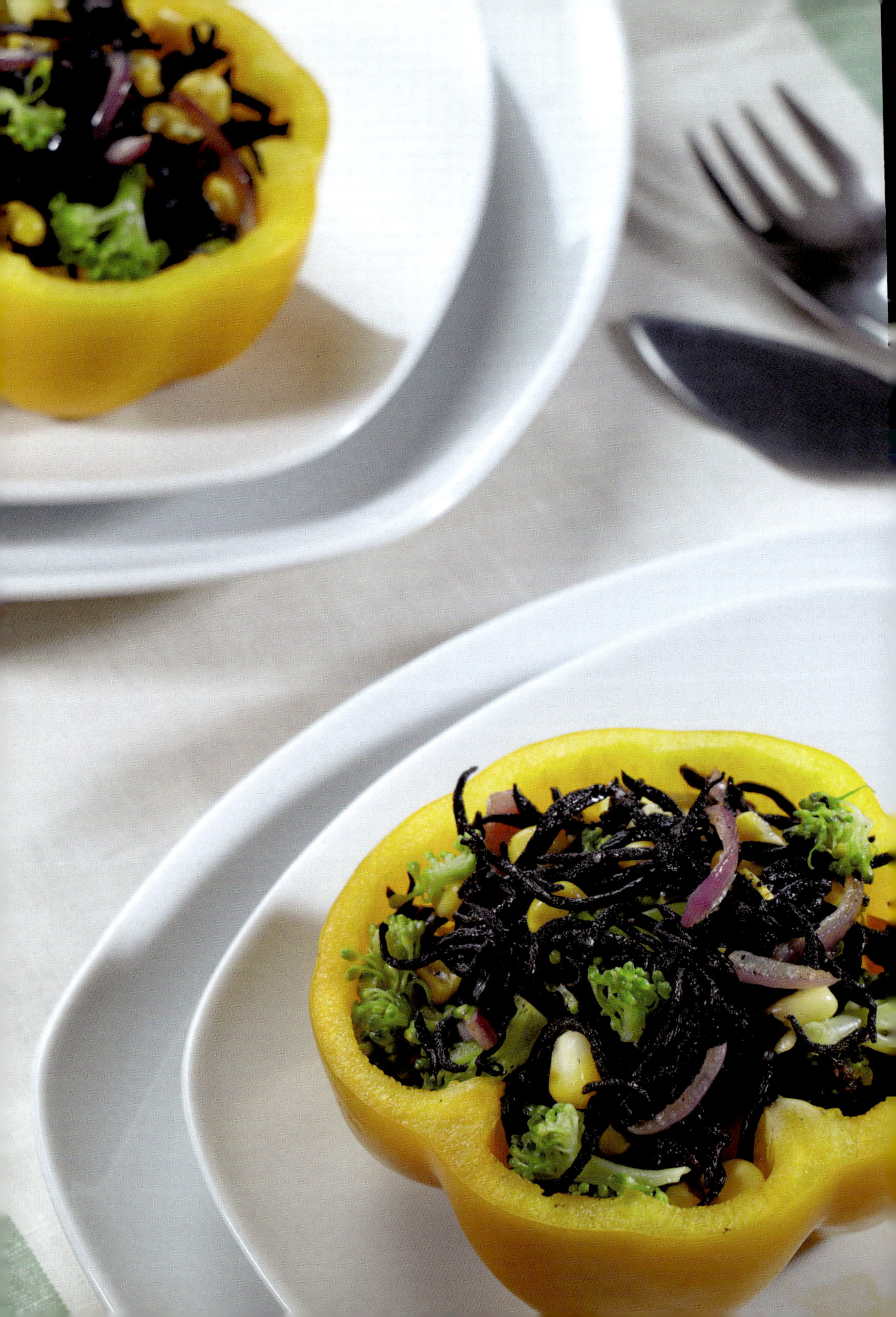

12. Schneiden Sie die Rolle in gleich große Stücke. Arrangieren Sie die Stücke auf einer Platte und servieren sie, eventuell mit einem Dip aus Tamari und Wasabi.

Variationen:

- Verwenden Sie andere Gemüsesorten, wie Lauch, Chinakohl oder Lotuswurzel.
- Legen Sie das Gericht auf eine Pastete *(s. Schritt 9)* rollen sie auf und backen es dann etwa 30 Minuten lang im vorgeheizten Ofen bei 190 Grad. Servieren Sie es in Scheiben geschnitten.

Hizikialgen-Genuss mit Mais und Brokkoli (Foto S. 146)

4 Beilagen

Hiziki verfügt unter allen Nahrungsmitteln über eine der höchsten Konzentrationen an Kalzium und Eisen und ist eine ausgezeichnete Quelle für Mineralien und Spurenelemente sowie die Vitamine A, C und B. Sie schmeckt stark nach Meer und nimmt beim Kochen einen nussigen Geschmack an. Zusammen mit Wurzelgemüse und gebratenem Tofu oder Tempeh ergibt dies ein kräftiges Gericht. Wenn Sie Mais und Brokkoli dazu geben, erhalten Sie einen leichteren, erfrischenden Salat.

Zutaten: *¼ Tasse Hizikialgen*
1 Esslöffel unraffiniertes, helles Sesamöl
½ Tasse rote Zwiebel, in Scheiben geschnitten
5 Knoblauchzehen, fein gehackt (wahlweise)
2 Esslöffel Tamari, oder nach Geschmack
gefiltertes oder Quellwasser, um das Gericht halb zu bedecken
1 Tasse gelber Mais, frisch oder gefroren
1 Tasse Brokkoliröschen
1 Esslöffel Zitronensaft

Garnierung: *Frühlingszwiebel, fein gehackt*

Zubereitung:

1. Spülen Sie die Hiziki ab und weichen sie 20 Minuten lang in kaltem Wasser ein (nimmt die doppelte Größe an). Abtropfen lassen, in kleinere Stücke schneiden und beiseite stellen.
2. Erhitzen Sie eine Pfanne aus rostfreiem Stahl, geben Öl hinein, dünsten die Zwiebel, bis sie durchsichtig ist, geben den Knoblauch dazu (falls erwünscht) und dünsten noch ½ Minute lang weiter.
3. Geben Sie die Hiziki und 1 Esslöffel Tamari dazu und dünsten kurz.
4. Geben Sie Wasser bis zur halben Höhe des Gerichts dazu. Bringen Sie alles zum Kochen, reduzieren die Hitze und bedecken den Topf. Köcheln Sie 30 bis 45 Minuten lang. Kurz vor Fertigstellung geben Sie Mais und Brokkoli hinzu, würzen mit dem Rest Tamari nach, tröpfeln Zitronensaft über das Gericht und mischen.

5. Servieren Sie in einer gelben Paprika, der Farbe zuliebe, und garnieren mit frischer Frühlingszwiebel. Zur Vervollständigung der Mahlzeit verwenden Sie Langkornreis sowie ein Bohnen- und ein Gemüsegericht.

Variationen:

- Verwenden Sie Arame anstatt Hiziki.
- Geben Sie verschiedene saisonale Wurzeln dazu, wie Lotuswurzel und rundes Gemüse, wie Kürbis.
- Würzen Sie mit Ihren Lieblingskräutern und -gewürzen oder mit süßem Reismiso.
- Hiziki kann auch länger gekocht werden, insgesamt 1¼ bis 1½ Stunden lang, damit sie ihre Bitterkeit verliert und süß wird.

Frischer Wakamesalat mit Grünkohl (Foto Seite 132)

3 Beilagen

Meeresgemüse enthält reinigende und fettausscheidende Nährstoffe. Wakame enthält nur wenig gesättigtes Fett und wenig Cholesterin, aber viele Vitamine, Mineralien und andere gesundheitsförderliche Nährstoffe. Wakame ist stark natriumhaltig, weshalb Sie sie immer vor der Verwendung einweichen und das Einweichwasser fort schütten sollten.

Zutaten: *2 Tassen Grünkohl*
1/3 Tasse Wakamealge
1 bis 2 Frühlingszwiebeln, fein geschnitten

Gewürze: *1 Esslöffel Tamari, oder nach Geschmack*
2 Esslöffel Umeessig, oder nach Geschmack
Ein paar Spritzer geröstetes Sesamöl, oder nach Geschmack
Gerösteter Sesam

Zubereitung:

1. Waschen Sie den Grünkohl, entfernen die Mittelrippe und hacken ihn dann sehr fein.
2. Waschen Sie die Wakame und weichen sie 5 Minuten lang in Wasser ein, nehmen sie aus dem Wasser, lassen sie abtropfen und schneiden sie klein.
3. Geben Sie Grün und Wakame zusammen mit der Frühlingszwiebel in eine große Schüssel.
4. Geben Sie die Gewürze dazu und mischen. Sie können den Salat pressen oder ihn einfach etwa eine halbe Stunde ziehen lassen, bevor Sie ihn servieren.
5. Bieten Sie ihn als Beilage an und vervollständigen die Mahlzeit mit einem Gericht aus Getreide, Bohnen und Gemüse.

Variationen:

- Verwenden Sie in diesem Gericht Instant-Wakameflocken und ersparen sich das Schneiden.
- Bereiten Sie diesen Wakamesalat mit Gurke zu anstatt mit Grünkohl.
- Verwenden Sie Zitronensaft nach Geschmack anstatt Umeessig.

Zum Frühstück und zu jeder Tageszeit

Nori - geröstet oder roh

Zum Frühstück Meeresgemüse zu essen ist einfacher, als Sie denken. Frühstücken Sie ein halbes oder ganzes Blatt Nori. Nur an einem gerösteten oder rohen Blatt Nori zu knabbern, ist alles, was Sie brauchen, um den Tag richtig mit Mineralien und Vitaminen anzufangen. Wenn Sie die Nori bereits geröstet kaufen, nehmen Sie Sushi-Nori.

Weiche Nori-Würzzubereitung

Eine Nori-Würzzubereitung als salzige Garnierung auf Ihren morgendlichen Getreidebrei zu streuen, ist eine weitere Möglichkeit des Verzehrs von Meeresgemüse zum Frühstück. Verwenden Sie diese Würzzubereitung auch für jede andere Mahlzeit als Verstärkung von Geschmack und Nährstoffen.

Zutaten: *4 Blätter Nori*
¼ Tasse gefiltertes oder Quellwasser
Tamari, nach Geschmack

Zubereitung:

1. Reißen Sie mehrere Blätter rohe oder geröstete Nori in kleine Stückchen und geben sie in einen Topf.
2. Gießen Sie vorsichtig Wasser dazu, so dass die Nori halb bedeckt ist und bringen es schnell zum Kochen, köcheln dann unter vorsichtigem Rühren, bis alle Stücke gelöst sind.
3. Geben Sie nach Geschmack Tamari dazu. Servieren Sie dies als Würzzubereitung zu Getreide- oder Nudelgerichten. Es hält sich im Kühlschrank bis zu fünf Tage lang.

Variationen:

- Zur Geschmacksveränderung dieses Gerichts geben Sie gegen Ende andere Gewürze daran, wie Mirin, klein geschnittene Frühlingszwiebel, Ingwersaft oder fein geriebenen Knoblauch.

Dulse-Meeresgemüse-Brei

4 Portionen

Dulse ist eine hervorragende Jod- und Eisenquelle. Jod ist wichtig für die Gesundheit der Schilddrüse und die Schilddrüsenhormon-Sekretion. Dulse ist natriumarm und dient auch als leckere Zwischenmahlzeit statt Chips. Verwenden Sie Dulse- Flocken für die Garnierung Ihrer Salate oder bei anderen Gerichten auch als Gewürz.

Zutaten:

2 Tassen gefiltertes oder Quellwasser, oder Kombu-Shiitake-Suppenbrühe
½ Tasse weiße Zwiebel, gewürfelt
2 Tassen weißer Rettich oder Steckrüben, gewürfelt
1/8 Tasse Dulse oder Menge nach Geschmack
2 Tassen gekochtes Vollkorngetreide Ihrer Wahl
2 Tassen ungesüßte pflanzliche Milch (optional oder Wasser)
4-6 TL. Kichererbsen- Miso, mit warmem Wasser verdünnt
Schwarzer Pfeffer, zum abschmecken, (optional)
¼ Teelöffel frischer Estragon, gehackt (optional)

Zubereitung:

1. 1. Fügen Sie eine Tasse Wasser, Zwiebeln und Rettich oder Steckrüben in einen mittelgroßen Topf.
2. Zum Kochen bringen, Hitze reduzieren und für 5-10 Minuten weiter köcheln lassen.
3. Dulse einweichen, abgießen und zerkleinern oder verwenden Sie Dulse- Flocken und geben diese in den Topf.
4. Fügen Sie die pflanzliche Milch (optional) oder Wasser und das gekochte Getreide Ihrer Wahl bei und lassen alles weiter köcheln bis es weich ist. Verwenden Sie einen Stabmixer, um die gewünschte cremige Konsistenz zu erhalten.
5. Miso, Pfeffer und Estragon (optional) hinzufügen und 5 Minuten weiterköcheln lassen.
6. In einzelnen Schalen heiß servieren und jede Portion wahlweise mit einem Zweig frischen Estragons oder einigen in Scheiben geschnittenen Frühlingszwiebeln garnieren.

Variationen:

- Für eine dickere Konsistenz rühren Sie Pfeilwurzmehl oder Kuzu ein, das mit kaltem Wasser angerührt wird.

Schritt 7

Getränke und Suppen für jede Jahreszeit

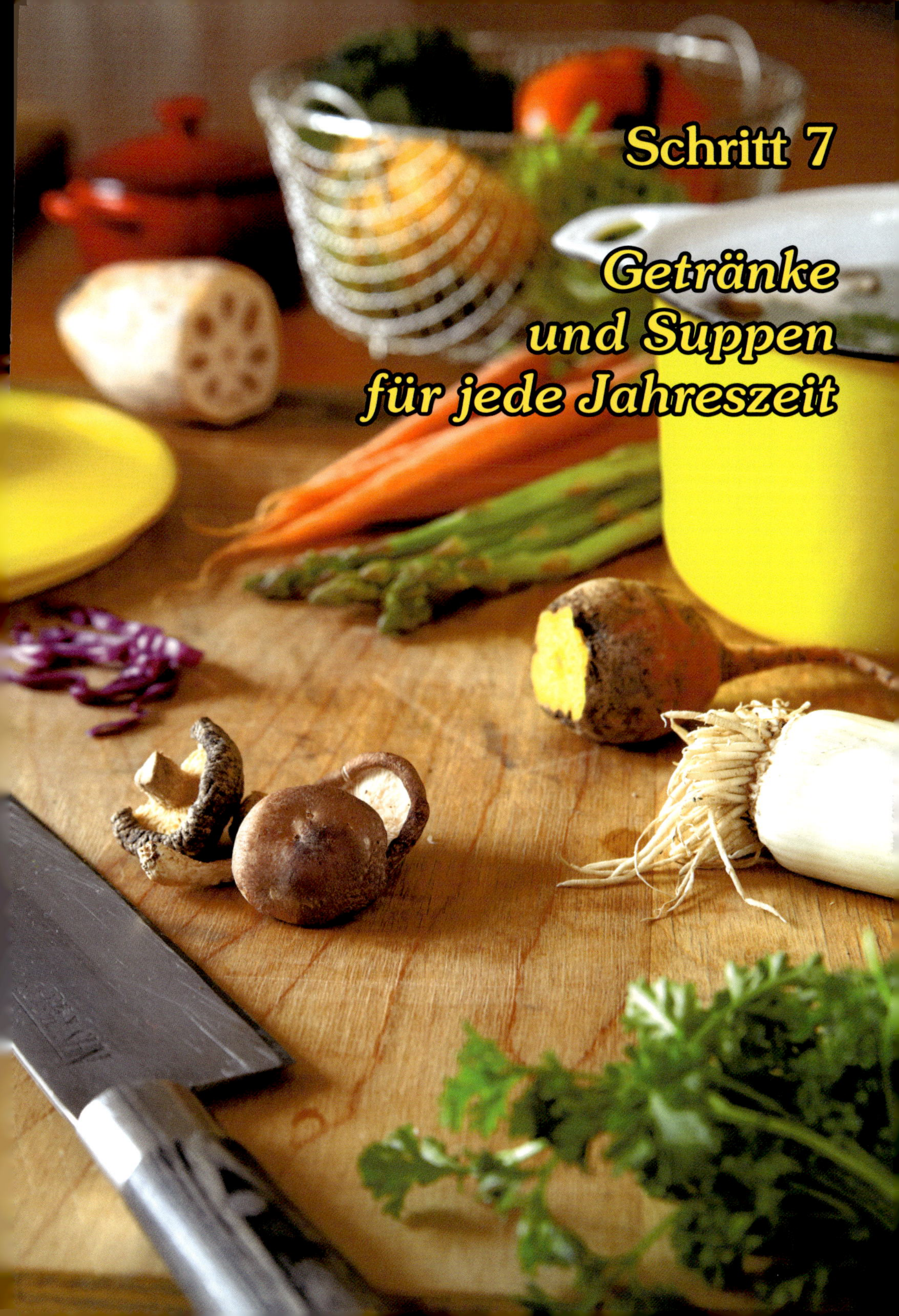

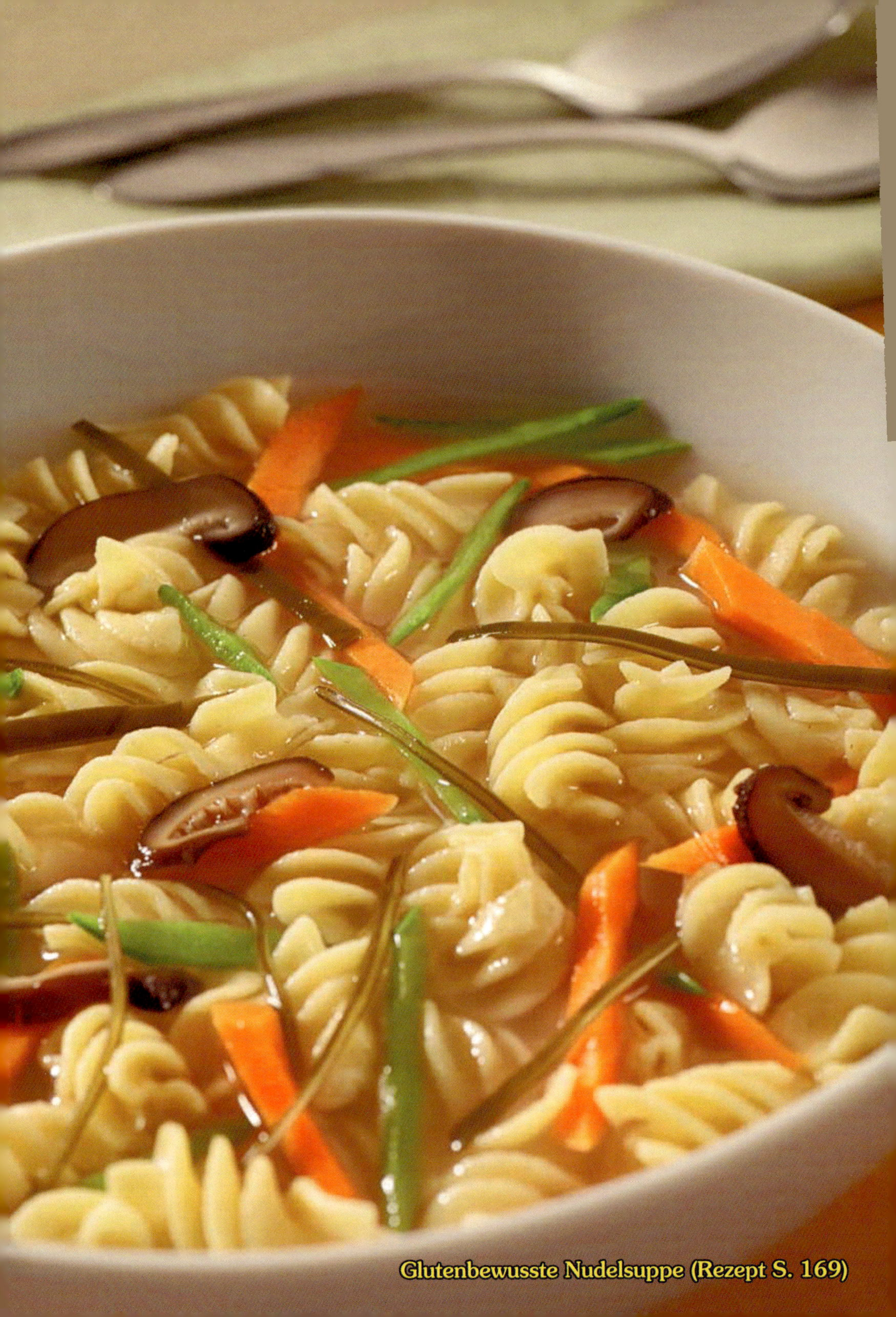

Glutenbewusste Nudelsuppe (Rezept S. 169)

Wie beginnen Sie Ihren Tag? Ist eine Tasse Kaffee oder Tee Ihr Lieblingsgetränk nach der durchfasteten Nacht? Sie können unter vielen Getränken und Suppen wählen, und alle diese flüssigen Nahrungsmittel haben Eins gemeinsam - alle enthalten Wasser. Wasser ist die Grundlage allen Lebens, einschließlich Ihres Körpers.

Bei der Geburt besteht ein Körper zu etwa 90 Prozent aus Wasser. Der Körper eines Erwachsenen enthält etwa 70 Prozent Wasser. Der Wassergehalt unseres Körpers kann mit zunehmendem Alter um bis zu 50 Prozent sinken. Die Muskeln, die ihn bewegen, bestehen zu 75 Prozent aus Wasser, das Blut, das die Nährstoffe transportiert, zu 82 Prozent, die Lunge, die uns mit Sauerstoff versorgt, zu 90 Prozent, unser Gehirn, das Kontrollzentrum des Körpers, zu 76 Prozent, und sogar die Knochen bestehen zu 25 Prozent aus Wasser. Unsere Gesundheit hängt wahrhaftig von der Qualität und Quantität des Wassers ab, das wir trinken.[54]

Flüssigkeiten: Wie viel wir benötigen, um uns ausreichend mit Wasser zu versorgen und zu reinigen

Nehmen Sie am Morgen Flüssigkeit zu sich, indem Sie vor anderen Getränken oder dem Frühstück eine Tasse Wasser trinken, denn dies ist eine der besten Möglichkeiten, den Tag zu beginnen. Trinken Sie es warm oder bei Zimmertemperatur, und wenn Sie mögen, geben Sie einen Spritzer Zitrone hinein. Wasser ersetzt die Flüssigkeit, die Sie bei Tag und Nacht verbrauchen und spült Toxine aus Ihrem Körper.

Trinken Sie es während des Tages zwischen den Mahlzeiten anstatt anderer Getränke, vor allem Limonaden und Softdrinks. Alle Limonaden enthalten ungeheure Mengen an Zucker, und ihr regelmäßiger Genuss kann das Risiko für Diabetes und Übergewicht erhöhen. Diätgetränke enthalten künstliche Süßungsmittel und werden am besten vermieden. Vermeiden Sie Eiswasser, Wasser mit Eiswürfeln oder andere eiskalte Getränke oder Suppen oder schränken deren Verwendung ein, denn das Eis friert vorübergehend Ihr Verdauungssystem ein oder verlangsamt es jedenfalls und behindert so die Aufnahme der Nahrung. Manche Menschen sehen das als großartige Möglichkeit zum Abnehmen an, aber es ist eine sehr ungesunde, da Sie überhaupt keine Nährstoffe aufnehmen. Natürlich ist ein erfrischendes, kaltes Getränk manchmal genau das, was wir an einem heißen Sommertag zur Entspannung brauchen.

Wie viel Wasser Sie zu sich nehmen, kann je nach der Jahreszeit, der Klimazone, in der Sie leben und Ihrem Alter, Aktivität, Zielen im Leben und Geschlecht variieren. Ihr täglicher Flüssigkeitsbedarf erhöht sich beim Aufenthalt in Räumen mit Klimaanlage, bei Bewegung und Sport, schwerer Arbeit, medizinischer Behandlung, der Einnahme von Vitaminen, erhöhter Sonneneinwirkung und beim Schwitzen. Denken Sie auch daran, Ihre Hautpflege mit biologischen und veganen Feuchtigkeit spendenden Cremes zu intensivieren.

Teilweise wird gesagt, dass Ihrem Körper, wenn Sie Durst verspüren, bereits Flüssigkeit fehlt. Achten Sie auf Ihren Salzkonsum, da zu viel Salz Sie durstiger macht. Zu viel Flüssigkeit im Verhältnis zu fester Nahrung kann Sie aus dem Gleichgewicht bringen. Es wird sogar behauptet, ein Übermaß an Flüssigkeit könne tödlich sein.

[54] Fereydoon Batmanghelidj, Your Body's Many Cries for Water (Falls Church, VA: Global Health Solutions, 2008).

Wo ziehen Sie die Grenze, und welche Art an Getränken ist für Sie richtig? Wissenschaftler streiten sich immer noch darüber, wie viel Wasser ein Erwachsener trinken sollte. Die Angaben erstrecken sich von 1,5 bis zu 2 Litern Flüssigkeit als empfohlene Tagesmenge. Stellen Sie Ihre eigenen Forschungen an und sprechen mit Ihrem Arzt, um sicher zu gehen, dass Sie die für Ihren Bedarf richtige Flüssigkeitsmenge zu sich nehmen, und zwar besonders, wenn Sie außergewöhnliche Aktivitäten betreiben, da sowohl zu viel als auch zu wenig Flüssigkeit Ihren Organismus schwächen kann.

Viele Menschen haben keinen Zugang zu sauberem Trinkwasser, und viele andere sind unglücklich über Geschmack und Geruch ihres Leitungswassers. Wenn Sie Wasser aus dem Hahn zum Trinken und Kochen verwenden, möchten Sie es vielleicht reinigen – anfänglich mit einem guten Karbonfilter – oder Sie lassen Ihre Wasserbehälter mit Wasser aus lokalen zertifizierten, sauberen Quellen oder Brunnen füllen. Um Ihrer Gesundheit weiterhin Gutes zu tun, ziehen Sie alkalisches, elektronenhaltiges oder ionisiertes Wasser in Betracht.[55]

Vermeiden Sie Plastikflaschen, da sie durch Chemikalien im Plastik Gesundheitsrisiken bergen können. Außerdem belasten sie auf jeden Fall die Umwelt. Benutzen Sie Ihre eigenen nachhaltigen Behälter, wie Glas- oder rostfreie Stahlflaschen. Kaufen Sie umweltfreundliche Produkte und entsorgen gefährliche Haushaltswaren oder Arzneimittel nicht im Waschbecken oder der Toilette, da dies das Wasser belastet.[56] Und denken Sie auch daran, die Beschaffung von sauberem Wasser für die Dritte Welt zu unterstützen. Dies sind einfache Schritte hin zu einer nachhaltigen Lebensweise.

Da Sie mit Wasser kochen, Suppen und andere Getränke trinken und Eintöpfe, Dressings und Saucen essen, erhalten Sie einen Teil Ihres täglichen Wasserbedarfs aus diesen Quellen. Essen Sie vor den Mahlzeiten eine kleine Schale Suppe, die leicht mit fermentiertem Sojabohnen-Miso gewürzt ist und viele gesundheitsfördernde Enzyme enthält. Dies hilft Ihnen bei der Verdauung der Nahrung und versorgt Sie mit Flüssigkeit. Weitere Informationen zu Miso finden Sie in *Schritt 5*.

Das Trinken von Wasser während der Mahlzeiten verdünnt Ihre Verdauungsenzyme. Trinken Sie zur besseren Verdauung und Entgiftung das Wasser stattdessen zwischen den Mahlzeiten. Wasser, das man zwischen den Mahlzeiten zu sich nimmt, passiert Magen und Darm sehr schnell.

Überlegungen zu den Getränken: Geschichte und Fakten zur Gesundheit

Seit Jahrhunderten brüht der Mensch Getränke aus Blättern, Stöcken, Früchten, Wurzeln, Rinde und Beeren auf. Sammeln Sie Ihre eigenen Grundstoffe und gießen Sie diese koffeinfreien Tees Ihrem Bedarf entsprechend auf oder suchen in den Geschäften danach. Bedenken Sie, dass Yerba Mate, Kolanuss und Guarana Koffein enthalten.

---

[55] Theodore A. Baroody, Alkalize or Die: Superior Health Through Proper Alkaline-Acid Balance (Waynesville, NC: Eclectic Press, 1996).

[56] Diane Gow McDilda, The Everything Green Living Book: Easy Ways to Conserve Energy, Protect Your Family's Health, and Help Save the Environment (Avon, MA: Adams Media Corporation, 2007).

Tees für alle Tage

Haben Sie schon einmal Kukicha Zweigtee oder Bancha, die gerösteten Stiele oder Blätter der reifen Grünteepflanze probiert? Kukicha und Bancha („kuki" heißt Zweig und „cha" heißt Tee auf Japanisch) verfügen über die Verdauung beruhigende und alkalische Eigenschaften. Kukicha und Bancha können täglich getrunken werden - heiß, kalt, ohne Zusätze oder im Sommer mit Apfelsaft. Blätter und Stiele können lose gekauft und in der gewünschten Stärke aufgegossen werden und lassen sich häufig mindestens zweimal verwenden. Ein dunkelgoldener Farbton weist auf eine stärkere, yangbetonte Energie hin, die in der kalten Jahreszeit oder bei Schwäche gut tut. Ein hellgoldener Tee ist bei warmem Wetter vorzuziehen. Kukicha enthält nur wenig Koffein, vergleichbar den entkoffeinierten Tees und oft wird auch behauptet, er sei geschmacklich vorzuziehen. Entkoffeinierte Tees enthalten häufig chemische Rückstände aus der Entkoffeinierung. Eine Untersuchung hat gezeigt, dass die Rückstände eines bekannten Karzinogens, des Methylenchlorids, in entkoffeiniertem Tee um 400 Prozent höher waren, als in entkoffeiniertem Kaffee. Verwenden Sie Kukicha statt entkoffeiniertem Kaffee oder Tee, wenn Sie den Koffeingehalt Ihrer Getränke regulieren möchten. Hausmittel und Anregungsmittel mit Kukicha finden Sie in Schritt 10. Sie können Aufgussbeutel mit Kukicha auch unterwegs mitnehmen, sie in Restaurants verwenden, bei der Arbeit und auf Reisen.

Grüne Tees

Grüne Tees verfügen über wichtige Antioxidantien und Bestandteile, die wegen ihres gesundheitlichen Nutzens bekannt sind. In der östlichen Welt, wo der grüne Tee einen wichtigen Teil der Ernährung darstellt, hat sich in groß angelegten Untersuchungen gezeigt, dass dieser sich vielversprechend auf Herzleiden und Krebs auswirkt, auch wenn das Ergebnis dieser Untersuchungen durch andere Gegebenheiten einer fernöstlichen Lebensweise stark beeinflusst sein mag.[57] Grüner Tee enthält Koffein und ist stärker yin als gerösteter Kukicha und Bancha. Grüner Tee mit geröstetem Vollkornreis, sowohl in Aufgussbeuteln als auch lose erhältlich, ist ebenfalls eine gute Wahl für ein Getränk. Durch einen Spritzer Zitronensaft in Ihrem grünen Tee können Sie seine Antioxidationskraft maximal erhöhen.[58]

Getreidetees

Geröstetes Getreide, wie Gerste (enthält Gluten) und gerösteter Reis, mit viel Wasser aufgebrüht, ergeben auch ein schmackhaftes Getränk - für Erwachsene und Kinder gleichermaßen.

Verdauungsfördernde, die Immunkraft stärkende und anregende Kräutertees

Um einen verdauungsfördernden Tee herzustellen, geben Sie Ingwersaft und Minze in Wasser und kochen es oder verwenden Kombucha, einen fermentierten Tee. Um

[57] Nieca Goldberg, M.D., The Women's Healthy Heart Program: Lifesaving Strategies for Preventing and Healing Heart Disease (New York: Ballantine Books, 2006).
[58] Rodney J. Green et al., "Common Tea Formulations Modulate In Vitro Digestive Recovery of Green Tea Catechins," Molecular Nutrition & Food Research 51(9) (2007): 1152-62.

Ihre Immunreaktion anzuregen, verwenden Sie Ginseng, Pfefferminze und Echinacea.

Entspannungstees und Einschlafmischungen aus Kräutern können Kamille, Hopfen, Lindenblüten, Lavendel, Passionsblume, Minze, Baldrian, Lindenblüten und weiße Sapote enthalten.

Tees aus stimulierenden Gewürzen, wie Kardamon, Zimt, Vanille und Ingwer wärmen innerlich und regen Ihre Verdauung und Ausscheidungsfunktion an. Diese Kräuter und Gewürze müssen etwa 10 Minuten lang ziehen, um ihr besonderes Aroma hervorzubringen. Besondere makrobiotische Tees als Hausmittel finden Sie in *Schritt 10*.

Alkoholische Getränke

Es muss nicht extra betont werden, dass alkoholische Getränke verantwortungsbewusst und altersentsprechend genossen werden sollten. Da alkoholische Getränke aller Art Ihren Körper austrocknen, trinken Sie immer ein Glas Wasser dazu. Trinken Sie Alkohol nur zu gesellschaftlichen Anlässen und wenn Ihre Gesundheit es Ihnen erlaubt. Die Verdauung anregende Gewürze, wie Kardamon, Zimt und Ingwer sowie auch Beeren, können manchen alkoholischen Getränken als einwöchige Aufgüsse zugegeben werden. Mischen Sie diese Aufgüsse bevor Sie sie anbieten mit Kombucha oder Rejuvelac, beides fermentierte Flüssigkeiten, und Wasser sowie zusätzlich wahlweise Eis, falls benötigt. Bieten Sie diese alkoholreduzierten Alternativen zu gesellschaftlichen Anlässen als Getränke zur Reinigung an, falls die Gesundheit es erlaubt.

Bier war in der teutonischen und anderen nordeuropäischen traditionellen Gesellschaften ein täglich genossenes, milchsäurehaltiges, fermentiertes Getränk mit sehr wenig Alkoholgehalt. Es diente als eine Art „Misosuppe“, eine Unterstützung bei der Verdauung (allerdings stärker yin als die eigentliche Misosuppe). Unterschiedliche Volksgruppen in Nordeuropa hatten früher ihre besonderen Wurzeln und Kräuter, um die Haltbarkeitsdauer des Biers zu verlängern, was jedem seinen ganz typischen Geschmack verlieh. Experimentieren Sie, indem Sie – vorzugsweise biologisches, ungefiltertes und natürlich gebrautes – Bier mit frisch gepressten, ungesüßten und nicht aus Konzentrat hergestellten Säften mischen. Auf diese Weise können Sie den Alkoholgehalt reduzieren. Hier ein paar interessante Möglichkeiten nach den Ideen des beratenden Herausgebers:

a) Geben Sie ¼ - ½ Glas reinen, ungefilterten Apfelsaft an ½ - ¾ Glas biologisches Bier (möglichst ungefiltert). Das ist ein sehr erfrischendes Getränk für warme Sommerabende. Helles Bier eignet sich hierfür am besten.

b) Geben Sie ¼ - ½ Glas reinen, ungesüßten roten Fruchtsaft (gemischte Früchte, wie rote Trauben, rote Süßkirschen, rote Johannisbeeren, Himbeeren und andere rote heimische Früchte) an ½ - ¾ Glas Bier. Dies erfrischt während der kälteren Jahreszeit und ist reich an Antioxidantien. Es paßt gut sowohl zu hellem als auch dunklem Bier.

c) Geben Sie ¼ - ½ Glas Brombeer-, Blaubeer oder Schattenmorellensaft oder anderen blauen oder schwarzen Fruchtsaft an ½ - ¾ Glas Bier. Mit hellem Bier erhalten Sie ein erfrischendes Getränk für die warme und mit dunklem Bier eins für die kühle Jahreszeit.

Variationen:

Verwenden Sie statt des Fruchtsafts ein wenig Rejuvelac oder Brotdrunk (weniger als 1/8 Glas, da es stark sauer schmeckt). Normalerweise enthält natürlich gebrautes Bier gesunde Milchsäure, aber Rejuvelac ermöglicht Ihnen eine Erhöhung des Milchsäuregehalts. Experimentieren Sie mit unterschiedlichen Mischungen entsprechend Ihrer persönlichen Bedürfnisse und geschmacklichen Vorlieben, soweit Ihre Gesundheit das zulässt. Bier mit geringerem Hopfenanteil ist vorzuziehen (zu erkennen am weniger bitteren Geschmack), da Hopfen ein starkes Beruhigungs- und Entspannungsmittel ist. Allgemeine Hopfenanwendung bei der Bierherstellung ist erst üblich geworden, als das Bier für die Lagerung und den Handel haltbar gemacht werden mußte.

Glutenwarnung: Die meisten Biere und alkoholischen Getränke enthalten Gluten.

Wann und welche Getränke trinken

Zur täglichen Verwendung

- Gefiltertes, gereinigtes oder Quellwasser
- Kukicha Zweigtee, lose oder im Aufgussbeutel
- Bancha Blatttee, lose oder im Aufgussbeutel
- Gerösteter Gersten- oder Reistee: Rösten Sie das Getreide in einer Pfanne, und kochen es dann mit Wasser bis zur gewünschten Stärke
- Gerösteter Vollkornreis mit grünem Tee, lose oder im Aufgussbeutel

Die Zubereitung von Kukicha

1. Geben Sie 1½ bis 2 Esslöffel voll gerösteter Zweige in 1½ Liter Wasser und bringen es zum Kochen.
2. Wünschen Sie den Tee dunkler, köcheln Sie 5-10 Minuten lang. Wünschen Sie ihn heller, köcheln Sie 2-3 Minuten lang.
3. Gießen Sie ab und verwenden die Zweige noch einmal.

Zur gelegentlichen Verwendung

- Getreidekaffee (100 Prozent Getreide)
- Löwenzahntee
- Kombutee: Kochen Sie die Kombu 10 Minuten lang in Wasser.
- Umeboshitee: Kochen Sie Wasser und Umeboshipflaume 10 Minuten lang.
- Mu Tee
- Möhrensaft
- Bleichselleriesaft
- Süßes Gemüsegetränk: Das Rezept finden Sie in Schritt 10.
- Stimulierende Kräutertees

- Kombucha (fermentiertes Getränk)
- Gemüsesaft: Pürieren Sie frisches Grün und geben Wasser dazu.
- Grüner Tee
- Fruchtsaft, selbst hergestellt oder fertig gekauft
- Sojamilch (mit Kombu)
- Reis-, Mandel- oder andere Nussmilch
- Gerstensprossenpulver, Spirulina und Chlorella

Zur seltenen Verwendung oder bei gesellschaftlichen Anlässen
- Mineralwasser
- Wasser mit Kohlensäure
- Kaffee
- die meisten Tees
- Sake (warm oder kalt)
- Wein
- Bier
- Whisky (sehr selten, so weit es die Gesundheit erlaubt)
- mit Kräuteraufguss versetzte alkoholische Getränke
- Kalte Getränke (mit Eiswürfeln)

Zu vermeiden
- Harte Alkoholika
- Gezuckerte Getränke und Limonaden
- Kommerzieller Tee (koffeinhaltig, entkoffeiniert oder chemisch gefärbt)
- Limonaden und andere stimulierende, aromatisierte, zuckerhaltige Getränke
- Destilliertes Wasser

Wasser – und Ihre Lebensweise

Eins der zentralen makrobiotischen Konzepte zur Lebensweise besagt, dass unsere täglichen Mahlzeiten unsere evolutionäre Entwicklung widerspiegeln sollten. Beginnen Sie eine Mahlzeit mit einer Suppe, die eine kleine Menge Meeresgemüse enthält, Meersalz und fermentierte Nahrungsmittel, wie Miso und Tamari. Eine so zubereitete Suppe steht stellvertretend für die frühe Entwicklung des Lebens auf der Erde und bringt uns in Kontakt mit unserer Evolution.

Natürlich zu leben bedeutet zu trinken, wenn man durstig ist, zu essen, wenn man hungrig ist und zu schlafen, wenn man müde ist. Gewöhnen Sie sich an, Wasser und andere Getränke langsam zu trinken und ein paar Sekunden zu warten, bevor Sie schlucken. Trinken Sie nur in kleinen Schlucken. Nehmen Sie Getränke nur warm oder bei Zimmertemperatur zu sich. Vermeiden Sie Getränke, die geradewegs aus dem Kühlschrank kommen. Nehmen Sie sie heraus und lassen sie eine Zeitlang stehen. Trinken Sie nichts Eiskaltes.

Nehmen Sie Getränke und Suppen nur in kleinen Schlückchen zu sich und mischen sie mit Speichel, um sie ordentlich verdauen zu können. Jeder Mundvoll eines festen Nahrungsmittels sollte mindestens 30 bis 40 Mal gekaut werden, um ihn zu verflüssigen – oder auch häufiger, bis zu hundert Mal, besonders, wenn Sie sich heilen wollen. Beim Kauen der Nahrung wird das Enzym Amylase im Mund aktiviert und hilft, die Nahrung abzubauen und aufzunehmen.

Besseres Kauen kann auch eine gute Möglichkeit sein, weniger zu essen, denn Forscher vermuten, dass schon allein der Akt des Kauens das Sättigungszentrum im Gehirn einschaltet. In einer Studie hat sich gezeigt, dass vierzigmal Kauen derselben Menge an Nüssen den Hunger besser gestillt hat als zehn- oder zwanzigmal, und das Gefühl der Sättigung hielt länger vor.[59] Probieren Sie es selbst aus, denn es könnte bei anderen Nahrungsmitteln ebenfalls funktionieren.

Getränke werden in größeren Größen abgegeben, und die Mengen, die wir verzehren, haben in den letzten beiden Jahrzehnten zugenommen. Das ist einer der Gründe, warum wir in den entwickelten Ländern mit einer ungesunden Fettleibigkeit zu kämpfen haben. Ja, wir tendieren zu Völlerei. Handeln Sie entgegen dem Motto ‚größer ist besser', das in der Nahrungsmittelindustrie und Gastronomie die Oberhand gewonnen hat. Bieten Sie das Essen auf kleineren Tellern an, verwenden kleinere Tassen und Gläser für die Getränke und servieren Suppen in kleinen Tassen oder Schalen.

Dr. Masaru Emoto, der Autor von The Miracle of Water und vielen anderen Büchern behauptet, das Wasser verfüge über eigene Heilkräfte.[60] Seine Untersuchungen zeigen außerdem, dass Wasserkristalle energetischen Einflüssen unterliegen. Daher könnte unser Dank für die tägliche Nahrung und das Wasser, das wir verwenden, die Energie unserer Mahlzeiten beeinflussen.

Die Geschichte der Suppen

Die Kombination von nahrhaftem Getreide, Bohnen und Gemüse in einem Topf Wasser ist eine der einfachsten Möglichkeiten, eine schnelle Mahlzeit zuzubereiten. Suppen sind eins der ersten vom Menschen hergestellten Nahrungsmittel, nachdem er das Kochen entdeckt hatte. Jeweils örtlich erhältliche Nahrungsmittel und Geschmacksrichtungen diktieren die Zutaten für alle bekannten und beliebten Suppen und Eintöpfe. Russischer Borschtsch, italienische Minestrone, spanische Gazpacho, französische Zwiebelsuppe oder Bouillon, chinesische Wantansuppe, japanische Misosuppen und deutsche Eintöpfe aus Gemüse, Hülsenfrüchten, Wurst oder Kartoffeln - sie alle haben in der kulinarischen Welt Anerkennung gefunden.

Gemüsesuppen sind von alters her außerdem fest anerkannt als Heilmittel. Hühnersuppe mit Nudeln nimmt immer noch in vielen Kulturen den ersten Platz als heilendes Gericht ein, und Freunde empfehlen sie uns häufig, wenn die kalte Jahreszeit über uns herein gebrochen ist. Als warme, angenehme vegane Brühe probieren Sie eine traditionelle japanische Dashi oder Brühe mit Kombu, Shiitake und Miso. Eine Tasse Misosuppe am Tag macht möglicherweise den Arzt überflüssig.

[59] B. A. Cassady et al., "Mastication of Almonds: Effects of Lipid Bioaccessibility, Appetite, and Hormone Response," American Journal of Clinical Nutrition 89(3) (2009): 794-800.
[60] Masaru Emoto, The Miracle of Water (New York: Atria Books, 2011).

Das Wort Suppe geht auf das westgermanische Wort supp(j) zurück, das ursprünglich „eingebrocktes Brot" oder eine breiige Speise bezeichnete. Bevor es das Brot gab, verwendete man Getreideschleim für die Zubereitung dicker Eintopfgerichte. Suppen waren die ersten Gerichte, die im Paris des 18. Jahrhunderts in öffentlichen Restaurants angeboten wurden. Klare Suppen, wie Brühe, Bouillon oder Consommé spielen in der klassischen französischen Küche eine wichtige Rolle. Das Wort Restaurant stammt von einer alten französischen Variante des Wortes „restaurativ" ab und bezieht sich auf Medikamente und Getränke zur Wiederherstellung der Gesundheit.

Der wissenschaftliche Fortschritt hat uns viele Formen transportabler Suppen beschert, von solchen in der Dose über pulverisierte Suppen in der Tüte bis zu solchen, die nur noch in die Mikrowelle müssen, sowie denjenigen für besondere Ernährungsanforderungen, von salzarm über ballaststoffreich bis zu glutenfrei. Vielleicht gehört eine Ihrer eigenen Lieblingssuppen in eine dieser Zubereitungsformen. Hoffentlich kann dieser Schritt Sie mit Ideen versorgen, die es Ihnen ermöglichen, Ihre eigenen Suppen, die nahrhafter sind als alle genannten, leicht zuzubereiten. Auf Reisen kann es allerdings hilfreich sein, irgendeine transportable Suppe zu verwenden, um Ihre Ziele einhalten zu können.

Jahreszeitbedingte Gedanken zu Suppen – Ein paar gesundheitliche Überlegungen

Der Nährstoffgehalt Ihrer Suppen, Dressings und Saucen hängt von der Suppenbrühe und den Kräutern, Gewürzen und sonstigen Zutaten ab, die Sie dafür verwenden. Suppen, Saucen und Dressings kann man zu allen Jahreszeiten verzehren, und die Zutaten sollten die Jahreszeit widerspiegeln.

Halten Sie es mit der Einfachheit! Verwenden Sie, was Sie zur Hand haben. Wählen Sie die Zutaten für Ihre Suppen und Eintöpfe aus den Jahreszeiten-Tabellen der vorhergehenden Schritte. Verwenden Sie in Frühling und Sommer sehr leichte Gewürze, Dressings und Saucen. Experimentieren Sie in Herbst und Winter entsprechend Ihres Bedarfs mit schwereren Zubereitungen, mit mehr oder weniger Flüssigkeit, Salz, Öl und Miso.

Essen Sie im Herbst heiße Suppen mit Wurzeln und rundem Gemüse, wie Kürbis. Eintöpfe aus Vollkorngetreide und Bohnen liefern bei kälterem Winterwetter sehr viel Energie. Eine klare Brühe, französische Zwiebelsuppe oder gelbe Linsensuppe liefert im Spätsommer die Energie, und leichte Suppen aus grünem Gemüse sind im Frühjahr schmackhafte Kost.

Einige Ihrer warm so gut schmeckenden Lieblingssuppen können auch bei heißerem Wetter in Zimmertemperatur oder kalt interessant sein.[61] Experimentieren Sie mit einer Fruchtkaltschale oder einer kalten Misosuppe als erfrischende Leckerei. Zu viel Flüssigkeit zu trinken oder im Verhältnis zu Ihrer restlichen Nahrungsaufnahme und Aktivität zu viel Suppe zu essen, kann Sie aus dem Gleichgewicht bringen – die Energie von Nieren und Blase könnte sich aufbrauchen.

---

[61] June Crosby und Ruth Conrad Bateman, Serve It Cold! A Cookbook of Delicious Cold Dishes (NewYork: Gramercy Publishing Company, 1968).

Die Zubereitung von Dashi, Brühe und Grundlagen für Suppen, Dressings und Saucen

Fangen Sie mit der Zubereitung einer schmackhaften Gemüsebrühe an. Für die meisten Suppen- und Eintopfrezepte wird Rindfleisch, Hühner- oder Fischbrühe benötigt, aber eine Reihe wunderbar schmeckende Suppengrundlagen aus Land- und Meeresgemüse oder Pilzen zur Hand zu haben, verschafft Ihnen größere Flexibilität in Ihrer veganen Küche. Sie müssen dazu kein ganzes Gemüse verwenden, sondern können Ihre Gemüsebrühen aus übrig gebliebenen Gemüseresten und -schalen herstellen. Anstatt das Innere von Blumenkohl oder Weißkohl, Petersilienstiele, biologische Schalen oder sonstige Enden von Gemüse oder Pilzen fortzuwerfen oder zu kompostieren, bewahren Sie es in einem zur Herstellung von Gemüsebrühe in Ihrer Küche stehenden Behälter auf. Sie können Brühenreste zu Eiswürfeln einfrieren. Bewahren Sie die Würfel in einem Gefrierbeutel mit Datum auf. Tauen Sie sie nach Bedarf auf.

Falls Sie nicht vegan leben, sondern sich in der Umstellung auf eine pflanzlich orientierte Lebensweise befinden, oder falls Sie aus gesundheitlichen Gründen geringe Mengen an tierischer Nahrung benötigen, empfehlen wir Ihnen, die Knochen von auf dem Land oder im Wasser lebenden Tieren zur Herstellung Ihrer Suppengrundlage zu verwenden.

Rezepte für Getränke und Suppen

Kräuter-Gemüsebrühe

5 Portionen

Es ist leicht, eine eigene Brühe anzufertigen. Die Vorteile bei der Verwendung Ihrer Lieblingsgemüse- und -kräutersorten sind die Mühe wert, denn die Aromen, die Sie am liebsten mögen, werden hervorgehoben. Diese Brühe ist eine ausgezeichnete Grundlage für die Kreation schmackhafter pflanzlicher Saucen, Suppen, Risottos, Eintöpfen oder für jedes andere Gericht mit viel Flüssigkeit.

Zutaten: *2 Stangen Lauch, in Streifen geschnitten*
4 mittelgroße Zwiebeln, große Stücke mit Schale
6 große Möhren, große Stücke
1 große Sellerieknolle, gewürfelt
3 Stangen Bleichsellerie inklusiv Herz und Blätter, in Streifen geschnitten
6 Tassen kaltes gefiltertes oder Quellwasser
1 Bund Petersilie mit Stielen
½ Teelöffel Meersalz

Kräutermischung: *1 Teelöffel getrockneter Majoran*
½ Teelöffel getrockneter Thymian
3 kleine Lorbeerblätter
12 Pfefferkörner oder nach Geschmack
3 große Knoblauchzehen, oder nach Geschmack

Zubereitung:

1. Geben Sie den gewaschenen und klein geschnittenen Lauch, Zwiebeln, Möhren, Selleriewurzel und Selleriestangen in einen großen Topf und bedecken alles mit etwa 6 Tassen Wasser.
2. Rühren Sie Petersilie, Meersalz, Majoran, Thymian, Lorbeerblätter, Pfefferkörner und Knoblauchzehen unter.
3. Bringen Sie das Wasser zum Kochen, stellen die Flamme klein, bedecken den Topf und köcheln mindestens eine Stunde lang.
4. Gießen Sie die Brühe durch ein feines Sieb und pressen alle Flüssigkeit aus dem Gemüse. Das restliche Gemüse kompostieren Sie.
5. Die Brühe lässt sich im Kühlschrank etwa drei Tage lang aufbewahren. Frieren Sie übrige Brühe in Eiswürfelgefäßen ein und bewahren sie in einem datierten Gefrierbeutel auf. Verwenden Sie sie bei Bedarf.

6. Die Flüssigkeit verwenden Sie als Suppengrundlage für Eintöpfe, Suppen, Saucen und Dips.

Variationen:

- Rösten Sie das Gemüse 30 Minuten lang im Backofen bei 180°C oder braten es unter Rühren, bevor Sie es in den Topf geben.
- Karamellisieren Sie die Zwiebeln durch Dünsten in Olivenöl, bevor Sie sie an die Brühe geben.
- Geben Sie Kombu, Pilze, Ingwer oder Ihre Lieblingsgemüsesorten an die Brühe.
- Geben sie die restlichen Gemüseschalen dazu.

Misosuppen zu jeder Jahreszeit und für alle Fälle (Foto S. 165)

4 Portionen

Misosuppen tun das ganze Jahr über gut. Eine richtig zubereitete Misosuppe bereichert die Darmflora und unterstützt das Immunsystem. Miso verfügt über ein nahrhaftes Gleichgewicht an Kohlenhydraten, essentiellen Ölen (cholesterinfrei), Vitaminen, Mineralien, wie Kalzium, und Protein. Ein aus schwereren Zutaten, wie dunkelrotem Reis, Sojabohnen oder Gerste (glutenhaltig) hergestelltes Miso schmeckt kräftiger, salziger. Sie alle schmecken das ganze Jahr über wunderbar, aber vor allem bei kälterem Wetter oder in einer Suppe mit Heilkraft. Mildes oder weißes Reismiso und Kichererbsenmiso sind milder und weniger salzig. Sie ergeben süß schmeckende Suppen, die man während der warmen Jahreszeiten häufig genießen kann. Die unterschiedlichen Misosorten zu mischen, ergibt interessante Suppen.

Zutaten: *2-3 getrocknete Shiitakepilze*
15 cm Kombu-Alge
4 Tassen gefiltertes oder Quellwasser
½ Tasse Zwiebel, gewürfelt
2 Tassen Daikonrettich, gewürfelt
½ Stück Tofu, fein gewürfelt
2 Teelöffel Instant-Wakameflocken
4 Teelöffel dunkles Vollreismiso, in warmer Brühe gelöst
Garnierung: *Frühlingszwiebeln, klein geschnitten*

Zubereitung:

1. Weichen Sie Shiitakepilze und Kombu 10 Minuten lang in 4 Tassen Wasser ein. Bringen Sie das Einweichwasser mit Kombu und Shiitake schnell zum Kochen und köcheln 10 Minuten lang.
2. Nehmen Sie die Kombu heraus und bewahren sie für ein anderes Gericht auf. Schneiden Sie die Shiitakepilze in Scheiben, werfen die Stiele fort und geben die Scheiben zurück ins Wasser.

3. Geben Sie Zwiebeln, Daikon und Tofu in die Brühe. Bringen Sie alles zum Kochen und köcheln bis es weich ist.
4. Geben Sie die Wakameflocken und das gelöste Miso dazu, rühren um und köcheln 3 bis 5 Minuten lang sanft und achten sorgsam darauf, dass die Suppe nicht kocht.
5. Garnieren Sie mit den Frühlingszwiebeln und servieren heiß.

Variationen:

- Anstatt der Wakameflocken verwenden Sie ganze Wakame-Stränge, die Sie 5 Minuten lang einweichen und klein schneiden.
- Verwenden Sie für diese Suppe jede beliebige Kombination saisonaler Gemüsesorten.
- Geben Sie gekochtes Getreide, wie Hirse, oder Bohnen, wie Linsen, an die Suppe.
- Wählen Sie Miso in unterschiedlichen Geschmacksrichtungen oder mischen Sie diese passend.
- Geben Sie Umeboshipaste für ein zusätzliches Aroma dazu.
- Verwenden Sie Süßreismirin, wenn Sie eine süß schmeckende Misosuppe wünschen.

Die süßesten Traditionen der amerikanischen Ureinwohner für den Sommer (Foto S. 166)

4 Portionen

Einige amerikanische Indianerstämme haben traditionell süßen Mais angebaut, und die Irokesen haben die Siedler aus Europa im Jahr 1779 mit dem ersten aktenkundig gewordenen süßen Mais versorgt.[62] Heutzutage erfreut der Mais sich großer Beliebtheit und wird in den meisten Kulturen verzehrt. Süßer Mais gibt beim Kochen Antioxidantien ab, die dafür bekannt sind, die Gefahr von Herzleiden und Krebs zu verringern. Wählen Sie nicht-genmanipulierten Mais aus kbA.

Zutaten:

1 große weiße Zwiebel, fein gehackt
1 Teelöffel stark ölsäurehaltiges Distelöl
Körner von 4 Maiskolben
4-6 Tassen Wasser
4–6 Teelöffel Süßreismiso, in warmer Brühe angerührt
1 Spritzer Umeessig

Garnierung: *Frühlingszwiebeln, klein geschnitten*

[62] Schultes, Jonathan R. Production. North Carolina Cooperative Extension Service, North Carolina State University. Revised 12/94.

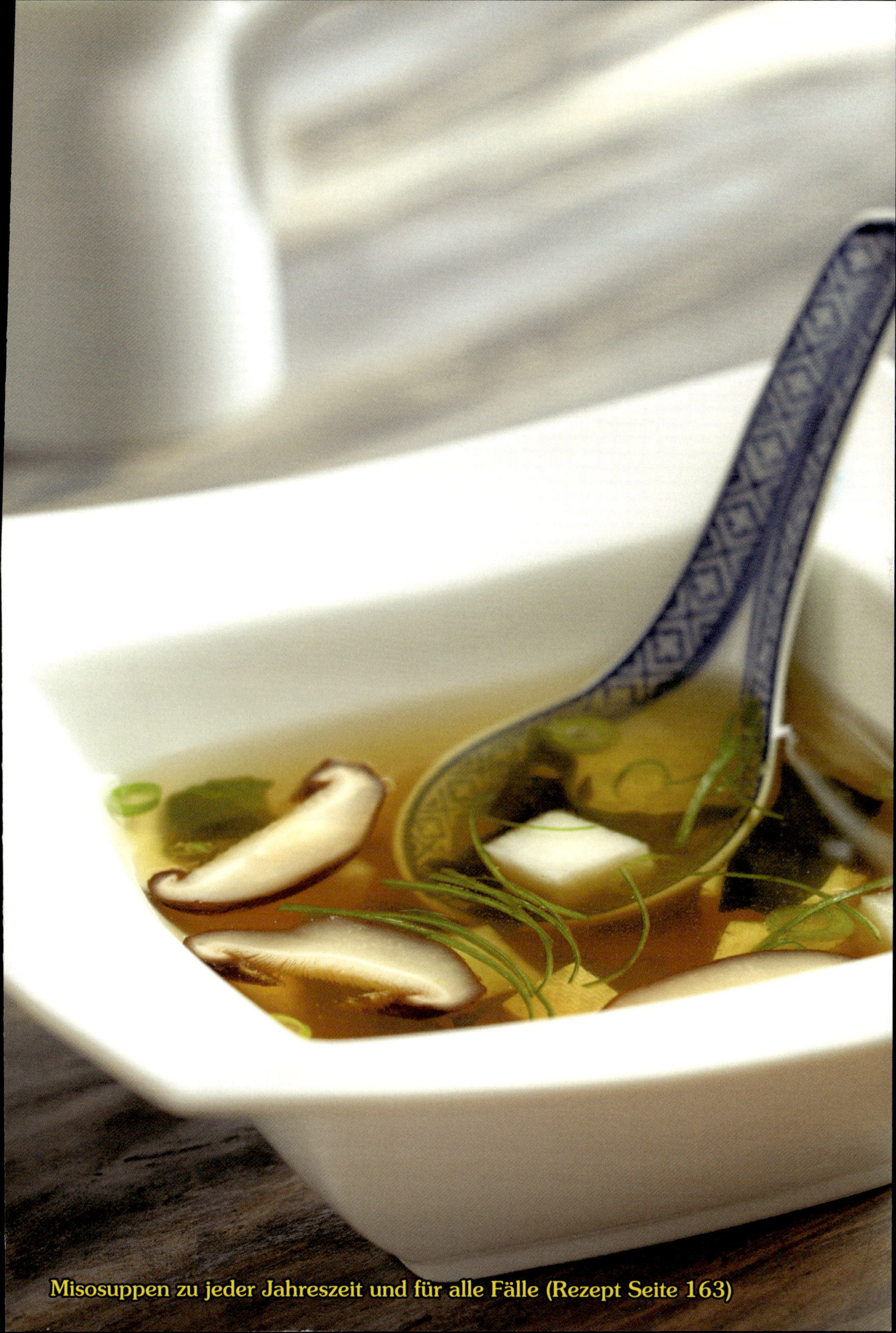

Misosuppen zu jeder Jahreszeit und für alle Fälle (Rezept Seite 163)

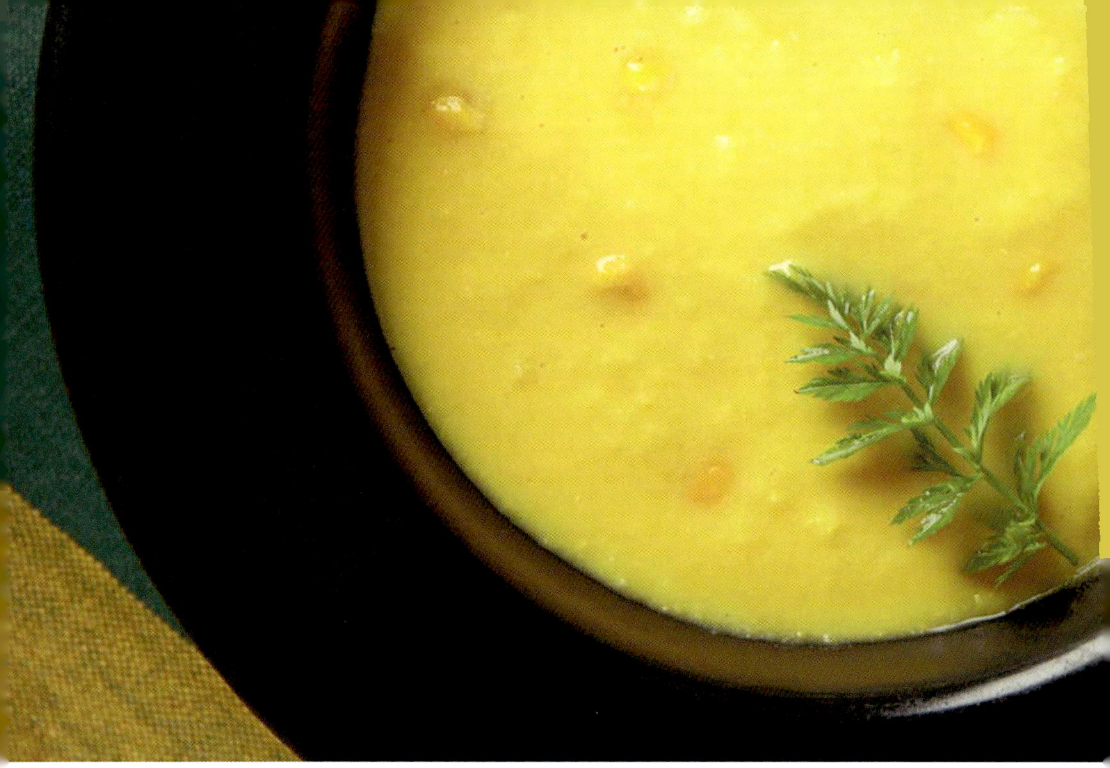

oben: Die süßesten Traditionen der amerikanischen Ureinwohner für den Sommer (Rezept S. 164)
unten: Nierenbohnen-Eintopf aus dem Drucktopf mit Kürbis, Möhren und Zwiebel (Rezept Seite 167)

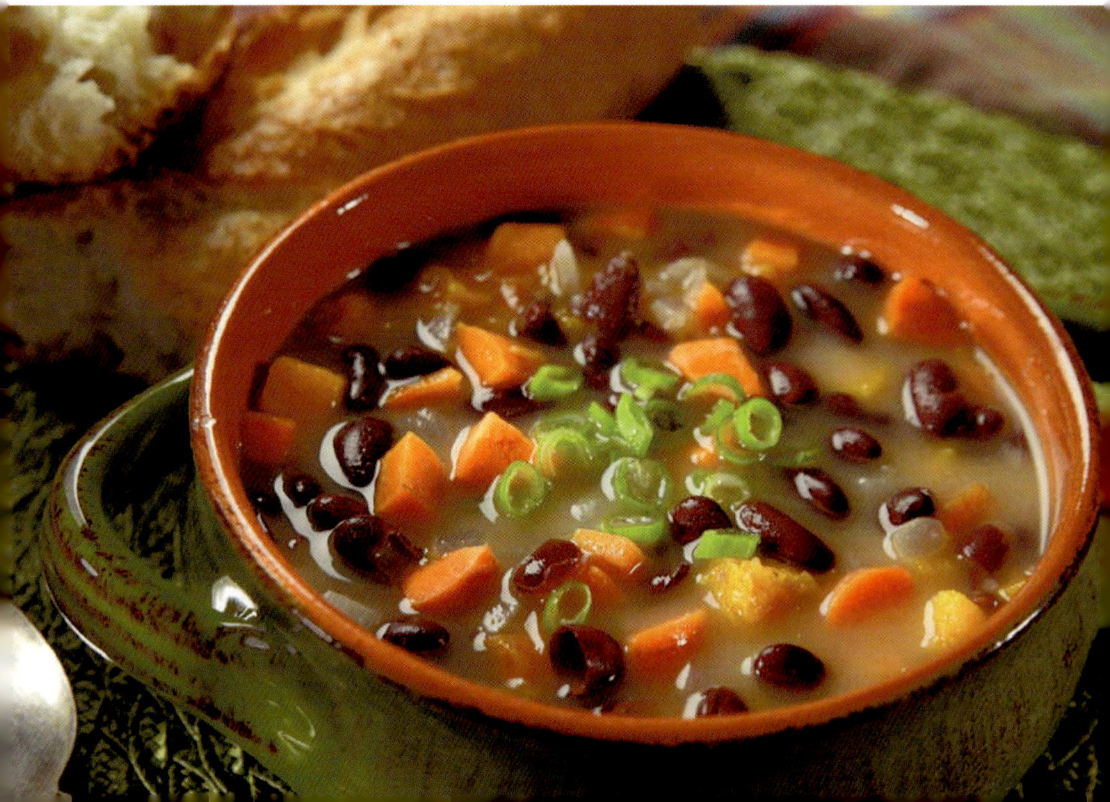

Zubereitung:

1. Erhitzen Sie Öl auf mittlerer Flamme in einem großen Topf und dünsten die Zwiebeln, bis sie durchsichtig sind.
2. Geben Sie Mais und Wasser dazu, bringen es zum Kochen und köcheln dann 20 Minuten lang. Wahlweise: Pürieren Sie den Mais zur Hälfte mit einem Handmixer.
3. Geben Sie gelöstes Miso und einen Spritzer Essig hinzu und köcheln 5 Minuten lang.
4. Garnieren Sie mit den Frühlingszwiebeln und servieren heiß. Stellen Sie den Umeessig auf den Tisch und würzen nach, falls gewünscht.

Variationen:

- Geben Sie Möhren, Bleichsellerie und anderes Sommergemüse dazu.
- Verwenden Sie Mais aus der Gefriertruhe, dem Glas oder der Dose (ungesüßt).
- Verwenden Sie halb Wasser und halb milchfreie Milch.
- Verwenden Sie Rotweinessig statt Umeessig.
- Sollte der Eintopf zu suppig sein, dicken Sie ihn mit Kuzu an, und zwar im Verhältnis von 1 Teelöffel Kuzu auf 1 Tasse kaltes Wasser angerührt.
- Garnieren Sie mit gerösteter und in schmale Streifen geschnittener Nori.
- Garnieren Sie mit in feine Streifen geschnittenem Grünkohl oder Spinat.

Nierenbohnen-Eintopf aus dem Drucktopf mit Kürbis, Möhren und Zwiebel (Foto S. 166)

4 Portionen

Kaum etwas lädt an einem eiskalten Wintertag mehr zum Nachhausekommen ein, als ein dampfender Topf mit Bohnen, der nach Gewürzen und herzhaftem Gemüse duftet. Eintopfgerichte wie dieses sind ideal als Mittagessen für kalte Tage, vielleicht mit einer Schnitte Sauerteigbrot und eingelegtem Gemüse als Beilage.

Zutaten: *1 Tasse Nierenbohnen*
3-5 Tassen gefiltertes oder Quellwasser
2½ cm Kombu-Alge
¼ Teelöffel Meersalz
1/3 Tasse Zwiebel, gewürfelt
1/3 Tasse Möhren, gewürfelt
1/3 Tasse Kürbis, gewürfelt
2-4 Teelöffel dunkles Reismiso, in warmem Wasser gelöst
1 Esslöffel Tahin
1 Knoblauchzehe, gepresst (wahlweise)
1 Teelöffel Kuzu, in kaltem Wasser gelöst (wahlweise)

Garnierung: *Frühlingszwiebel, klein geschnitten*

Zubereitung:

1. Weichen Sie die Bohnen mit 3-5 Tassen Wasser bedeckt acht Stunden lang oder über Nacht ein. Gießen Sie das Einweichwasser fort und ersetzen es durch 3 Tassen frisches Wasser. Weichen Sie die Kombu 10 Minuten lang ein.
2. Geben Sie Kombu, Bohnen und Wasser in den Drucktopf und bringen alles zum Kochen. Schöpfen Sie Schaum, der eventuell an die Oberfläche steigt, ab und ersetzen das Wasser, das Sie dabei heraus geschöpft haben. Dann kochen Sie die Bohnen im Drucktopf 45 Minuten lang oder entsprechend dem Zeitplan Ihres Drucktopfes.
3. Nun lassen Sie den Druck vollständig entweichen, öffnen den Topf und nehmen die Kombu heraus.
4. Salzen Sie, rühren um und schichten Zwiebeln, Möhren und Kürbis auf die Bohnen. Bringen Sie alles schnell zum Kochen und köcheln dann bis das Gemüse weich ist. Kochen Sie jetzt nicht im Drucktopf.
5. Würzen Sie mit dem in Wasser angerührten dunklen Reismiso, geben Tahin und Knoblauch, falls Sie diesen verwenden, dazu und köcheln 5-10 Minuten lang auf kleiner Flamme. Sollte der Eintopf zu suppig sein, dicken Sie ihn mit Kuzu im Verhältnis von 1 Teelöffel Kuzu auf 1 Tasse Wasser an. Garnieren Sie mit fein geschnittener Frühlingszwiebel und servieren in einzelnen Schalen.

Variationen:

- Kochen Sie andere Bohnen, wie schwarze Gartenbohnen, Splittererbsen oder Adzukibohnen.
- Kochen Sie eine größere Portion Bohnen und stellen etwas für andere Gerichte beiseite.

Stärkende Wurzelgemüsesuppe Kinpira

4 Portionen

Klettenwurzel und Möhren sind die Hauptbestandteile einer herkömmlichen Kinpira. Für diese stärkende Suppe verwenden wir vielerlei Wurzeln und rundes Gemüse. Abhängig von der Jahreszeit und Ihren Bedürfnissen geben Sie Löwenzahn hinzu und lassen eine der anderen Wurzeln fort.

Zutaten: *1 Teelöffel helles Sesamöl*
½ Tasse Zwiebeln, gewürfelt
¾ Tasse Klettenwurzel, gestiftelt
¾ Tasse Möhren, gestiftelt
½ Tasse Lotuswurzel, gestiftelt
½ Tasse Winterkürbis, fein gewürfelt
1 Prise Meersalz
5 Tassen Wasser oder Suppenbrühe
½ Tasse grünes Blattgemüse, in feine Streifen geschnitten

1 Esslöffel dunkles Reismiso, in warmem Wasser gelöst
1 Esslöffel süßes Miso, in warmem Wasser gelöst
Garnierung: *Frühlingszwiebel, fein geschnitten*

Zubereitung:

1. Streichen Sie eine Pfanne leicht mit Sesamöl aus und erhitzen sie. Dünsten Sie zuerst die Zwiebeln bis sie hellbraun sind, geben dann das Wurzelgemüse dazu, dünsten es 2-3 Minuten lang und geben dann den Kürbis dazu.
2. Fügen Sie das Meersalz hinzu, bedecken das Gemüse mit Wasser oder Suppenbrühe und köcheln etwa 20 Minuten lang.
3. Wenn das gesamte Gemüse weich ist, geben Sie nach Wunsch das restliche Wasser dazu.
4. Geben Sie fein geschnittenes grünes Blattgemüse dazu, das Sie zur Hand haben.
5. Geben Sie das Miso an die Suppe. Köcheln Sie 5 Minuten lang auf kleiner Flamme.
6. Garnieren Sie die einzelnen Suppenschalen mit fein geschnittener Frühlingszwiebel.

Variationen:

- Um einen kräftigeren Geschmack zu erreichen, geben Sie kurz vor Fertigstellung dunkles Sesamöl daran.
- Lassen Sie das Miso fort und würzen mit Ihren Lieblingsgewürzen oder -kräutern.
- Falls keine frische Lotuswurzel erhältlich ist, verwenden Sie getrocknete und weichen sie ein, bevor Sie sie an die Suppe geben.
- Geben Sie gewürfelten Weißkohl an die Mischung.

Glutenbewusste Nudelsuppe

4 Portionen

Etliche Mitmenschen ernähren sich heutzutage aus allergischen Gründen glutenfrei, und diese wundervolle Suppe ist eine herrliche Alternative zu Suppen aus Weizennudeln. Probieren Sie Quinoa, Mais, Vollkornreis, Buchweizen, Reisnudeln oder Mungbohnen-Vermicelli. Wählen Sie Nudeln in unterschiedlichen Formen, wie Spirali, Bandnudeln oder Linguini. Alle passen gut.

Zutaten: *2½ cm Kombu;*
2 getrocknete Shiitakepilze;
4 Tassen gefiltertes oder Quellwasser;
½ Tasse Zwiebel, in dünne Scheiben geschnitten;
1 Tassen Möhren, gestiftelt;
1 Tasse glutenfreie Nudeln;

4 Teelöffel Miso Ihrer Wahl, in warmem Wasser gelöst;
1 Tasse Kaiserschoten, in
schmale Streifen geschnitten (etwas für die Garnierung lassen);
frisch geriebener Ingwer oder der Saft davon, nach Geschmack;
***Garnierung:** klein geschnittene Frühlingszwiebel und Kaiserschoten.*

Zubereitung:

1. Bereiten Sie eine Suppengrundlage mit Kombu und Shiitake zu, indem Sie beide 10 Minuten lang in Wasser einweichen und dann 10 Minuten lang kochen. Nehmen Sie die Kombu heraus, entsorgen die Stiele der Pilze und schneiden die Köpfe in Scheiben.
2. Geben Sie Zwiebel und Möhren an die Brühe. Bringen Sie sie zum Kochen und köcheln, bis alles fast gar ist, aber noch Biss hat.
3. In der Zwischenzeit kochen Sie die Nudeln in einem getrennten Topf so, dass sie innen noch fest sind. Gießen Sie das Wasser ab und überspülen sie kalt.
4. Geben Sie Nudeln und Kaiserschoten in den Topf mit dem Gemüse. Bringen Sie alles zum Kochen und stellen dann die Flamme klein.
5. Geben Sie das gelöste Miso dazu und köcheln 45 Minuten lang auf kleiner Flamme – nicht kochen.
6. Geben Sie nach Geschmack frischen Ingwer dazu, rühren um und servieren in einzelnen Schalen.
7. Garnieren Sie mit Frühlingszwiebel und Kaiserschoten.

Variationen:

- Verwenden Sie Tamari statt Miso.
- Verwenden Sie eine andere Suppengrundlage oder anderes Gemüse der Saison.
- Lassen Sie das Miso fort und würzen mit Meersalz und schwarzem Pfeffer oder geben eine Reihe von Kräutern an die Suppe.
- Geben Sie gegen Ende des Garvorgangs Grün hinzu, wie gehackte Brunnenkresse.
- Geben Sie Bohnen oder Tofu an die Suppe.

Mediterrane Garbanzo-Suppe

4 Portionen

Diese herzhafte Suppe ist ein willkommener Genuss für Spätsommer und Herbst. Garbanzo-Bohnen (Kichererbsen) sind eine herrliche Hülsenfrucht, die großartiges Protein liefert, und ihre großen Mengen an unlöslichen Ballaststoffen und Antioxidantien helfen bei der Regulierung der Cholesterinwerte und senken das Darmkrebsrisiko. Kochen Sie eine größere Menge an Kichererbsen und stellen Hummus her, indem Sie sie zusammen mit Knoblauch, Tahin und Olivenöl pürieren, bis die Masse glatt ist.

Zutaten: *2 Tassen Kichererbsen, 8 Stunden lang eingeweicht*
5 Tassen gefiltertes oder Quellwassser oder die Kräuter-Gemüsebrühe
1-2 Lorbeerblätter
¼ Teelöffel Meersalz
1 Esslöffel Olivenöl nativ extra
1 Tasse Zwiebeln, gewürfelt
1 Esslöffel Knoblauch, zerstampft (wahlweise)
1 Tasse Möhren, gewürfelt
1-2 Stangen Bleichsellerie, gewürfelt
½-1 Tasse Sellerieknolle, gewürfelt
½ Tasse Erbsen
1 Prise getrocknetes Oregano, oder nach Geschmack
½ Teelöffel gemahlener Kreuzkümmel
1 Esslöffel roter oder Umeessig, nach Geschmack
frischer schwarzer Pfeffer, nach Geschmack
Garnierung: *Petersilie, gehackt*

Zubereitung:

1. Lassen Sie die eingeweichten Kichererbsen abtropfen und geben sie mit 5 Tassen frischem Wasser (oder der Kräuter-Gemüsebrühe aus diesem Buch) und dem Lorbeerblatt in einen großen Suppentopf.
2. Bringen Sie alles zum Kochen und köcheln etwa 1,5 Stunden lang oder im Drucktopf 50 Minuten lang (oder entsprechend des Zeitplans Ihres Drucktopfs). Nehmen Sie das Lorbeerblatt heraus.
3. Nehmen Sie eine Tasse Kichererbsen heraus, pürieren sie mit einem Kartoffelstampfer oder elektrischen Mixer und geben sie in den Topf zurück (oder bereiten Hummus zu). Geben Sie Meersalz daran und köcheln 5 Minuten lang.
4. Inzwischen erhitzen Sie das Öl in einer Pfanne auf mittlerer Flamme, dünsten Zwiebel, Möhren, Bleichsellerie und Sellerieknolle ein paar Minuten lang und geben dann das Gemüse in den Topf.
5. Bringen Sie es zum Kochen, geben Erbsen, Oregano und Kreuzkümmel hinein und köcheln, bis das Gemüse weich ist.
6. Kurz vor Fertigstellung geben Sie den Essig und ein wenig schwarzen Pfeffer dazu und rühren um.
7. Servieren Sie mit reichlich Petersilie garniert.

Variationen:

- Verwenden Sie zwei (ca. 411 Gramm) Dosen Garbanzo-Bohnen, abgespült und abgetropft, für eine schnelle Suppe.
- Würzen Sie die Suppe zusätzlich mit 1 Teelöffel getrocknetem Basilikum, 1 Teelöffel Senfpulver oder ¼ Teelöffel Safran.
- Bereiten Sie einen Süßen Garbanzo-Eintopf zu und geben 1½ Tassen gewüfelten Herbstkürbis hinein, lassen Oregano, Kreuzkümmel und schwarzen Pfeffer fort und würzen statt dessen mit Tahin und süßem Kichererbsenmiso.

Traditionelle osteuropäische fermentierte Getreide- Suppe

2 Portionen

Diese Suppe ist yinbetonter als eine Misosuppe, sogar wenn Sie die leichteren Misos verwenden, wie das weiche Reis- oder Kichererbsenmiso, aber die Eigenschaft der Fermentation ist dieselbe.

Zutaten: *½ Tasse gefiltertes oder Quellwasser, Zimmertemperatur*
2 Esslöffel Roggenmehl
1 Tasse Zwiebel, fein gehackt
1-2 Knoblauchzehen, fein gehackt
1½ Tassen gefiltertes oder Quellwasser oder Brühe Ihrer Wahl
Garnierung: *frische Kräuter, geschnitten*

Zubereitung:

1. Benutzen Sie eine Keramikschüssel, geben darin ½ Tasse Wasser in Zimmertemperatur an 2 Esslöffel Mehl und mischen. Legen Sie ein leichtes Tuch (Käseleinen ist günstig) über die Schüssel.
2. Lassen Sie alles in einem warmen Raum ohne Zugluft 2 Tage lang oder länger stehen, je nach der Temperatur des Raums.
3. Nach etwa 2 Tagen haben wichtige Bakterien, wie Milchsäurebakterien das Mehl fermentiert, und ein saurer Geschmack entsteht.
4. Geben Sie gehackte Zwiebel und Knoblauch dazu und etwa 1½ Tassen Wasser oder Brühe.
5. Köcheln Sie, bis das Gemüse weich ist und servieren es mit frisch geschnittenen Kräutern Ihrer Wahl.

Variationen:

- verwenden Sie Weizenmehl für die Grundlage, falls Sie überwiegend intellektuell arbeiten.
- Arbeiten Sie eher körperlich, verwenden Sie Roggenmehl.

Erntedank-Kürbis-Eintopf

4 Portionen

Der Herbst ist die Jahreszeit, die eine große Vielfalt an Formen und Farben von-Kürbissen hervorbringt. Kabocha, Buttercup, und gelber Butternuss-Kürbis sind am besten für die folgende Suppe geeignet, da diese Kürbisse einen etwas süßeren Geschmack haben. Machen Sie diese Suppe zu einem Grundnahrungsmittel in den kälteren Monaten des Jahres, und schließen diese auch in Ihre Winter-Festtagsmenüs ein.

Zutaten: 1 mittelgroßen Kabocha- oder Buttercup- Kürbis
2 weiße Zwiebeln, gewürfelt
1 Prise Meersalz
4 Tassen gefiltertes oder Quellwasser
Garnierung: *geröstete Kürbiskerne*

Zubereitung:

1. Waschen Sie die Haut des Kürbisses mit einer Gemüsebürste. Für eine orangefarbene Suppe schneiden Sie die grün gefärbte Haut in der Nähe des orangenen Fruchtfleisches ab. *Optional:* Schneiden Sie die grüne Haut in Stifte, dann anbraten und als Beilage verwenden.
2. Kürbis halbieren, entkernen und in Würfel schneiden.
3. Legen Sie die Kürbiswürfel und Zwiebelwürfel in einen Topf und fügen genug Wasser zu, um die Hälfte des Kürbisses zu bedecken.
4. Fügen Sie eine Prise Meersalz zu. Das Ganze zum Kochen bringen und 20-40 Minuten köcheln lassen. Kürbis pürieren, Wasser hinzufügen, wenn nötig, um eine eintopfartige Konsistenz zu erhalten. Oder wenn zu flüssig, rühren Sie der Suppe in kaltem Wasser angerührtes Kuzu-Wurzel-Pulver bei. Zum Kochen bringen, umrühren und weiter köcheln lassen, bis die Suppe eindickt.
5. Mit Salz nachwürzen, sofern nötig. Garnieren Sie mit gerösteten Kürbiskernen und/oder verwenden Sie die gebratene Kürbis- Haut.

Variationen:

- *Optionale Zutaten:* Tamari, Ingwer, Knoblauch, Kurkuma, Mirin, Süßes Miso, Reissirup, Ahornsirup, oder Zimt.
- Backen Sie die Kürbiskerne im Ofen bei 180º C bis sie fertig sind. Essen Sie diese als Snack oder als Beilage für die Suppe.

Zum Frühstück und zu jeder Zeit

Trinken Sie als Erstes am Morgen ein Glas mit Wasser in Zimmertemperatur, um die Flüssigkeit in Ihrem Körper wieder aufzufüllen. Die Zugabe von Zitronensaft verhilft Ihnen zum Säuren-Basen-Gleichgewicht.

Pflaumen-Gemüsesuppe für den Morgen

4 Portionen

Regen Sie Ihren Appetit zum Tagesanfang durch dieser Suppe in kleinen Schalen an. Genießen Sie sie zu jeder beliebigen Zeit als schnellen Muntermacher, oder bieten sie vor der Hauptmahlzeit an.

Zutaten: *4 Tassen gefiltertes oder Quellwasser, oder Brühe*
1 Tasse Tofu, fein gewürfelt
2 Teelöffel Wakameflocken
1 Umeboshipflaume, oder nach Geschmack
Garnierung: *Frühlingszwiebeln, klein geschnitten*

Zubereitung:

1. Bringen Sie Wasser, Tofu und Wakameflocken schnell zum Kochen.
2. Zerkleinern Sie die Umeboshipflaume oder hacken sie fein oder verwenden eine entsprechende Menge an Umeboshipaste und geben sie an die Suppe.
3. Stellen Sie die Flamme kleiner und köcheln 3-5 Minuten lang.
4. Mit Frühlingszwiebel garnieren.

Variationen:

- Verwenden Sie Umeessig statt der Pflaume.
- Geben Sie ein wenig Grün an die Suppe, wie Brunnenkresse, Pok Choy, Chinakohl und so weiter.
- Geben Sie eingeweichte Shiitakepilze dazu.
- Geben Sie fein gewürfelten Daikonrettich dazu.
- Garnieren Sie mit fein gehackten Noristückchen.
- Verwenden Sie eine Reihe saisonaler Gemüsesorten für diese Brühe.
- Trinken Sie diese Suppe etwa eine halbe Stunde vor der Mahlzeit, wenn Sie von Ihrer Heilwirkung profitieren wollen.

Schritt 8

Die Würze des Lebens: Gewürze, Öle, Saucen, Dressings und Würzzubereitungen

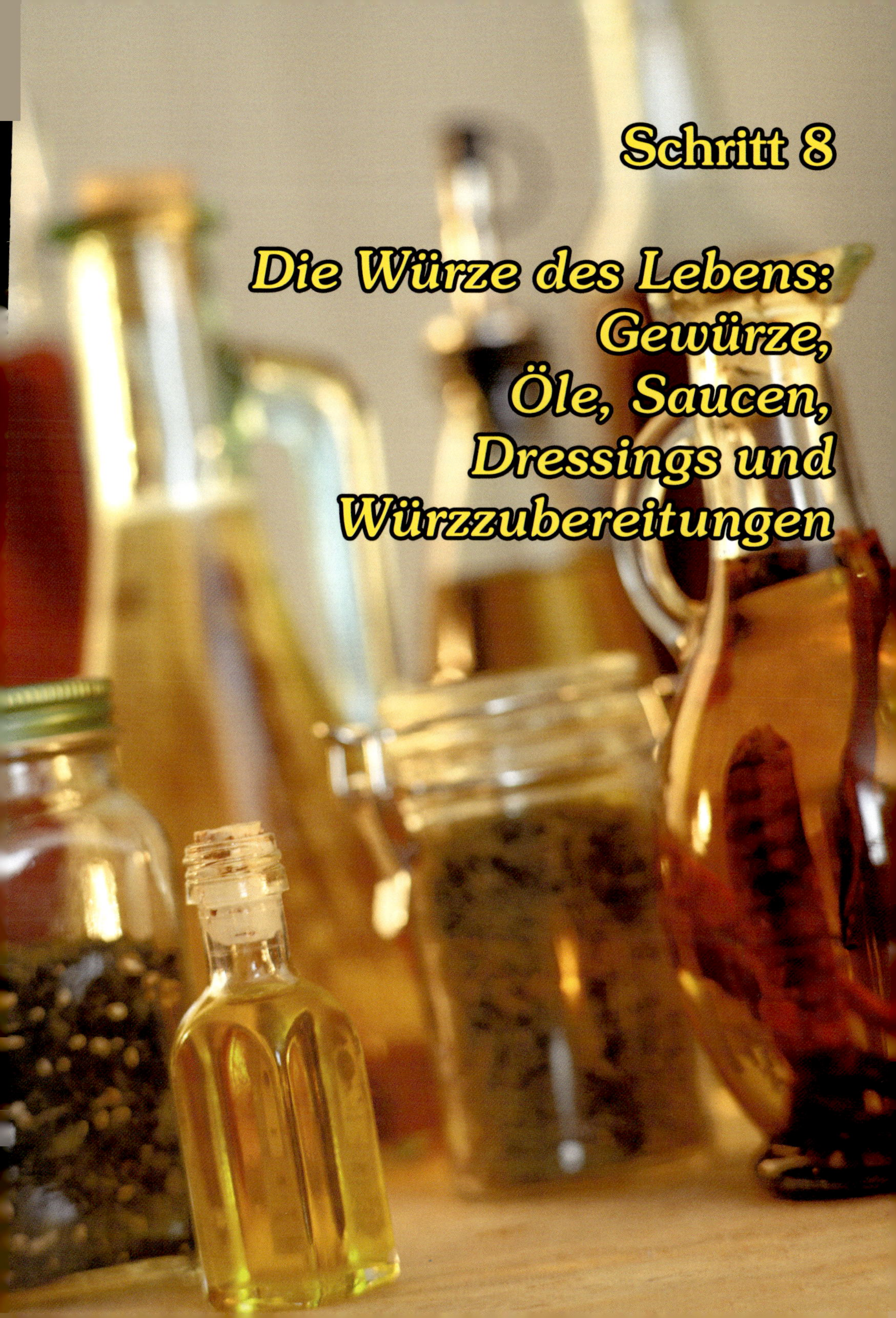

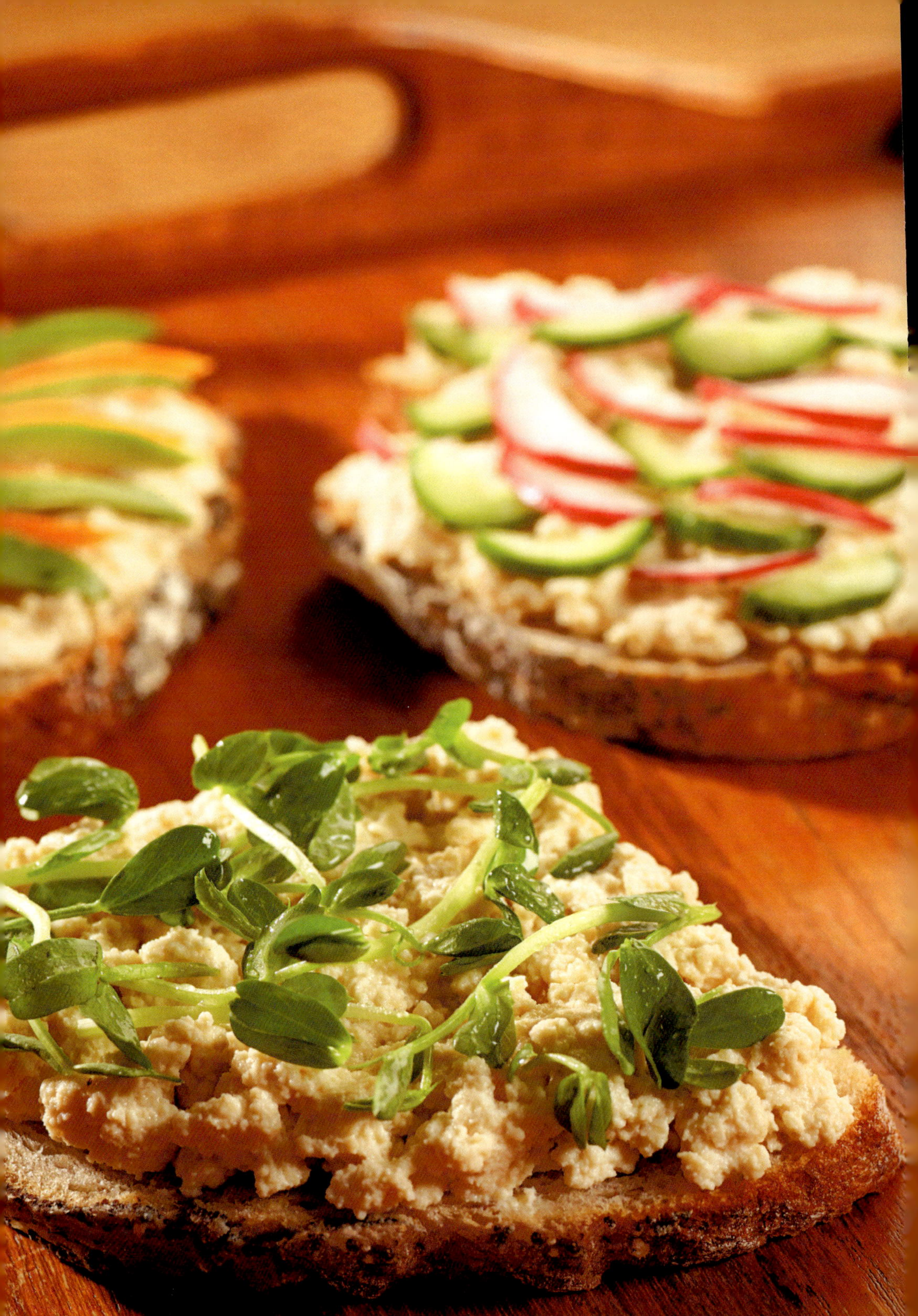

Milch- und eifreie (vegane) Mayonnaise (Rezept S. 194)

Erleichtern Sie sich das Kochen, indem Sie die Gewürze in Ihrer Naturkost-Speisekammer nach den fünf Geschmacksrichtungen sauer, bitter, süß, scharf und salzig ordnen. Um die nahrhaften Gerichte, die Sie aus frischen Erzeugnissen zubereiten, abwechslungsreich und abenteuerlich zu gestalten, können Sie sie mit gesunden Ölen, schmackhaften Würzzubereitungen, Dressings und Saucen anbieten. Auf jeden Fall ist es wert zu experimentieren und dabei lernen, Ihre Mahlzeiten mit einigen oder allen der fünf Geschmacksrichtungen zu versehen und gleichzeitig ihren Nährwert erhöhen zu können.

Einige natürlich verarbeitete Dressings und Würzmittel sind im Handel erhältlich, so dass es leichter ist, als Sie denken, Ihre Speisekammer mit Vollwertnahrungsmitteln zu bestücken. Um die vielen käuflich erhältlichen und mit Zucker, Maissirup und sonstigen unerwünschten Zusätzen überladenen Würzzubereitungen völlig zu vermeiden, werden Sie sie in diesem Schritt selbst herstellen. Im Restaurant bitten Sie einfach um Öl, Meersalz und Zitrone, wenn Sie einen Salat bestellen und können so auch dort Ihr eigenes Dressing mischen.

Würzzubereitungen, Dressings und Saucen sind leicht herzustellen und lassen sich im Kühlschrank aufbewahren. Eine auf die Nahrung gestreute Würzzubereitung, wie Gomasio (eine Mischung aus zerstoßenem Meersalz und Sesam), oder als Beilage genossen, wie ein Esslöffel Sauerkraut, ist alles, was Sie benötigen, um deren Appetit und Verdauung anregende Wirkung zu genießen.

Organisieren Sie Ihre Naturküche nach den fünf Geschmacksrichtungen

Beispiele:

Sauer:	Sauerkraut, Apfelessig, hausgemachte Pickles, Vollreisessig, Umeboshipflaumen, Umeessig und Zitrone oder Limettenschale.
Bitter:	Tekka, Nori, Petersilie, Löwenzahn oder Walnüsse.
Süß:	Süßreismiso, Kichererbsenmiso, Apfelmus, Gerstenmalz, Vollreissirup, Vollreismalz, Mirin und Rosinen.
Scharf:	Frühlingszwiebel, Brunnenkresse, Zwiebel, Schnittlauch, Daikon, Ingwerwurzel, Knoblauch, Senf, schwarzer Pfeffer und Meerrettich.
Salzig:	Meersalz, Gomasio, Wakamepulver, Gerstenmiso, Sojamiso, Vollreismiso, Tamari, Sojasauce und Shoyu.

Experimentieren Sie mit allen und suchen nach anderen Gewürzen, Würzzubereitungen und Produkten, die in diese Klassifikation der fünf Geschmacksrichtungen passen. Dieses Buch wird Sie immer wieder hinsichtlich der Verwendung in Ihren Rezepten inspirieren. Weitere Ideen finden Sie im Anhang in *Grundnahrungsmittel für Ihre Bio-Vollwertküche* und im *Glossar.*

Gesunde Überlegungen zu einigen Würzmitteln, Gewürzen und Kräutern

Gewürze und Kräuter verfügen über starke Heilkräfte, weshalb sie mit Respekt und meistens sparsam verwendet werden sollten. Jede Kultur hat ihre eigenen Traditionen – erforschen Sie, was die Welt Ihrer Küche zu bieten hat und vergrößern Sie Ihre Freude an der Nahrung.

Geben Sie frische saisonale (yin) oder getrocknete (yang) Kräuter an die Speisen, um ihren Geschmack zu verstärken und ihren Nährwert zu erhöhen. Denken Sie daran, frische und getrocknete Kräuter in unterschiedlichen Mengen zu verwenden, um die gewünschte Wirkung zu erzielen. Nehmen Sie frisch gehackte Petersilie, Frühlingszwiebel, Schnittlauch, Basilikum, Minze oder Koriander zum Garnieren oder mischen sie unter. Variieren Sie die natürlichen Geschmacksrichtungen gelegentlich mit frischen oder getrocknetem Thymian, Salbei, Oregano, Rosmarin oder Estragon.

Scharfe Gewürze, wie Chili sind dafür bekannt, anregend auf das Nervensystem zu wirken und die Geschmacksnerven zu betäuben, so dass Sie sie nicht im Übermaß verwenden sollten. Wenn Sie Ihre Gerichte gerne mit Schärfe versehen, können Sie statt dessen mildere Gewürze, wie Ingwer, Kurkuma, Koriander, Kreuzkümmel, schwarzen Pfeffer oder Ceylonzimt nehmen, die Ihrer Gesundheit zuträglich sind und Ihre Organe nicht zu stark stimulieren.

Ingwer: Dieses scharfe und dennoch süßlich duftende Gewürz kann Appetit und Kreislauf anregen. Als Tee getrunken, kann er Husten lockern, Fieber senken und Schmerzen lindern. Forschungsergebnisse lassen vermuten, dass er sich durch die Verlangsamung der Blutgerinnung positiv auf den Kreislauf auswirken könnte.

Meersalz: Dieses Gewürz hat in jeder Küche einen Platz. Wählen Sie natürliches Salz anstatt des üblichen Tafelsalzes, das chemisch bearbeitet ist. Ein paar Körnchen oder eine Prise qualitativ gutes Meersalz verstärken den Geschmack der Nahrung, indem sie ihr Aroma hervor ziehen – eine yinbetonte Eigenschaft von Salz. Da Salz sehr yang ist, benötigt man nur geringe Mengen, um seine gesundheitlichen Vorteile eines reibungslosen Stoffwechsels mit gleich bleibender Energie und eines konzentrierten Geistes zu genießen. Die unraffinierten Mineralien im Meersalz sind unerlässlich für die Fähigkeit des Körpers, starkes Blut, Knochen, Zähne, Nerven, Gewebe und Zellen zu schaffen.

Öle, Samen und Nüsse in Ihrer Naturkostküche

Fette sind ein wesentlicher Bestandteile der Ernährung, da sie die Zellen mit Kraftstoff versorgen und Rohstoffe für verschiedene chemische, schützende und abfedernde Funktionen im Körper liefern. Fette sind außerdem nötig, um die Aufnahme der fettlöslichen Vitamine A, D, E und K aus der Nahrung zu ermöglichen. Wir können die Fette in der Nahrung einteilen in einfach ungesättigte Fettsäuren (MUFAs), mehrfach ungesättigte Fettsäuren (PUFAs), gesättigte Fettsäuren und Transfette. Die in pflanzlichen Ölen, Samen, Bohnen, Früchten, Nüssen und anderen Nahrungsmitteln vorhandenen Fette enthalten unterschiedliche Mengen einfach ungesättigter Fettsäuren, mehrfach ungesättigter Fettsäuren und gesättigter Fettsäuren.

Öle, Samen und Nüsse zur Betonung

Die Öle, auf die Sie sich in Ihrer Naturküche konzentrieren und die Ihren Körper am besten nähren, sind die traditionell verwendeten, wie Olivenöl nativ extra und Sesamöl. Diese Öle sind reich an einfach ungesättigten Fettsäuren (MUFAs) mit einem hohen Gehalt an Oleinsäure, einer Omega-9-Fettsäure, die in unterschiedlichen Mengen in allen Ölen vorkommt. Die Verwendung von MUFA-reichen Ölen ist der Gesundheit zuträglich,[63] und es hat sich gezeigt, dass sich Cholesterinwerte durch Speisepläne, die viel von diesen Ölen enthalten, bessern (sie reduzieren das LDL, fördern aber den Anstieg des HDL) und das Risiko von Herzleiden mindern.

Sonstige reichlich vorhandene einfach ungesättigte Fettsäuren zum Kochen sind Avocadoöl, stark oleinsäurehaltiges Sonnenblumenöl und Reiskleieöl. Haselnuss-, Hanf-, Walnuss-, Mandel- und Leinöl sind reich an MUFAs und PUFAs und können in roher Form, wie für Salatdressings, verwendet werden.

Nüsse und Samen, wie Mandeln, Cashew-, Hasel-, Makadamia- und Erdnüsse, sowie Sonnenblumenkerne und Pekannüsse enthalten gesunde MUFAs und PUFAs. Nehmen Sie Nüsse und Samen in geringen Mengen in Ihren Speiseplan auf, denn in zahlreichen Untersuchungen hat sich gezeigt, dass der Verzehr als Teil einer gesunden Ernährung Ihr Risiko für Herzleiden mindern kann.

Zu den PUFAs gehören auch die essentiellen Omega-3 und Omega-6 Fettsäuren. „Essentiell" bedeutet, dass diese Nährstoffe nicht vom menschlichen Stoffwechsel gebildet werden können. Fast alle Fette und Öle enthalten mindestens einige PUFAs, aber in unterschiedlichen Mengen, wobei die pflanzlichen Öle mehr davon enthalten als die meisten tierischen Fette. (Hinweis: Am besten vermeidet man stark PUFA-haltige Öle aus genmanipulierten Pflanzen, wie die meisten Soja- oder Maisöle, die derzeit aus dem US- Handel stammen. Die langfristigen Auswirkungen genmanipulierter Nahrungsmittel auf die Gesundheit sind unbekannt.)

Allgemein wird davon ausgegangen, dass die Ernährung ein angemessenes Gleichgewicht von Omega-6, Omega-3 sowie Omega-9 Fettsäuren enthalten muss. Alle drei sind für das Funktionieren des Körpers und für die Gesundheit erforderlich. Daher ist es wichtig, hochwertige pflanzliche Nahrungsmittel und Öle mit viel MUFA und entsprechenden Mengen an PUFA zu wählen. Die meisten Menschen müssen

[63] J. Paniagua, et al., "A MUFA-rich Diet Improves Postprandial Glucose, Lipid and GLP-1 Responses in Insulin-resistant Subjects," Journal of the American College of Nutrition 26 (2007), 434.

nicht fürchten, nicht ausreichend Omega-6 zu erhalten, denn es ist in jeder auch nur einigermaßen gesunden Ernährung reichlich enthalten. Omega-3 könnte andererseits doch Ihre bewusste Aufmerksamkeit erfordern, denn davon profitiert nur, wer Nahrungsmittel verzehrt, die diese Fettsäuren enthalten, roh und ungekocht.

Die drei wichtigsten Omega-3 Fettsäuren, die natürlich in Nahrungsmitteln auftreten, sind ALA (Alpha-Linolensäure), EPA (Eicosapentaensäure) und DHA (Docosahexaensäure). Wesentliche Mengen an ALA sind in pflanzlichen Lebensmitteln, wie Leinsamen und ihrem Öl sowie in anderen Nahrungsmitteln vorhanden. Siehe Liste unter *PUFA-reiche Öle, Nüsse und Samen*.) Nicht-vegane Quellen für große Mengen an Omega-3 Fettsäuren in Form von EPA und DHA sind in erster Linie fetter Fisch, wie Heilbutt, Makrele, Seeforelle, Hering, Sardinen, Thunfisch und Lachs.

Es hat sich bereits gezeigt, dass der Verzehr angemessener Mengen an Omega-3 Fettsäuren zahlreiche gesundheitliche Vorzüge hat. In Untersuchungen hat sich erwiesen, dass sie die Funktionen von Herz[64], Gelenken[65] und Gehirn[66] unterstützen. Folglich haben stark Omega-3-haltige, gemahlene Samen und Öle zunehmend an Beliebtheit als Nahrungsergänzungen gewonnen. Einige Warnungen sollten trotzdem beachtet werden. Auch wenn Omega-3 Fettsäuren (ALA) aus Leinsamenmehl die Sterblichkeitsrate durch Herzleiden reduzieren mögen, ließen epidemiologische Untersuchungen bei Männern, die viel ALA verzehrten oder hohe ALA Blutwerte[67] aufwiesen, auf ein erhöhtes Risiko für Prostatakrebs schließen. (Wenn Sie vorhaben Nahrungsergänzungsmittel zu verwenden, befolgen Sie bitte den Rat Ihres Ernährungsberaters und Arztes.)

Um gesund zu sein muss man Fette und Öle nicht vermeiden. Viele Studien haben erwiesen, dass die Wahrscheinlichkeit an Herzleiden zu erkranken, bei Menschen, die eine Art mediterrane Ernährung befolgen, niedriger ist. Die mediterrane Ernährung ist nicht notwendigerweise fettarm und in manchen Gegenden, einschließlich der Länder mit geringem Vorkommen von Herzleiden, wie Griechenland und Süditalien, wird Olivenöl als Teil der traditionellen Küche genossen. Die mediterrane Ernährungsweise wird aus vielerlei Gründen mit guter Gesundheit in Zusammenhang gebracht und beinhaltet nicht nur Olivenöl sondern auch Vollkorngetreide, frisches Obst und Gemüse, Samen und Nüsse, Fisch und Knoblauch sowie den moderaten Genuss von Wein (Anm. d. Hrsg.: gemeint ist die mediterrane Ernährungsweise vor den 1960er Jahren).

Senken Sie den Verzehr von tierischen Fetten und deren Quellen auf ein Minimum

Gesättigte Fettsäuren kommen auch in den meisten Fetten und Ölen vor, und die Nahrungsmittel mit den größten Mengen gesättigter Fettsäuren stammen gewöhnlich aus tierischen Quellen. Dazu gehören Molkereiprodukte, wie Butter, Milch, Käse

[64] P. Angerer and C. von Schacky, "n-3 Polyunsaturated Fatty Acids and the Cardiovascular System," Current Opinion in Lipidology 11(1) (2000), 57-63.

[65] B. Bahadori, et al., "Omega-3 Fatty Acids Infusions as Adjuvant Therapy in Rheumatoid Arthriti," JPEN, Journal of Parenteral and Enteral Nutrition 34 (2) (2010), 151-5.

[66] A. Aben and M. Danckaerts, "Omega-3 and Omega-6 Fatty Acids in the Treatment of Children and Adolescents with ADHD," Tijdschrift Voor Psychiatry 52(2) (2010), 89-97.

[67] I. A. Brouwer, et al., "Dietary α-Linolenic Acid Is Associated with Reduced Risk of Fatal Coronary Heart Disease, but Increased Prostate Cancer Risk: A Meta-Analysis," Journal of Nutrition 134(4), 919-22.

und Eiscreme, Schmalz und Speck sowie rotes Fleisch, wie Rindfleisch. Obgleich Eier keine besonderen Mengen gesättigter Fettsäuren enthalten, sind sie cholesterinhaltig und wirken bei verschiedenen Menschen erstaunlich unterschiedlich. Für den Einen mögen Eier zu einer gesunden Ernährung gehören, während sie beim Anderen den Cholesterinspiegel erhöhen.[68]

Tierische Nahrungsmittel sind auch die einzige Cholesterinquelle in der Nahrung. Der Verzehr dieser Nahrungsmittel erhöht den Cholesterinspiegel und die Wahrscheinlichkeit von Herzkrankheiten, Diabetes und einigen Krebsarten, unter anderem Dickdarmkrebs. Auch wenn diese gegensätzlichen Einflüsse nicht allein dem Cholesterin geschuldet sind, reduzieren Sie die am stärksten konzentrierten Quellen für gesättigte Fettsäuren, indem Sie den Verzehr dieser Nahrungsmittel reduzieren. Viele angesehene medizinische und Regierungsbehörden, wie die Weltgesundheitsorganisation[69] und die Europäische Behörde für Lebensmittelsicherheit[70], warnen vor gesättigten Fettsäuren als Risikofaktor für Herz-Kreislauf-Erkrankungen.

Einige tropische pflanzliche Öle, wie Kokos- oder Palmöl enthalten ebenfalls gesättigte Fettsäuren in hohem Maß. Kokosöl ist in den letzten Jahren sehr beliebt geworden. Die langfristigen Auswirkungen eines regelmäßigen Verzehrs von Kokosöl auf die Gesundheit sind im Großen und Ganzen unbekannt. Bevölkerungen, die diese Öle traditionell verzehren, wie die Bewohner der Pazifikinseln, haben außerdem schon immer wenig rotes Fleisch gegessen, aber regelmäßig Fisch und Meeresfrüchte, reichlich Obst und Gemüse, und sie waren körperlich aktiv. Als diese Völker sich stärker den westlichen Ernährungs- und Lebensweisen zuwandten, waren die Ergebnisse um sich greifende Fettleibigkeit, Diabetes und sonstige Stoffwechselstörungen.

Vermeiden Sie gehärtete Fette und Transfette

Eine weitere Quelle für gesättigte Fettsäuren ist die industrielle Umwandlung der ungesättigten Fettsäuren pflanzlicher Öle zu gesättigten Fettsäuren. Auf diesem Vorgang beruht die Margarineherstellung, und das Ergebnis sind pflanzliche Öle mit der Konsistenz von Butter. Dieser chemische Vorgang der „Sättigung“ wird auch als Härtung bezeichnet – die Hinzufügung aller möglichen Wasserstoffatome zu einem Fettsäuremolekül. Durch Härtung verlängert sich auch die Haltbarkeit.

Durch die teilweise Härtung pflanzlicher Öle entstehen Transfette. Das „Trans“ bezieht sich auf die chemische Struktur ungesättigter chemischer Verbindungen –die unterschiedliche Bindung von Atomen aneinander – im Fettsäuremolekül. Trans-Verbindungen kommen in biologischen Systemen nicht natürlich vor. (Obgleich es ein paar Ausnahmen gibt, nehmen biologische Verbindungen normalerweise eine andere Form an, die sogenannte „cis“-Anordnung.) Es hat sich erwiesen, dass die unnatürlichen Transfette eine negative Wirkung auf den Cholesterinstoffwechsel haben und ganz allgemein Stoffwechselprofile fördern, die das Risiko von Herz-Kreis-

---

[68] M. A. Flynn, et al., "Serum Lipids and Eggs," Journal of the American Dietetic Association 86(11) (1986), 1541-8.

[69] World Health Organization, "Diet, Nutrition, and the Prevention of Chronic Diseases," WHO Technical Report Series 916 (2003), 81-94.

[70] EFSA Panel on Dietetic Products, Nutrition, and Allergies (NDA), "Scientific Opinion on Dietary Reference Values for Fats, Including Saturated Fatty Acids, Polyunsaturated Fatty Acids, Monounsaturated Fatty Acids, Trans Fatty Acids, and Cholesterol," EFSA Journal 8(3), (2010), 1461. DOI: 10.2903/j.efsa.2010.1461

lauf-Erkrankungen und Diabetes Typ 2 erhöhen.[71]

Da Transfette sich überwiegend in pflanzlichen Ölen finden, die gehärtet wurden, finden sie sich in verarbeiteten Nahrungsmitteln, wie Margarine, pflanzlichem Backfett, teilweise gehärtetem Pflanzenöl und frittiertem Fastfood, wie Donuts und Pommes Frites, die in diesen Ölen zubereitet werden und in vielen kommerziell gebackenen Waren, wie Kräckers, Keksen und Kuchen. Viele Nahrungsmittelhersteller haben Transfette in ihren Herstellungsmethoden reduziert oder sie daraus verbannt, weil sie die negative Wirkung auf die Gesundheit erkannt haben. Falls in einer Zutatenliste auf dem Etikett eines Nahrungsmittels „gehärtete" oder „teilweise gehärtete" Pflanzenöle stehen, enthält es wahrscheinlich Transfette. (In Deutschland gibt es bisher noch keine Einschränkungen des Transfettgehaltes von Fertigprodukten und auch keine Auszeichnungspflicht im Unterschied zu den USA und Dänemark.) Vermeiden Sie Transfettsäuren, um das Risiko herabzusetzen, an einem Herzleiden zu erkranken. Es gibt keinen vernünftigen Grund, Nahrungsmittel zu sich nehmen, die sie enthalten. Außerdem reduzieren oder vermeiden Sie Nahrungsmittel, wie Käse oder Fleisch mit einem hohen Gehalt an gesättigten Fettsäuren und Cholesterin (das nur in tierischer Nahrung vorkommt). Verzehren Sie Nahrungsmittel, die von Natur aus reich an mehrfach ungesättigten Fettsäuren sind, wie Nüsse, Mandeln, Haselnüsse, Hanf, Erdnüsse, Pekannüsse, Pinienkerne, Pistazien, Walnüsse und Sonnenblumen- oder Kürbiskerne. Auch unraffiniertes Vollkorngetreide verfügt über diese erwünschten mehrfach ungesättigten Fettsäuren. Wählen Sie hochwertige pflanzliche Öle, wie Olivenöl nativ extra, kalt gepresstes Sesamöl oder andere natürlich vorkommende Öle.

Gesundheitliche Überlegungen zu Ölen und Nüssen

Pro:

- Olivenöl kann für Menschen mit Bluthochdruck sehr zuträglich sein. Die Polyphenole in diesem Nahrungsmittel können durch eine Erhöhung der Produktion von Stickoxid zur Entspannung der Blutgefäße verhelfen.[72]
- Die Verwendung frischen Olivenöls nativ extra kann sich nicht nur vorteilhaft auf ihre Cholesterinwerte auswirken, sondern Forscher haben entdeckt, dass es auch eine entzündungshemmende Wirkung haben könnte. Durch die Verwendung von Ölen, wie das an einfach ungesättigten Fettsäuren reiche Olivenöl anstatt tierischer Fette, wie Butter, die viel gesättigte Fettsäuren enthalten, lässt sich der gesundheitliche Wert Ihrer Nahrungsmittel auf einfache Art erhöhen.[73]
- Einige pflanzliche Öle, wie Sesam- oder Leinöl, enthalten wertvolle Antioxidantien, auch Lignane genannt, die außerdem krebsverhütend sein und auch Phytosterole enthalten können, die die Cholesterinproduktion verhindern. Gemäß

[71] S. M. Teegala, et al., "Consumption and Health Effects of Trans Fatty Acids: A Review," Journal of AOAC International 92 (2009), 1250.
[72] J. Ruano, et al., "Phenolic Content of Virgin Olive Oil Improves Ischemic Reactive Hyperemia in Hypercholesterolemic Patients," Journal of the American College of Cardiology 46(10) (2005), 1864-8.
[73] G. K. Beauchamp, et al., "Anti-inflammatory Effect of Virgin Olive Oil in Stable Coronary Disease Patients: A Randomized, Crossover, Controlled Trial," European Journal of Clinical Nutrition 62 (2008), 570–574. DOI: 10.1038/sj.ejcn.1602724

einer Untersuchung[74] verfügt Sesam über den unter anderen höchsten Gehalt an Gesamt-Phytosterol (400-413 mg auf 100 Gramm), und unter den Samen und Nüssen, die normalerweise als Knabbereien verzehrt werden, wie Pistazien, oder Sonnenblumenkerne, enthielten sie am meisten Phytosterole (270-289 mg/100 Gramm), gefolgt von Kürbiskernen (265 mg/100 Gramm). Man geht davon aus, dass Phytosterole, wenn sie ausreichend in der Nahrung vorhanden sind, die Cholesterinwerte senken, die Immunabwehr stärken und das das Risiko für bestimmte Krebsarten verringern.

Kontra:

- Fette und Öle sind von allen Nährstoffen am kalorienreichsten, und fettreiche Nahrung ist auch kalorienhaltig und birgt das Risiko der Gewichtszunahme. Überschüssiges Gewicht zieht zahlreiche gesundheitliche Konsequenzen nach sich. Es trägt wesentlich zu Bluthochdruck bei, zu Herz-Kreislauf-Erkrankungen, erhöht das Risiko für einige Krebsleiden, Diabetes und Anderes. Daher hilft ein geringerer Verzehr von Öl und Fett (sowie weniger zuckerhaltigen Nahrungsmitteln), ein gesundes Körpergewicht zu bewahren.

Welche Öle, Samen und Nüssen sollen wir kaufen?
Suchen Sie nach kalt gepressten, unraffinierten Ölen aus kbA. Bei dieser Vorgehensweise werden weder Hitze noch Lösungsmittel angewendet, um den Bohnen, Nüssen, Früchten oder Samen das Öl zu entziehen, und folglich behalten diese Öle die meisten ihrer Nährstoffe, einschließlich der wertvollen essentiellen Omega-3, Omega-6 und Omega-9 Fettsäuren. Durch das kalte Pressen wird auch die Oxidation dieser ungesättigten Fettsäuren auf ein Mindestmaß reduziert, und ihr Geschmack bleibt erhalten.

Sesamöl: Sesamöl ist reich an einfach und mehrfach ungesättigten Fettsäuren. Wegen seines hohen Gehalts an den Antioxidantien Sesamin und Sesamol, oxidiert es nicht so leicht, wie die meisten der heutigen Öle, die reich an mehrfach ungesättigten Fettsäuren sind. Sie haben die Wahl unter zwei Sorten Sesamöl: Das dunkle hat ein intensives Aroma, weil die Samen vor der Ölgewinnung geröstet werden. Verwenden Sie es sparsam und überwiegend zum Würzen bereits gekochter Speisen. Das helle hat ein mildes, nussiges Aroma und kann sowohl roh als auch gekocht verwendet werden. Wenn Sie damit kochen, stellen Sie die Flamme nur mittelgroß. Dieses schmackhafte Öl wird in der japanischen Küche häufig verwendet und ist auch durch die Makrobiotik wieder bekannt geworden. Es ist interessant, dass in den 1930er Jahren Sesamöl das von den Amerikanern meistverwendete Pflanzenöl war. Dieses gesunde Öl wurde durch preiswertes Soja- und Baumwollsamenöl ersetzt, das man in der Zeit des Zweiten Weltkriegs entwickelt hatte.

---

[74] K. M. Phillips, et al., "Phytosterol Composition of Nuts and Seeds Commonly Consumed in the United States," Journal of Agricultural and Food Chemistry 53(24) (2005), 9436-45.

Sesam: Sesam ist eine der ältesten Kulturpflanzen der Welt. Über die Zeiten hinweg, von Babylon und Assyrien bis Indien, China und Japan war Sesamöl hoch geschätzt - zum Kochen, in Sesamkuchen, als Medizin, für die zeremonielle Reinigung und als Grundlage für Parfums und Tinten. Sesam wächst in den meisten tropischen, subtropischen und gemäßigten Klimazonen in der südlichen Welt. Sesamkörner sind sehr klein (yang) und treten in a vielen Farben auf, von cremeweiß bis anthrazitgrau. Sie werden sich beim Kochen für ihren nussigen Geschmack begeistern (obwohl große Hitze ihre gesunden mehrfach ungesättigten Fettsäuren schädigt). Sie können sie täglich als Würzzubereitung „Gomasio" auf Reis und anderes gekochtes Getreide, Bohnengerichte und Salate geben. Von Sesamtees über Ingwer-Sesamöl bis zu mit Reissirup gesüßten Sesam-Naschereien oder Reiswaffeln lässt sich Sesam leicht für viele Gerichte nutzen. Sesam gibt es auch gemahlen als Tahin (Paste, roh oder geröstet) und lässt sich in vielen Rezepten, wie Hummus oder Saucen verwenden.

Olivenöl und Oliven: Oliven wurden ebenfalls Tausende von Jahren lang verwendet, und ihre Öle spielen in vielen Küchen immer noch eine bevorzugte Rolle. In den letzten Jahren haben Oliven wegen der gesundheitlichen Vorteile der mediterranen Ernährung, in die sie gehören, an Beliebtheit gewonnen. Suchen Sie nach Olivenöl nativ extra, der ersten Pressung der Oliven, wenn Sie das aromatischste Öl haben möchten. „Kalt gepresst" bedeutet, dass für die Pressung des Olivenöls nativ extra keine Hitze angewendet wird, weshalb das Öl ideal ist, um es kalt zu verwenden, wie für Salate und Dressings. Zum Kochen (auf mittlerer oder kleiner Flamme) verwenden Sie ein helles, gepresstes Olivenöl nativ extra.

PUFA-reiche Öle, Nüsse und Samen: Mandeln, Haselnüsse, Hanf, Erdnüsse, Pekannüsse, Pinienkerne, Pistazien, Walnüsse, Sonnenblumenkerne, Leinsamen und Kürbiskerne sind nur ein paar der vielen Nüsse und Samen, die man im Rahmen einer gesunden Ernährung genießen kann. Da die Öle dieser Nüsse und Samen relativ reich an mehrfach ungesättigten Fettsäuren sind, werden sie leicht ranzig und oxidieren, wenn sie der Hitze ausgesetzt sind und können dadurch die Vorzüge der in ihnen enthaltenen Omega-3 Fettsäuren verlieren.

Sie können zwar geröstet oder gekocht in verschiedenen Gerichten genossen werden, man kann sie aber auch ungekocht essen, um in den vollen Genuss ihrer gesundheitlichen Vorteile zu kommen. Sie können Sie roh als Knabberei verzehren oder zur Herstellung Ihrer eigenen Nussmilch einweichen und mahlen. Geben Sie sie als Garnierung auf Salate, Getreide oder Bohnen, aber verwenden Sie sie nicht stark gesalzen oder gezuckert.

Da Nüsse stark kalorienhaltig und von dichter Konsistenz sind, kann man große Mengen nicht ohne weiteres auf einmal verzehren. Aber eine Handvoll davon am Tag zu essen, vielleicht 42 Gramm, oder sie als Garnierung oder Würzmittel zu verwenden, ist eine leckere Art, geringe Mengen in Ihre Nahrung einzubeziehen. Andere Nahrungsmittel, die nur geringfügig Öl enthalten, aber reich an essentiellen Omega-3 Fettsäuren sind, eigenen sich auch für den täglichen Verzehr, zum Beispiel Senfsamen, grünes Blattgemüse, Meeresgemüse, Spirulina und Vollkorngetreide.

Gesichtspunkte für das Kochen mit Öl

Um die Nährstoffe im Öl während des Kochens zu erhalten, ist etwas Aufmerksamkeit erforderlich. Die Rauchpunkte sind für alle Öle unterschiedlich, so dass Sie Ihre Zubereitungsweise nach den Informationen auf der Flasche richten sollten.

Sie können Ihre Garmethoden je nach gewünschtem Geschmack der Nahrung und in Abhängigkeit von gesundheitlichen Belangen variieren. Falls Sie aus Gründen der Gesundheit nicht mit Öl kochen, können Sie stattdessen mit ein paar Esslöffeln Wasser dünsten. Wenn Sie mit Wasser garen, erschließt sich der Geschmack und geht in den Dampf über.

Öle für das Garen bei mittlerer und niedriger Hitze

Für das tägliche Kochen wählen Sie Sesam- oder Olivenöl, um den Geschmack der Nahrung hervorzuheben. Diese Öle werden am besten auf kleiner bis mittelgroßer Flamme erhitzt, bei 90-95° Celsius. Benutzen Sie Kochgeschirr aus hochwertigem rostfreiem Stahl oder Gusseisen, um eine gleichmäßige Hitze sicherzustellen. Achten Sie darauf, dass das Öl nicht zu rauchen anfängt. Falls es das doch tut, sollten Sie es vielleicht besser entsorgen und noch einmal von vorne anfangen. Prüfen Sie die Temperatur mit etwas, das sie zubereiten möchten (geht mit Zwiebeln gut), und wenn das Öl zu zischen anfängt, geben Sie den Rest der Lebensmittel, die gedünstet werden sollen dazu, wodurch das Öl von selbst auf die richtige Temperatur abkühlt. Auf diese Weise wird die Nahrung gleichmäßig erhitzt, Nährstoffe und Geschmack bleiben erhalten, werden verstärkt und konzentriert.

Öle für das Garen bei großer Hitze

Für bei großer Hitze unter Rühren Gebratenes, Frittiertes und Tempura wählen Sie ein Öl mit einem höheren Rauchpunkt, wie Reiskleieöl, bei dem er bei etwa 213° Celsius liegt. Wegen dieser Eigenschaft wird es oft für japanische Tempura verwendet. Mit seinem hohen Gehalt an MUFAs und Vitamin E ist Reiskleieöl wegen seiner Antioxidantien und seiner den Blutdruck senkenden Wirkung auch der Gesundheit zuträglich. Verwenden Sie sehr heiße Garmethoden in Ihrer Naturküche nicht mehr als zweimal im Monat.

Öle roh verwenden

Öle wie Leinöl, die Lignane enthalten, und Nussöle, wie Hanf, Walnuss oder Haselnuss bieten essentielle Omega-3 und Omega-6 Fettsäuren (diejenigen, die der Körper nicht selbst herstellen kann). Wenn Sie sich für diese Öle entscheiden und ihre Vorteile nutzen wollen, erhitzen Sie sie nicht. Kaufen Sie sie gekühlt und lagern sie kalt, da sie leicht ranzig werden. Verwenden Sie nur einen Teelöffel voll am Tag in Salatdressings oder für Getreide- oder Nudelgerichte und passen Ihren Verzehr an gekochtem Öl entsprechend an.

Tipps für die Aufbewahrung von Öl

Bewahren Sie Öl im Kühlschrank auf, damit es nicht ranzig wird. Die meisten Öle werden im Kühlschrank fest, aber bei Zimmertemperatur wieder flüssig. Sie können sie in Behältern mit weiten Öffnungen aufbewahren und die für eine Mahlzeit benötigte Menge wie Butter heraus schaben, damit Sie nicht die ganze Flasche auf Zimmertemperatur erwärmen müssen. Oder Sie gießen den wöchentlichen Bedarf Ihres Lieblingsöls zum Kochen in eine kleinere Flasche, die dann griffbereit auf dem Küchenregal steht.

Die Verwendung von Öl je nach Jahreszeit und Yin und Yang

Die Olive ist eine Frucht und yin im Vergleich zum Sesam, der ein Same und stärker yang ist. Um bei der Verwendung von Öl ein Gleichgewicht herzustellen, wählen Sie Olivenöl (yin) eher im Sommer (yang) und Sesamöl (yang) eher im Winter (yin). Erhitzen Sie Öl (yang) eher für das Kochen im Winter (yin) und verwenden es im Sommer (yang) eher kalt (yin).

Rezepte für Gewürze, Öle, Saucen, Dressings und Würzzubereitungen

Cremige Tofu- und Reis-Vinaigrette (Foto Seite 189)

Verwenden Sie diese leckere Vinaigrette für Salate oder gedämpftes Gemüse, Nudeln oder Meeresgemüsegerichte.

Zutaten: *1-2 Tassen weicher Tofu*
2 Tassen gefiltertes oder Quellwasser
1 Esslöffel Tamari, oder nach Geschmack
1 Esslöffel Vollreisessig
1 Esslöffel Olivenöl nativ extra oder Leinöl mit Lignanen
Kurkuma, nach Geschmack

Zubereitung:

1. Schneiden Sie den Tofu in große Stücke und kochen diese 5 Minuten lang in Wasser mit Tamari.
2. Nehmen Sie den Tofu aus dem Topf und lassen die Flüssigkeit aus Wasser und Tamari vom Tofu abtropfen und stellen sie beiseite.
3. Geben Sie Tofu, Vollreisessig, Öl und Kurkuma in einen Mixer oder eine Küchenmaschine und mixen, bis alles glatt ist.
4. Bei Bedarf geben Sie etwas von der beiseite gestellten Tamari-Wasser-Mischung daran, um eine glattere Struktur zu erreichen.
5. Die Vinaigrette lässt sich an einem kühlen Ort bis zu fünf Tage lang aufbewahren.
6. Geben Sie eine ordentliche Menge davon an Ihre Gerichte oder servieren Sie als Dip zu Gemüse.

Variationen:

- Köcheln Sie den Tofu in einem Miso Ihrer Wahl mit Wasser bedeckt 5 Minuten lang.
- Geben Sie Ingwersaft, Kräuter wie Basilikum oder Schnittlauch oder ein kleines Stück Avocado dazu, wenn Sie den Tofu mixen.

Avocado- und Basilikum-Dip (Foto S. 189)

4 bis 5 Portionen

Verwenden Sie dieses Dressing als Dip für Gemüse. Avocados enthalten Oleinsäure, eine einfach ungesättigte Fettsäure, die zur Senkung des Cholesterinspiegels beitragen kann und sind eine gute Quelle für Kalium, ein Mineral, das bei der Regulierung des Blutdrucks hilft. Tofu bietet leicht absorbierbares Protein.

Zutaten: *115 Gramm weicher Tofu*
Mischung aus ½ Wasser und ½ Tamari
7 Basilikumblätter
2 Avocados
1 Zitrone, Saft und Schale
1/8 Teelöffel Meersalz
Gefiltertes oder Quellwasser (wahlweise)
Olivenöl nativ extra (wahlweise)

Zubereitung:

1. Würfeln Sie den Tofu und kochen ihn 5 Minuten lang in der Mischung aus Wasser und Tamari. Nehmen Sie ihn heraus, lassen ihn abtropfen und stellen ihn zur Seite.
2. Waschen Sie das Basilikum und schneiden es fein.
3. Schälen Sie die Avocados und entfernen den Kern.
4. Geben Sie das weiche, grüne Fleisch der Avocado zusammen mit Tofu, Basilikum und Zitronensaft und -schale in einen Mixer oder eine Küchenmaschine. Pürieren Sie alles, bis es weich ist und geben dabei tröpfchenweise Wasser oder Öl dazu, um eine glatte Konsistenz zu erhalten. Falls nötig, würzen Sie mit Tamari nach.
5. In Zimmertemperatur servieren. Essen Sie den Dip mit rohem oder leicht gedünstetem Gemüse, löffeln ihn auf gekochtes Getreide oder mischen ihn in ein Nudelgericht.

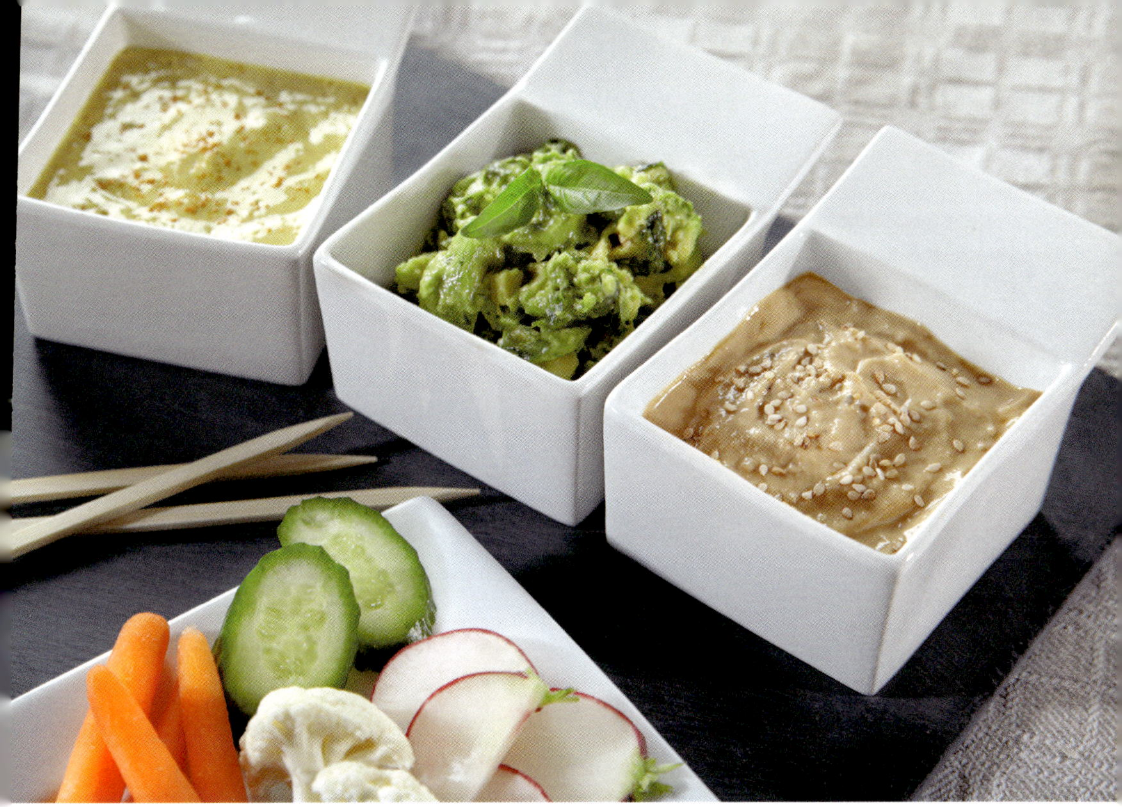

oben v.li.: Cremige Tofu- und Reis-Vinaigrette (Rezept Seite 187) /
Avocado- und Basilikum-Dip (Rezept S. 188) / Gluten- und sojafreies Miso-Dressing (Rezept S.191)
unten: Vegane, unechte Speck- Würzzubereitung (S. 196)

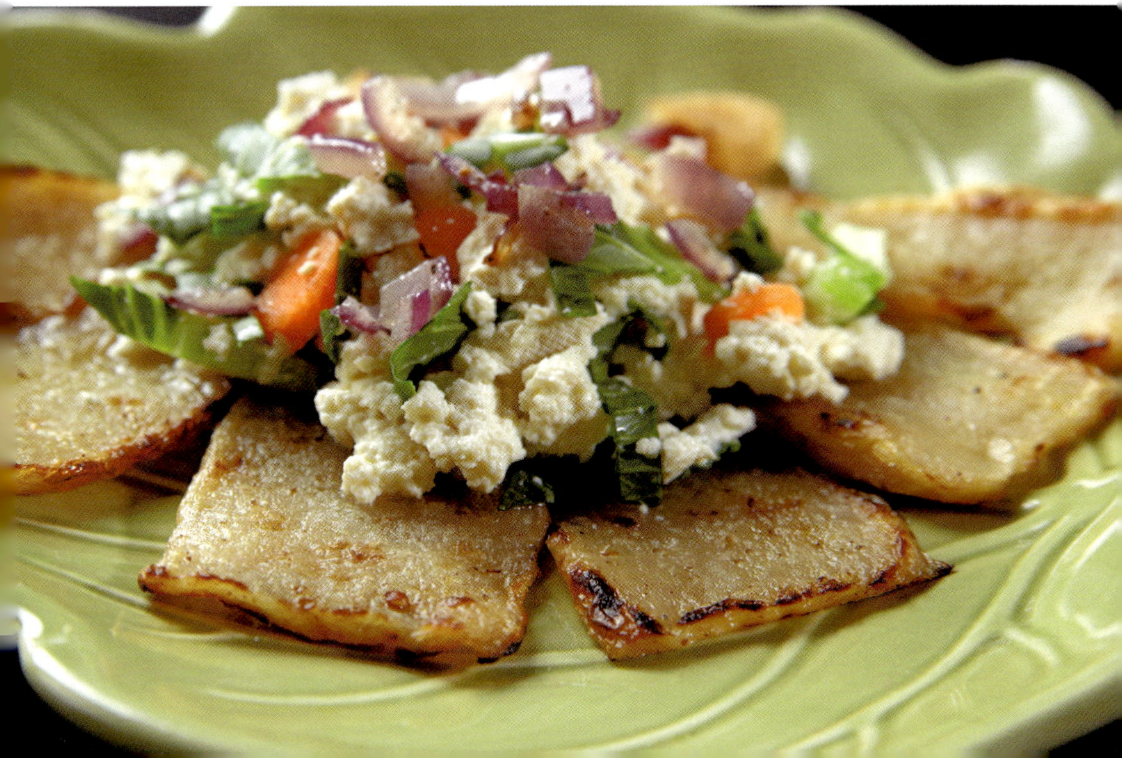

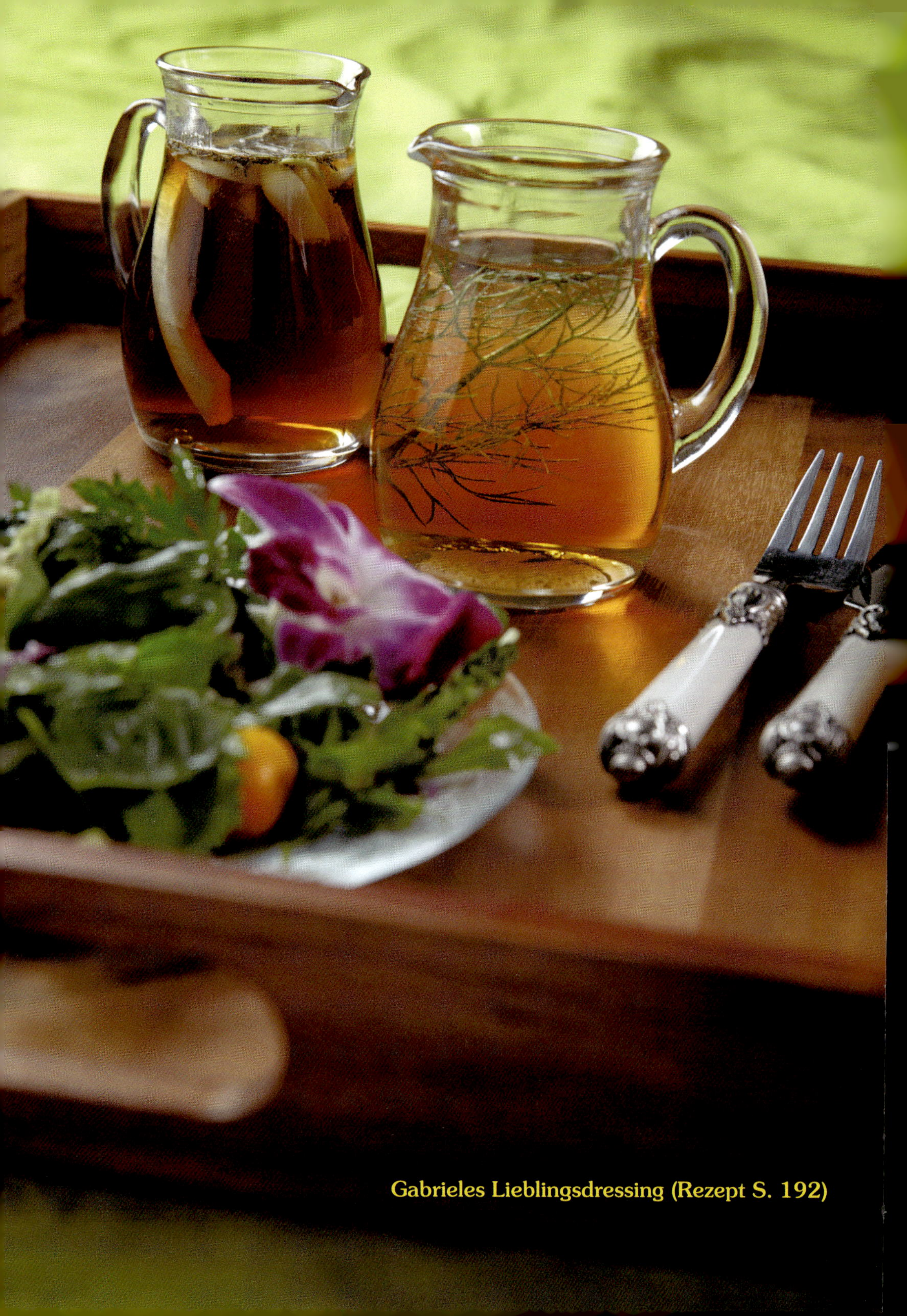

Gabrieles Lieblingsdressing (Rezept S. 192)

Variationen:

- Geben Sie verschiedene Sorten fein gehacktes oder gedämpftes Gemüse dazu, wie Bleichsellerie oder Möhren, um Oberfläche und Geschmack zu verändern.
- Verwenden Sie Avocadoöl statt Olivenöl.

Gluten- und sojafreies Miso-Dressing
(Foto siehe S. 189)

1-2 Portionen

Falls grünes Gemüse auf dem Tisch Ihrer Familie neu ist, wird ein Löffel voll dieses köstlich schmeckenden Dressings darauf auch den wählerischsten Esser überzeugen, einen Happen (oder auch zwei oder drei) zu probieren.

Zutaten: *2 Esslöffel Kichererbsenmiso*
1 Esslöffel Tahin (Sesammus)
½ Teelöffel Tamari
½ Teelöffel Zitronensaft
Gefiltertes oder Quellwasser, nach Bedarf
Garnierung: gerösteter Sesam

Zubereitung:

1. Geben Sie Miso, Tahin, Tamari und Zitronensaft zusammen. Mischen Sie mit einer Gabel oder mixen im Suribachi oder elektrischen Mixer.
2. Geben Sie nach und nach Wasser dazu und mixen weiter, bis alles glatt und cremig ist und die gewünschte Konsistenz erreicht hat.
3. Löffeln Sie dieses Dressing über Ihr gedämpftes Lieblingsgrün. Falls erforderlich, drücken Sie überschüssiges Wasser aus dem Gemüse, bevor Sie das Dressing darauf geben. Servieren Sie es als Dip zu Gemüse.

Variationen:

- Geben Sie gehackte Kräuter, wie Basilikum, Petersilie und Schnittlauch an die Mischung.
- Geben Sie Umeboshipaste, Umeessig oder geriebenen Daikon dazu.
- Geben Sie Tofu dazu, den Sie 5 Minuten lang gepresst und dann gedämpft oder blanchiert haben.
- Verwenden Sie frischen Sesam statt Tahin: Waschen Sie den Sesam in einem Sieb, lassen ihn abtropfen und rösten ihn dann in einer Pfanne, bis er leicht gebräunt ist. Zerreiben Sie ihn im Suribachi oder mahlen ihn in einer Kaffeemühle. Geben Sie Wasser bis zur erwünschten Konsistenz hinzu.
- Einen kräftigeren Geschmack erhalten Sie mit gluten- und sojafreiem Adzukibohnenmiso.

Gabrieles Lieblingsdressing (Foto S. 190)

4 Portionen

Tröpfeln Sie dieses Dressing über einen rohen Salat, gekochtes grünes Blattgemüse oder gedämpfte Wurzeln oder rundes Gemüse. Stellen Sie eine größere Menge her und bewahren sie im Kühlschrank auf, um sie immer zur Hand zu haben. Ändern Sie das Verhältnis dieser einfachen Zutaten Wasser, Essig und Öl nach Belieben und finden Ihre bevorzugten Kombinationen.

Zutaten: *9 Esslöffel gefiltertes oder Quellwasser*
1 Esslöffel Zitronensaft oder Umeessig
1 Esslöffel Tamari (wahlweise)
Meersalz oder Kräutersalz, nach Geschmack
1-2 Esslöffel Olivenöl nativ extra
3 fein zerkleinerte Knoblauchzehen, in Öl gedünstet (wahlweise)
¼ Teelöffel Basilikum, fein gehackt (wahlweise)
1 Esslöffel gehackte Frühlingszwiebel
Garnierung: *Dill, mehrere Zweiglein*

Zubereitung:

1. Rühren Sie alle Zutaten mit einer Gabel zusammen oder geben sie in einen geschlossenen Behälter und schütteln. Schmecken Sie ab.
2. Bewahren Sie den Rest des Dressings in einem geschlossenen Glas im Kühlschrank auf, es hält sich etwa vier Tage lang.
3. Tröpfeln Sie das Dressing auf gekochtes grünes Gemüse oder einen rohen Salat. Verwenden Sie die Dill-Zweiglein als Garnierung.

Variationen:

- Geben Sie Senf oder Sojamilch hinzu, um Geschmack und Farbe des Dressings zu ändern.
- Geben Sie Orangensaft und Orangenscheiben an die Mischung.

Pilz-Zwiebel-Sauce mit Tamari und Ingwer (Foto S. 105)

3-4 Portionen

Auf Getreidegrichten serviert ist diese Sauce ganz köstlich, vor allem auf dem Hirsegericht aus *Schritt 2 - Vollkorngetreide: Weit besser als verarbeitete Nahrungsmittel,* ebenso wie zu einer Schnitte Brot oder über gedämpftes Gemüse oder Nudeln gegossen.

Zutaten: *2 Tassen Zwiebel, fein geschnitten*
1 Teelöffel helles Sesamöl
2 Tassen Champignons, gesäubert und in Scheiben geschnitten
1 Esslöffel Tamari, oder nach Geschmack
Geriebener Ingwer oder Ingwersaft, nach Geschmack
1-2 Tassen gefiltertes oder Quellwasser
~1 Esslöffel Arrowroot oder Kuzu, in 2 Esslöffeln Wasser gelöst
1 Prise Meersalz
Garnierung: *Frühlingszwiebel oder Petersilie, fein gehackt*

Zubereitung:

1. Dünsten Sie die Zwiebel in Sesamöl, zuerst auf großer und dann auf kleiner Flamme, bis sie gebräunt ist.
2. Wiederholen Sie diesen Schritt mit den Pilzen.
3. Geben Sie Tamari und Ingwer dazu.
4. Geben Sie das Wasser dazu, bringen alles schnell zum Kochen, bedecken den Topf und köcheln auf kleiner Flamme etwa 10 Minuten lang.
5. Kurz vor der Fertigstellung dicken Sie mit dem gelösten Arrowroot oder Kuzu eventuell verbliebene Flüssigkeit an. Falls erforderlich, geben Sie mehr Wasser hinzu, um eine schöne Sauce zu erhalten. Rühren Sie bis zum Andicken.
6. Würzen Sie mit einer Prise Meersalz, rühren und bieten die Sauce mit einer Garnierung aus Frühlingszwiebel oder Petersilie heiß an.

Variationen:

- Verwenden Sie Ihr Lieblingskraut oder eine Gewürzmischung statt Tamari.
- Geben Sie Knoblauch an die Mischung und lassen den Ingwer fort.
- Verwenden Sie Meersalz statt Tamari.
- Garnieren Sie mit Koriander oder glatter Petersilie.

Sesam-Würzzubereitung für den Tisch

Streugewürz - Portionen lassen sich anpassen

Aus der gemeinsamen Verwendung von Sesam, der reich an Protein, Kalzium, Eisen und B-Vitaminen ist und Meersalz, einer großartigen Quelle für Spurenelemente, Kalzium, Eisen, Kalium, Mangan, Jod und Zink entsteht dieses kraftvolle, als Gomasio bezeichnete Würzzubereitung. Wenige Krümel versorgen Sie mit einer ganzen Reihe gesundheitlicher Vorteile. Die Aromen, die Ihre Küche füllen, sind so herrlich, dass Sie oft nicht darauf verzichten wollen werden, Ihren eigenen Bedarf selbst herzustellen.

Zutaten: *18 Teelöffel ganzer brauner Sesam*
1 Teelöffel Meersalz

Suribachi-Steingutmörser oder Kaffeemühle

Zubereitung:

1. Waschen Sie den Sesam und lassen ihn in einem Sieb abtropfen. Stellen Sie das Sieb auf ein trockenes Handtuch, damit dieses den größten Teil der Feuchtigkeit aufnimmt.
2. Rösten Sie das Meersalz ein paar Minuten lang in einer Stahlpfanne, bis es glänzt. Zermahlen Sie das Meersalz im Suribachi oder der Kaffeemühle zu einem feinen Pulver.
3. Geben Sie den Sesam in eine trockene Pfanne und rösten ihn auf kleiner bis mittelgroßer Flamme, während Sie ununterbrochen mit einem Holzlöffel rühren und die Pfanne von Zeit zu Zeit schütteln.
4. Wenn der Sesam einen nussigen Duft verströmt, sich leicht goldbraun färbt und zu platzen anfängt, zerreiben Sie ein Korn zwischen den Fingern. Wenn es leicht zerbricht, ist der Sesam fertig.
5. Geben Sie ihn in den Suribachi mit dem gemahlenen Meersalz und reiben langsam in einer gleichmäßigen Kreisbewegung, bis alle Körner halb zerrieben sind. Wenn Sie eine Kaffeemaschine benutzen, mahlen Sie gründlich aber nicht so fein, dass Sie Sesammus erhalten.
6. Bewahren Sie das Gomasio in einem bedeckten Glas an einem kühlen Ort auf. Es hält sich ungefähr eine Woche lang im Kühlschrank.
7. Servieren Sie es nur krümelweise auf Getreidegerichten, Salaten und Gemüse.

Variationen:

- Verwenden Sie abhängig von Ihrem Zustand und Geschmack weniger Salz.
- Lassen Sie das Meersalz fort und zerreiben den Sesam zusammen mit gerösteter Wakamealge.
- Verwenden Sie schwarzen Sesam, der weniger Öl enthält als der braune, oder verwenden Sie eine Mischung aus beiden.
- Ganzer brauner oder schwarzer Sesam ist dem weißen vorzuziehen.

Milch- und eifreie vegane Mayonnaise (Foto S. 176)

4 Portionen

Dies ist eine herrliche gluten-, milch- und eifreie vegane Mayonnaise, die man zur Hand haben sollte, da sie zu vielen Gerichten gut passt. Für einen schmackhaften Krautsalat mischen Sie sie mit fein geschnittenem Weißkohl und Möhren, die Sie, bevor Sie den Salat auftischen, eine Stunde lang marinieren lassen. Es ist der perfekte Aufstrich für ein Sandwich.

Zutaten: *1 Tasse Tofu, normal oder Seidentofu, entwässert*
2 Teelöffel Apfelessig
2 Teelöffel Dijonsenf
2 Teelöffel Ahornsirup
1 Esslöffel Olivenöl nativ extra
1 Teelöffel Kräutermischung Ihrer Wahl
Gefiltertes oder Quellwasser, nach Bedarf

Zubereitung:

1. Geben sie alle Zutaten in einen elektrischen Mixer und mixen, bis alles glatt ist und eine dicke, aber cremige Konsistenz aufweist.
2. Würzen Sie nach Geschmack nach. Bei Bedarf geben Sie mehr Wasser dazu und mixen weiter.
3. Das Gericht ist im Kühlschrank etwa 2 Tage lang haltbar.

Variationen:

- Verwenden Sie verschiedene Essige, wie Ume- oder Vollreisessig.
- Geben Sie andere Süßmittel daran, wie glutenfreien Vollreissirup statt Ahornsirup oder lassen alle Süßmittel fort.
- Würzen Sie mit Kurkuma, wodurch Sie zusätzliche Nährstoffe und Farbe erhalten.

Vegane, unechte Speck-Würzzubereitung (Foto S. 189)

Die Portionen lassen sich anpassen:

Diese Garnierung passt gut zu vielen Getreidegerichten, oder verwenden Sie sie am Morgen anstatt Speck. Dieses Rezept funktioniert am besten mit fertig gekauften Takuanrettich-Pickles. Es schmeckt gut zu den Gerichten der Frühstücksrezepte.

Zutaten:
2 Esslöffel helles Sesamöl
Takuanrettich-Pickles, in Scheiben geschnitten
Tamari, nach Geschmack
Gefiltertes oder Quellwasser

Zubereitung:

1. Erhitzen Sie eine Pfanne und geben das Sesamöl hinein. Wenn das Öl warm ist, geben Sie die Scheiben Takuan-Pickle hinein. Dünsten Sie, bis die Scheiben auf beiden Seiten gebräunt sind, würzen mit Tamari und nehmen sie aus der Pfanne.
2. Servieren Sie mit Getreide oder dem Rührtofu aus *Schritt 3*.

Variationen:

- Stellen Sie selbst mit Meersalz gepresste Radieschen- oder Weiße-Rettich-Pickles her, anstatt Takuan-Pickles zu kaufen. Siehe *Schritt 5 - Der Zauber fermentierter Nahrungsmittel: Die Herstellung von Pickles* für das Rezept.

Schritt 9

Das süße Leben

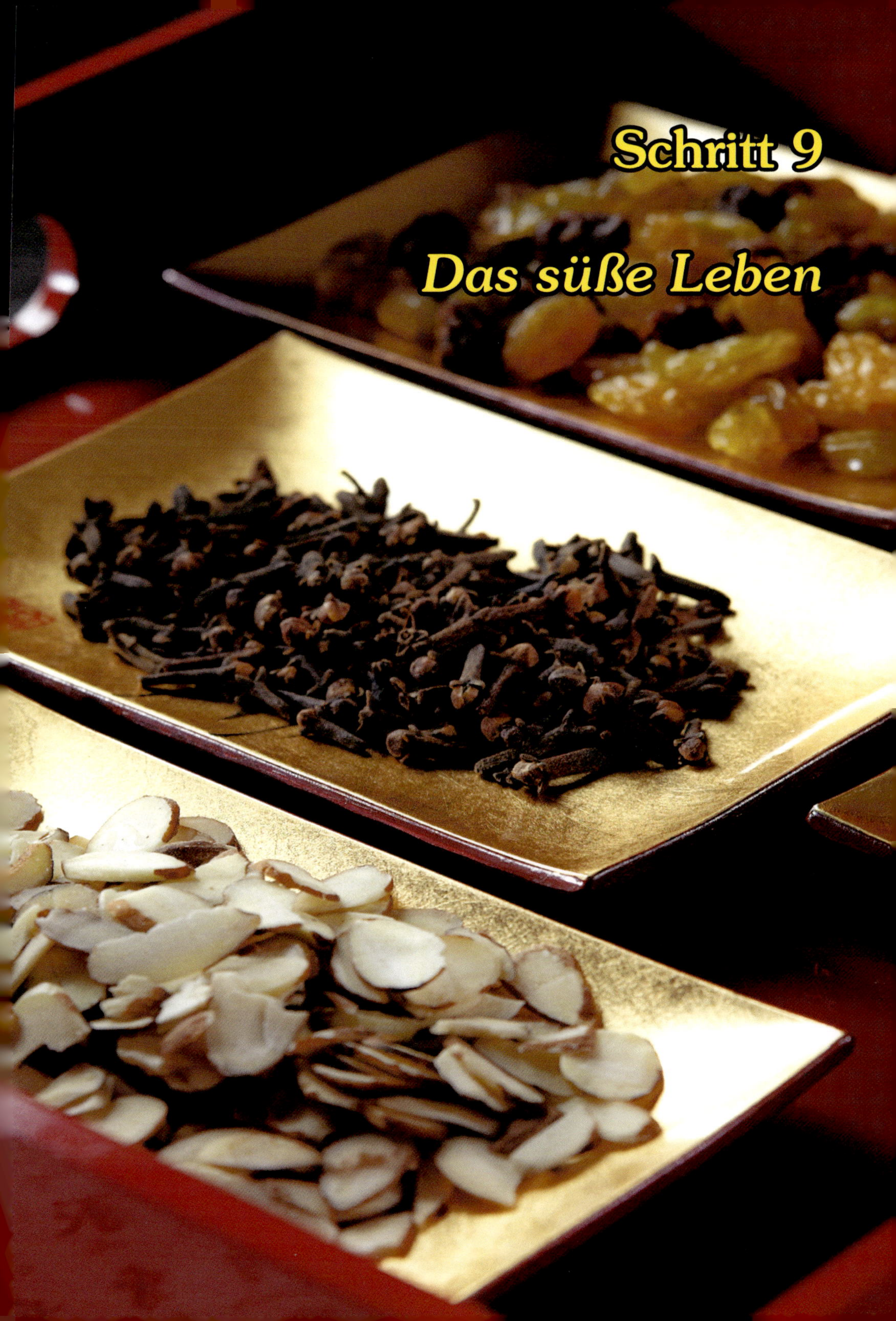

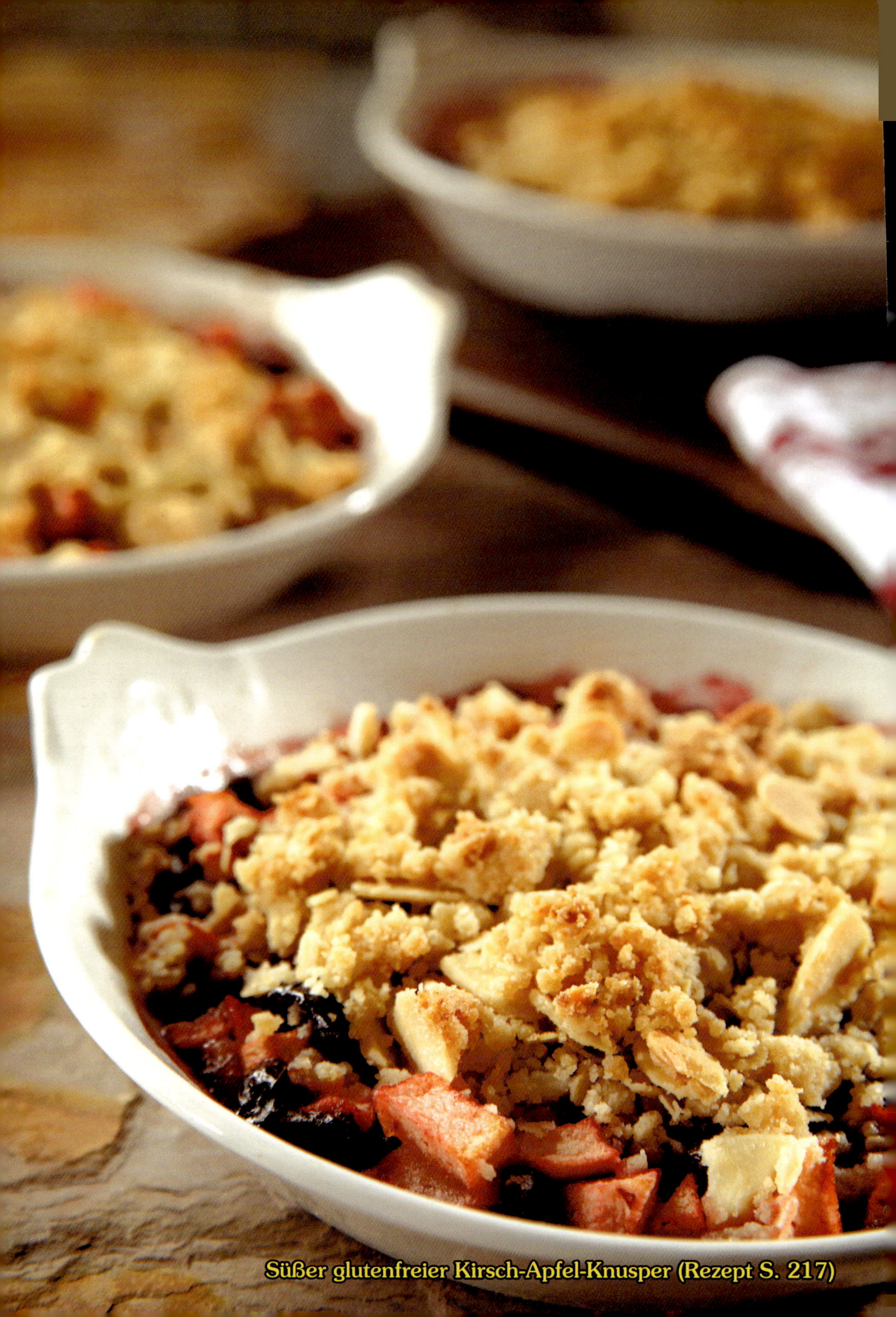

Süßer glutenfreier Kirsch-Apfel-Knusper (Rezept S. 217)

Süße Leckereien…hmmm. Man findet Süße an ganz offensichtlichen Stellen –Schokoriegel, Eiscreme, Kekse oder Kuchen, Softdrinks – und an weniger offensichtlichen. Den meisten verarbeiteten, verpackten und konservierten Lebensmitteln, von Limonaden bis zu Pickles, Ketchup und Erdnussbutter ist Zucker zugesetzt. Viele Restaurants geben Zucker an die Speisen, um sie schmackhafter zu machen.

In diesem Schritt erkennen, minimieren und vermeiden Sie raffinierte Einfachzucker und künstliche Süßstoffe. Lernen Sie die Vorteile und Verwendungsmöglichkeiten natürlicher, komplexer Süßmittel in Ihrer Küche und Möglichkeiten der Zubereitung eigener köstlicher Nachspeisen kennen.

Die zahlreichen Namen für raffinierte, einfache und chemische Zucker

Während der letzten 500 Jahre, seit die erste Zuckerraffinerie gebaut wurde, ist der Zuckerkonsum in den USA von der seltenen Verwendung als Luxusgut auf schätzungsweise 67,50 Kilogramm Zucker pro Jahr pro Person angestiegen. Die gesundheitlichen Konsequenzen der Zuckerproduktion und ihr Einfluss auf die Umwelt sind immens. Neben dem weißen Zucker (Sucrose) aus Zuckerrohr, einem tropischen Nahrungsmittel, gibt es viele Arten hochgradig raffinierter und ihrer Nährstoffe beraubter Zucker, die verpackten Lebensmitteln hinzugefügt werden.[75] Hier finden Sie einige der Namen, so dass Sie sie vermeiden können, wenn Sie die Zutatenliste lesen: Puderzucker, Maissirup, Dextrose, eingedampfter Zuckerrohrsaft, Fruktose-Glykose-Syrup (Isoglukose), Fruktose, Rohzucker, brauner Zucker, Rapadura, Sucanat, Dattelzucker, Xylitol…und die Liste lässt sich fortsetzen.[76] Einige dieser Produkte können Gluten enthalten oder aus glutenhaltigen Produkten hergestellt sein.

Seien Sie vorsichtig bei den neuen Zuckern in gesunden Nahrungsmitteln, die ihrem Anspruch nach besser sind, als sie es tatsächlich sind wie Agavensirup, Kokoszucker, verdampfter Zuckerrohrsaft, Fructose, stark fructosehaltiger Maissirup (HFCS) oder Stevia, die ihren Weg in die Produkte des heutigen Lebens als Ersatz für den weißen Zucker gefunden haben. Manche sind auch in glutenfreien, verpackten Nahrungsmitteln enthalten, ohne deshalb gesund zu sein. Hierbei handelt es sich um andere Formen von Einfachzuckern oder hoch konzentrierte industrielle Produkte, und sie sind nicht natürlich. Die Bezeichnungen zuckerfrei, zuckerreduziert oder ohne Zuckerzusatz bedeuten nicht unbedingt, dass das Produkt absolut keinen Zucker enthält.

Der Nährstoffgehalt auf den meisten verpackten Lebensmitteln ist verständlich, wenn man ihn zu einem Teelöffel in Bezug setzt, der 4 Gramm Zucker fasst. Ein kleiner Becher Blaubeerjoghurt enthält beispielsweise 34-40 Gramm Zucker, und das sind etwa 10 Teelöffel voll.

---

[75] Janice R. Herman, Ph.D., RD/LD., Dietary Sugar and Alternative Sweeteners (Stillwater, OK: Oklahoma Cooperative Extension Service, 1999).

[76] Weitere Namen sind Rübenzucker, Dicksaft, Zuckerrohrsaftkristalle, Karamell, Karobsirup, Dattelzucker, Dextran, Diastase, Backmalz, Ethylmaltol, evaporierter Zuckerrohrsaft, Fruchtsaft und Fruchtsaftkonzentrat, Glukose, Traubenzucker, Honig, Invertzucker, Lactose/Milchzucker, Malzsirup, Maltodextrin, Maltose, Mannitol, Maltitol, Melasse, Rohzucker, Stevia, Sorbitol, Sorghumsirup, Sucrose/Tafelzucker, Zucker, Palmzucker, Hagelzucker, Gelierzucker, Invertzuckersirup, Kandisfarin, Rohrzucker, Kandiszucker, Raffinade, Rohrroh- und Vollrohrzucker, Muscovadozucker, Demerarazucker, Vanillezucker, Zuckerhut, Vanillinzucker, Gelierzucker.

Der Verbrauch chemischer oder künstlicher Süßmittel, wie Aspartam, Saccharin, Sucralose, Acesulfam-K, Neotam und Cyclamat (das in den Vereinigten Staaten nicht für den Verzehr zugelassen ist, aber in anderen Staaten) ist als Alternative zum Zucker sprunghaft angestiegen, weil viele Menschen in der Bemühung um ihre Gesundheit oder zum Abnehmen versuchen, ihren Zuckerkonsum und die Kalorien zu reduzieren. Forschungsergebnisse lassen allerdings einen Zusammenhang zwischen chemischen Süßmitteln und Übergewicht sowie Krebs und neurologischen Leiden vermuten, was vor allem für Aspartam gilt.[77] [78] [79] [80]

Die negativen Auswirkungen von Einfach- und raffinierten Zuckern auf den Körper

Raffinierte und Einfachzucker verschaffen schnelle Energie, aber nur für kurze Zeit, weil der Blutzuckerspiegel rapide ansteigt. Danach gibt der Körper sehr schnell einen Insulinstoß ab, der den Blutzucker sofort wieder absinken lässt und zu einem deutlichen Abfall der Energie und Ausdauer führt. Um den Blutzucker zu senken, schiebt das Insulin den Zucker in die Körperzellen, was bei häufiger Wiederholung zur Gewichtszunahme führt.

Wenn Einfachzucker in den Magen eintreten, gibt dieser wegen der stark alkaloiden Eigenschaft des Zuckers ungewöhnlich große Mengen an Säure ab, um das Gleichgewicht wieder herzustellen, und wenn sich das über längere Zeit hinweg wiederholt, kann eines Tages ein Magengeschwür die Folge sein.

Das Blut ist normalerweise schwach alkalisch, und wenn stark alkalischer Zucker hinein gegeben wird, findet eine so genannte „Säurereaktion" statt, durch die es übersäuert wird. Um dies auszugleichen, wird zur Wiederherstellung eines normalen Gleichgewichts der innere Vorrat an Mineralien angegriffen. Die Mineralien in der täglichen Nahrung und den üblichen körperlichen Reserven reichen in einer solchen Situation aus, wenn sie nur hin und wieder auftritt. Nehmen Sie allerdings täglich raffinierte und Einfachzucker zu sich, reicht dieser Vorrat nicht, und Sie müssen auf tief im Körper eingelagerte Mineralien zurückgreifen, vor allem auf das Kalzium in Knochen und Zähnen, und wenn dies lange genug anhält, führt der Raubbau von Kalk an Knochen und Zähnen zu deren letztendlichem Verfall und zu einer allgemeinen Schwächung.[81]

Wenn Sie einen ständigen Heißhunger auf zuckerhaltige Naschereien haben, ist es wichtig zu wissen, dass Zucker süchtig machen kann. Auch wenn er nicht im herkömmlichen Sinn des Wortes süchtig macht, wollen Sie doch immer mehr von diesen Lebensmitteln mit raffinierten Zuckern, je mehr sie davon essen. William Dufty[82] hat bereits gesagt: „Wie Heroin, Kokain und Koffein ist Zucker eine süchtig machende, zerstörerische Droge, aber wir verzehren sie täglich in allem, von der

[77] Melanie Warner, "The Lowdown on Sweet?" The New York Times, 12. Februar 2006.
[78] Annemarie Colbin, Ph.D., "Aspartame, The Real Story." http://www.foodandhealing.com/articles/article-aspartame.htm
[79] Connie Bennett und Stephen Sinatra, Sugar Shock! (New York: Berkley Books, 2006).
[80] Dr. med. Michael Loder, GESUND, ESSEN, SCHLANK SEIN (Völklingen: Ost West Verlag, 2010)
[81] Michio Kushi, Natürliche Heilung mit Makrobiotik (Völklingen: Ost West Verlag, 2013).
[82] William Dufty, Sugar Blues (New York: Warner Books, 1976).

Zigarette bis zum Brot." In einem Artikel im Journal of Nutrition von 2009[83] [84] gab es Informationen aus einer Reihe von Untersuchungen, aus denen ersichtlich ist, dass Zucker die Chemie des Gehirns ähnlich beeinflusst wie Dopamin und zu Suchtverhalten führen kann. Daraus ging auch hervor, dass der übermäßige Verzehr von Zucker zu Entzugserscheinungen und Sucht führen kann, ähnlich wie beim Drogenmissbrauch. Machen Sie ein Experiment und sehen selbst. Werden Sie Entzugserscheinungen spüren? Streichen Sie mehrere Wochen lang den gesamten Zucker aus Ihrer Ernährung und spüren, wie sich das anfühlt. Bekommen Sie Kopfschmerzen? Verlangen Sie noch stärker danach? Wenn Sie einen Monat lang ganz ohne Zucker gelebt haben, essen Sie eine Süßigkeit und achten auf Ihre Reaktion.

Die gesunden Auswirkungen komplexer Zucker auf Ihren Körper

Während des normalen Verdauungsvorgangs werden komplexe Zucker, die Ballaststoffe, Mineralien, Vitamine und Proteine enthalten, zuerst von den Enzymen des Speichels im Mund abgebaut, im Magen weiter aufgebrochen und dann im Zwölffingerdarm und den Eingeweiden vollständig verdaut. Das sorgt für einen gleichmäßigen Energiefluss im Körper.

Wählen Sie für Ihre Naturkostküche Nahrungsmittel mit komplexen Kohlenhydraten, wie Getreide, Bohnen und Gemüse. Die Zucker darin sind komplexe Zucker, wie Stärke, und wenn sie ganz und unverarbeitet sind, enthalten sie auch Ballaststoffe, die für eine langsame und gleichmäßige Aufnahme der Zucker sorgen. Sie treiben den Blutzucker weder in die Höhe noch lassen sie ihn dann schnell wieder absinken, wie die Einfachzucker sondern versorgen Ihren Körper ununterbrochen mit Energie.

Da es einen Unterschied gibt zwischen der Verdauung einfacher, raffinierter und künstlicher Zucker im Vergleich zu komplexen Zuckern – die ersteren verursachen Krankheiten und die zweiten stellen die Vitalität wieder her – folgt man nur dem gesunden Menschenverstand, wenn man den Verzehr verarbeiteter Zucker und Nahrungsmittel reduziert und den von Vollkorngetreide, Bohnen, Obst und Gemüse erhöht.

Befriedigen Sie Ihren ´Süßen Zahn´ ohne zugesetzte Zucker

Greifen Sie nicht sofort nach den am leichtesten verfügbaren Naschereien. Sie können Ihren süßen Zahn auch mit Nahrungsmitteln voller komplexer Kohlehydrate, wie Weißkraut, Zwiebel, Winterkürbis, frischem Mais oder Möhren, befriedigen, wenn diese so zubereitet sind, dass ihre süße Note stark zur Geltung kommt. Diese süß schmeckenden Gemüsesorten bieten gesundheitliche Vorteile, während wissenschaftlich nachgewiesen wurde, dass raffinierte, einfache und chemische Zucker eine Herausforderung für die Gesundheit darstellen. Je mehr Sie von diesem Gemüse essen, desto weniger werden Sie nach den Dingen mit weißem Zucker verlangen. Siehe *Schritt 4* mit süß schmeckenden Gemüserezepten. Auch süße Gemüseaufstriche und -säfte (*Schritt 10*) können Ihr Verlangen nach Zucker sofort stillen.

[83] Nicole M. Avena, Pedro Rada, und Bartley G. Hoebel, "Sugar and Fat Bingeing Have Notable Differences in Addictive-like Behavior," The Journal of Nutrition 139(3) (2009): 623-8.
[84] Droge Zucker, Die gefährliche Sucht nach Süßem, DER SPIEGEL (36/2012)

Sie werden auch eine natürliche Süße verspüren, wenn Sie Getreidegerichte mit komplexen Kohlenhydraten gründlich kauen. Beim Kauen dieser Lebensmittel spalten die Verdauungsenzyme in Ihrem Speichel die komplexen Kohlenhydrate zu einfacheren Zuckern und schaffen so in Ihrem Mund einen süßeren Geschmack. Verwenden Sie je nach Jahreszeit und Bedarf unterschiedliche Getreidesorten. Genießen Sie die weite Bandbreite der Sorten - Vollkornreis, Hirse, Hafer, Buchweizen, Hato Mugi (Perlgerste), Mais, Maisgrieß, Teff, Amaranth und Quinoa und beachten Sie die Rezepte in *Schritt 3*.

Wenn Vollkorngetreide mit verschiedenen Hülsenfrüchten, Gemüsesorten, Grünem, Suppen und fermentierten Lebensmitteln als im Hinblick auf Yin und Yang ausgewogene makrobiotische Mahlzeit angeboten wird, mag das nicht ausreichen, um ein starkes Verlangen nach Zucker zu befriedigen, zumindest nicht zu Anfang. Wenn Sie diese Nahrungsmittel aber regelmäßig essen, wird der Hunger auf Zucker nachlassen. Diese Nahrungsmittel sind reich an komplexen Zuckern und schmecken köstlich. Da Sie außerdem salzige, yangbetonte tierische Nahrung auf ein Minimum reduzieren, wird Ihr Verlangen nach intensiven süßen Geschmacksrichtungen deshalb auch abnehmen.

Gelüste nach extremem Zucker und Süßem zusammen mit Stimmungsschwankungen und Müdigkeit am Nachmittag könnten bald der Vergangenheit angehören, wenn Sie täglich auf eine gute Lebensweise und natürliche Nahrungsmittel achten. Sie werden durch eine bessere Gesundheit und eine schlankere Taille profitieren, wenn Sie sich auf diese Reise der Veränderung in Ihrem Verhältnis zu zuckrigen Speisen begeben.[85]

Natürliche, komplexe Süßmittel in Ihrer Küche

Verwenden Sie zum Süßen von Getränken und Nachspeisen natürliche Süßmittel in winzigen Mengen, die Ihr Körper aufnimmt wie normale Nahrung. Beim Kochen oder für Getränke verwenden Sie natürliche, komplexe Getreidesüßmittel, natürlichen Ahornsirup, frisches saisonales Obst oder Trockenobst und auch ungesüßte lokale Fruchtsäfte. Ihre Wirkung auf den Körper ist sanfter als die des Einfachzuckers in Schokoriegeln, Donuts oder anderen verarbeiteten süßen Nahrungsmitteln.[86]

Honig ist kein pflanzliches Süßmittel, wenn Sie ihn aber wegen seiner Heilkraft verwenden möchten oder in bestimmten Fällen als Medikament, verwenden Sie ihn roh oder nur leicht erwärmt, so dass er die gepriesenen Fähigkeiten nicht verliert, wir empfehlen ihn aber nicht zum täglichen Verzehr, denn er ist süßer als Zucker und ruft Blutzuckerspitzen hervor. Führen Sie alle fünf Geschmacksrichtungen - würzig, scharf, bitter, salzig und süß - in geringen Mengen in Ihre Art zu kochen ein, um eine größere geschmackliche Befriedigung zu bieten und extreme Gelüste zu minimieren.

Auch bei komplexen, natürlichen Zuckern sollten Sie sich nicht angewöhnen, sie täglich zu verwenden. Lernen Sie, Speisen und Getränke ohne Süßmittel zu genießen

[85] Nancy Appleton, Ph.D, Lick The Sugar Habit (New York: Warner Books, 1986).

[86] AnneMarie Colbin, Ph.D., The Whole-Food Guide to Strong Bones: A Holistic Approach (Oakland, CA: New Harbinger Publications, 2009).

und verwenden diese nur gelegentlich und in geringen Mengen. Ihre Geschmacksnerven werden sich daran gewöhnen, und Sie können sich dann an den natürlichen Aromen der Nahrung, die Sie essen, erfreuen und sie erleben.

Vollkorngerstenmalz

Hergestellt durch Einweichen, Keimen, Pürieren, Kochen und Rösten von Gerste. Hierbei wird Nutzen aus den natürlich vorhandenen Enzymen gezogen. Das Endprodukt hat mehr von einem vollwertigen Nahrungsmittel als viele andere Süßmittel. Gerstenmalz ist in Form von Pulver oder Sirup erhältlich.

Glutenwarnung: Gerstenmalz enthält Gluten.

Vollreismalz

Es wird im Fernen Osten seit Hunderten von Jahren als Süßmittel verwendet und enthält grob geschätzt 30 Prozent lösliche, komplexe Kohlenhydrate, 45 Prozent Maltose und andere kurzkettige Kohlenhydrate, 3 bis 4 Prozent Glukose und 20 Prozent Wasser. Die Glukose geht, wie alle anderen einfachen Kohlenhydrate, schnell ins Blut über. Dasselbe gilt mehr oder weniger für Maltose und kurzkettige Kohlenhydrate, die aus zwei, drei oder einer Handvoll verbundener Glucoseverbindungen bestehen, auch wenn es etwas länger dauern kann, bis sie verdaut und aufgenommen werden. Vollreismalz besteht aus Vollkornreis, der mit gekeimter Gerste zusammen gemahlen und gekocht und zusätzlich mit natürlichen Enzymen aus dem Gerstenmalz fermentiert wird. Vollreismalz schmeckt ein bisschen wie süßes Karamellbonbon und ist ziemlich lecker. Wenn Sie den Zucker in Ihren Rezepten durch Vollreismalz ersetzen möchten, nehmen Sie davon etwa 50 Prozent mehr als weißen Zucker und reduzieren die Menge anderer Flüssigkeiten. Vollreismalz ist leicht yang und wird langsamer verdaut als Vollreissirup (auch als Yinnie-Sirup bekannt).

Glutenwarnung: Gerstenenzyme und Gerstenmalz enthalten Gluten.

Vollreissirup

Er besteht aus gemahlenem und gekochtem Vollkornreis und enthält herkömmlich im Vergleich zum Reismalz weniger oder keine natürlich fermentierten Gerstenenzyme, so dass er heller in der Farbe, flüssiger und yinbetonter ist als Reismalz und schneller verdaut wird als dieses. Durch neuere Methoden, unter Einsatz eines Pilzenzyms, wird diese Art Vollreissirup glutenfrei. Überprüfen Sie bei Ihrer Bezugsquelle und auf der Zutatenliste, wie Ihr Reissirup hergestellt ist.

Glutenwarnung: Die Enzyme sind bei Reissirup der Schlüssel zur Glutenfreiheit. Er ist nicht glutenfrei, wenn Gerstenenzyme zur Herstellung verwendet wurden.

Amazake

Amazake ist ein köstliches milchfreies, süßes Getränk und natürliches Süßmittel aus 100 Prozent Vollkornreis, Hirse oder einer anderen Getreidesorte. Dem gekochten und abgekühlten Vollkorngetreide wird die Reiskoji-Kultur, Aspergillus oryzae (die auch bei der Herstellung von Tamari und Miso zum Einsatz kommt) zugesetzt. Bei der bald stattfindenden Fermentation werden die Kohlenhydrate zu komplexen Zuckern abgebaut. Während die Mischung vor sich hin brütet, entwickelt sich die natürliche Süße, und ein Nektar-ähnliches Getränk entsteht. Verwenden Sie es für Nachspeisen und als süßes Getränk.

Ahornsirup

Ahornsirup wird von Ahornbäumen in nördlichen Klimazonen geerntet und ist ein traditionelles Süßmittel der amerikanischen Ureinwohner. Zu einhundert Prozent reiner Ahornsirup entsteht aus dem eingekochten Saft des Ahornbaums und ist sehr mineralreich. Er bereichert die Speisen durch ein angenehmes Aroma und es ist wunderbar, ihn beim Backen statt weißem Zucker zu verwenden. Er ist auch als Ahornzucker erhältlich, der doppelt so süß ist wie weißer Zucker aber weit weniger raffiniert. Er ist stärker yinbetont als die Vollkorngetreide-Süßmittel und geht schnell ins Blut über. Verwenden Sie ihn sparsam.

Obst

Obst ist ein herrlicher Genuss. Da Obst schnell verdaut wird, versorgt es schnell mit Energie. Denken Sie allerdings immer an das Gleichgewicht und achten auf ein gutes Mengenverhältnis zu anderen Nahrungsmitteln, die Sie zu sich nehmen. Wenn Sie in Relation zu anderen Nahrungsmitteln zu viel Obst essen oder zu viel Obstsaft trinken, muss der Körper mit einem Überschuss an Zuckern und Flüssigkeiten fertig werden.

Qualität und Quantität von Obst: Qualität und Quantität sind wichtige Gesichtspunkte, die Sie in Ihrer makrobiotischen Küche beachten müssen. Alle Nahrungsmittel, die Sie zu sich nehmen, wirken sich unterschiedlich auf den Blutzucker aus. Einige lassen den Blutzucker schnell ansteigen, andere nicht. Der glykämische Index (GI) ist ein Maßstab dafür, wie schnell ein Lebensmittel den Blutzucker ansteigen lassen kann. Die glykämische Last (GL) berücksichtigt sowohl Qualität als Quantität der Kohlenhydrate. Eine ganze Wassermelone hat beispielsweise einen glykämischen Index von 72. Das heißt, dass sie mit geringerer Wahrscheinlichkeit einen Anstieg des Blutzuckers verursacht, als ein Vergleichsnahrungsmittel, normalerweise Tafelzucker oder Weißbrot, mit einem glykämischen Index von 100. Allein nach dem glykämischen Index zu urteilen, wäre der Verzehr einer Wassermelone nicht ungefährlich. Allerdings ergibt eine Portion von 120 Gramm eine glykämische Last von grob geschätzt 4, und ist daher auf der sicheren Seite.

Das Yin und Yang des Verzehrs von Obst: Im Allgemeinen ist die Energie von Obst im Vergleich zu Gemüse yin. Obst bietet eine kühlende, erfrischende Energie und bringt Ihren Körper daher ins Gleichgewicht, wenn es während der warmen Jahreszeit (yang) gegessen wird oder Ihre Energie zusammengezogen (yang) ist. Der Verzehr großer Mengen an Obst (yin) in den kälteren Wintermonaten (yin) kann zu einem Ungleichgewicht führen. Dasselbe geschieht, wenn Sie Obst (yin) essen, während Sie sich in einem yinbetonten Zustand befinden.

Ihre unmittelbare Umgebung bietet Ihnen die am stärksten yangbetonte Energie, und der Verzehr von Obst (yin), das zur jeweiligen Jahreszeit in der Nachbarschaft wächst, verhilft ihnen zum Ausgleich der Energien, während der Genuss von weit her geholten (yin) Früchten das Gleichgewicht erschwert. In der heutigen Zeit, wo Nahrungsmittel aus der ganzen Welt importiert werden und zu jeder Jahreszeit zur Verfügung stehen, kann das Wissen, welche Früchte wann verzehrt werden können, eine Herausforderung darstellen. Wenn Sie in einem Klima mit vier Jahreszeiten im Gleichgewicht bleiben wollen, essen Sie Obst von weither, aus tropischem Klima (yin) nur bei sehr warmem Wetter, das dem ähnlich ist, in dem die Früchte wachsen. Ananas, Bananen, Orangen, Mangos, Feigen, Datteln, Kiwi und Koskosnuss essen Sie am besten, wenn sie in einer tropischen Region leben oder sich dort aufhalten oder, in einem Vier-Jahrenzeiten-Klima, gelegentlich in einem heißen Sommer oder zu seltenen gesellschaftlichen Anlässen.

Der Verzehr von Obst in einer Region mit vier Jahreszeiten: Die beste Leitlinie dafür, wann welches Obst zu essen ist, sind die lokal gewachsenen Früchte in ihrer Saison. Essen Sie in einem Klima mit vier Jahreszeiten traditionell gewachsenes Obst, wie Äpfel, Aprikosen, Kirschen, Weintrauben, Pfirsiche, Pflaumen, Tangerinen, Rosinen oder Korinthen. Wählen Sie Obst der Saison, das nahe am Boden wächst, wie Blaubeeren, Brombeeren, Cantaloupe-Melone, Honigmelone, Himbeeren, Erdbeeren oder Wassermelone.

Energetische Transformation: Sie können die Energie roher Früchte (yin) transformieren, indem Sie ihnen yangbetonte Energie durch Hitze – Kochen, Trocknen – oder Meersalz zuführen. Die Zubereitung von Nachspeisen unter Anwendung dieser Methoden ermöglicht Ihnen den Genuss von Obst auch während der kalten Jahreszeit, ohne (bei moderatem Genuss) Ihren Körper aus dem Gleichgewicht zu bringen. Ein wenig Salz auf gekochtes oder rohes Obst gestreut konzentriert seine Süße und macht es verdaulicher.

Denken Sie an Ihre Gesundheit: Essen Sie nur wenig und saisonales Obst, um Ihren Blutzucker niedrig zu halten. Bei manchen Krankheiten sollten Sie es nicht täglich essen oder auch gar nicht.

Gesunde Erwägungen für ein süßes Leben

Pro:

- *Nährwert:* Der Verzehr eines halben Apfels, einer kleinen Scheibe Melone oder von ein paar Weintrauben oder Erdbeeren ist eine schnelle Möglichkeit, Ihre Speisen mit Aroma und Nährwert zu bereichern. Äpfel enthalten Antioxidantien in der Schale sowie Flavonoide, die die Wirkung des Vitamins C verstärken und damit das Risiko für Herzinfarkt, Schlaganfall und Dickdarmkrebs herabsetzen. Erdbeeren enthalten unter den wichtigsten Obstsorten die meisten Antioxidantien und schützen den Körper vor den Krebs verursachenden und Blutgefäße verstopfenden freien Radikalen. Wassermelonen bestehen zu 92 Prozent aus

Wasser und enthalten Vitamin C, Kalium, Glutathion (das dafür bekannt ist, das Immunsystem zu stärken) und Lycopen, das einen Platz als Krebs bekämpfendes Antioxidans einnimmt. Vergessen Sie nicht, dass die gesundheitliche Wirkung sich nicht auf einen Nährstoff oder ein Nahrungsmittel allein zurückführen lässt sondern Teil der Frage nach Yin und Yang in unseren allgemeinen Essgewohnheiten und unserer Lebensweise ist.

- Erdbeeren können die Zähne aufhellen. Sie enthalten viel Apfelsäure, ein Mittel für weiße Zähne. Rezept: Nehmen Sie 1 Erdbeere und ½ Teelöffel Backnatron. Zerdrücken Sie die Erdbeere zu Mus und mischen sie gründlich mit dem Backnatron. Tragen Sie die Mischung mit einer weichen Zahnbürste auf die Zähne auf, lassen sie 5 Minuten lang einwirken und bürsten dann gründlich mit Zahnpasta nach, um die Erdbeer-Natron-Mischung zu entfernen.

Kontra:

- Neben der offensichtlichen Zahnfäule kann ein übermäßiger Konsum von Einfachzucker mit vielen verschiedenen gesundheitlichen Risiken in Zusammenhang gesehen werden: Fettleibigkeit, Unterzuckerung, geschwächtes Sehvermögen, geschwächtes Immunsystem, Depressionen, Süchte, Diabetes, Bluthochdruck[87] und Kopfschmerzen, einschließlich Migräne.
- Eine Ernährung mit viel Stärke und raffiniertem Zucker kann das Risiko für Magen und Darmkrebs erhöhen.[88] Andere Untersuchungen und Artikel, die früher in diesem Schritt zitiert wurden, legen den Gedanken an weitere negative Auswirkungen des Verzehrs von Zucker nahe.[89]
- Der Verzehr großer Mengen an Obst kann zuerst Bluthochdruck verursachen und dann das Herz schwächen und zu niedrigem Blutdruck führen.
- Wenn Sie zu viel Obst essen, und zwar sowohl lokales als tropisches, kann der Fruchtzucker Müdigkeit und Stimmungs- oder Energieschwankungen verursachen.
- Alle Nahrungsmittel, aber besonders Obst mit weicher Schale, nehmen Chemikalien und Düngemittel leicht auf und sind daher unter Umständen stark mit Umweltgiften belastet, wenn sie nicht aus kbA stammen. Wir schlagen vor, sich nach nicht-genmanipuliertem Obst aus kbA und Getreidesüßmitteln umzusehen.

---

[87] L. Cohen, L., G. Curhan, and J. Forman, "Association of Sweetened Beverage Intake with Incident Hypertension," Journal of General Internal Medicine 27(9) (2012): 1127-34.

[88] World Cancer Research Fund/American Institute for Cancer Research, *Food, Nutrition and the Prevention of Cancer: A Global Perspective* (Washington, DC: WCRF/AICR, 1997).

[89] Nancy Appleton, Lick the Sugar Habit.

Inspirationen zur Lebensweise, um den Heißhunger nach Zucker zu reduzieren

Heißhunger kann uns wichtige Informationen über das geben, was der menschliche Körper braucht. Regelmäßige Mahlzeiten mit gesundheitsfördernden Nahrungsmitteln, die Sie täglich zu sich nehmen, spielen eine wichtige Rolle für den Ausgleich des Heißhungers. Wenn Ihr Verlangen nach Zucker außerhalb der Norm liegt, probieren Sie einige der folgenden Tipps aus.

- Trinken Sie beim ersten Anzeichen für Heißhunger auf Zucker ein Glas Wasser.
- Verwenden Sie weniger Salz und salzhaltige Produkte.
- Reduzieren Sie tierische Nahrung (yang) oder lassen sie ganz fort, denn sie kann nach dem Essen ein Gelüst auf Zucker (yin) hervorrufen.
- Reduzieren Sie den häufigen Genuss alkoholischer und koffeinhaltiger Getränke, denn sie trocknen den Körper aus, verursachen Blutzuckerschwankungen und rauben Ihnen den Schlaf.
- Behalten Sie regelmäßige körperliche Aktivitäten, an denen Sie Spaß haben, bei, denn sie helfen, den Blutzucker stabil zu halten und Spannungen abzubauen. Fangen sie leicht an und bauen sich ein Trainingsprogramm auf, das Ihnen gefällt und das Sie beibehalten können.
- Beobachten Sie psychische und emotionale Auslöser. Finden Sie bedeutungsvolle gesellschaftliche und spirituelle Aktivitäten und eine inspirierende Berufslaufbahn.
- Geben Sie Massagen und lassen sich welche geben, um Ihr Leben mit Süße zu nähren.
- Schlafen Sie länger und tiefer, da ein Mangel an Schlaf den Heißhunger auf Zucker und Koffein hervorrufen kann, um Energie zu erhalten.
- Verwenden Sie keine chemischen oder künstlichen Süßmittel oder künstliche Zucker.
- Essen Sie keine Nahrungsmittel mit künstlichen Geschmacksstoffen, denn diese können den Heißhunger nach Süßem verstärken.
- Essen Sie mehr süßes Gemüse. Essen Sie Obst der Saison, um Ihr Gelüst zu stillen.
- Geben Sie Gewürze wie Koriander, Zimt, Muskat, Nelken und Kardamon an Ihre selbst zubereiteten Nachspeisen, um Ihre Geschmacksnerven zufrieden zu stellen.
- Verwenden Sie in Ihrer Küche milde komplexe Süßmittel wie Getreidemalz aus kbA oder gelegentlich Ahornsirup.
- Vermeiden Sie ununterbrochenes Essen. Nehmen Sie regelmäßig drei Mahlzeiten am Tag zu sich. Erleben Sie Hunger und lassen den Magen ruhen - Sie werden eine bessere Verdauung und einen gesunden Appetit haben.
- Wenn Sie zwischen den Mahlzeiten eine Zwischenmahlzeit benötigen, vermeiden Sie zuckrige Naschereien und koffeinhaltige Getränke und essen stattdessen ein paar Samen oder Nüsse.
- Vermeiden Sie, drei Stunden vor dem Schlafengehen noch zu essen.

Anregungen für das „Süße Leben“ der Kinder

• Servieren Sie ein gesundes Frühstück. Sie können bessere schulische Leistungen und ein verbessertes Schulverhalten für Ihre Kinder erwarten.

• Gute Ernährungsgewohnheiten in jungen Jahren wirkt späteren Zucker-Süchten entgegen.

• Spenden Sie Lob und Umarmungen statt zuckerhaltige Lebensmitteln zu geben, um Kinder für gutes Verhalten zu belohnen oder um sie ruhig zu halten.

• Gehen Sie nicht einkaufen, wenn Sie hungrig sind.

• Kaufen Sie keine ungesunden Süßigkeiten oder lagern diese in Ihrer Küche. Wenn Sie diese tatsächlich essen möchten, sollten Sie diese außer Haus suchen müssen.

• Bereiten Sie gesunde makrobiotische Desserts für sich und Ihre Familie.

Rezepte für Das süße Leben

Süßgetreide-Amazake-Pudding mit Erdbeeren

3 Portionen

Dieser Pudding besteht aus Amazake, einem im Naturkosthandel erhältlichen fermentierten Süßgetreidegetränk und natürlichen Süßmittel. Finden Sie Möglichkeiten, Ihre Desserts mit Amazake zu süßen anstatt mit anderen Süßmitteln oder bieten es mit Wasser verdünnt als Getränk kalt oder warm an, und geben gelegentlich einen Tropfen Saft aus geriebenem Ingwer hinein. Stillende Mütter können das Getränk zur Erhöhung der Milchproduktion genießen.

Zutaten: *1 Tasse Amazake (Reis oder Hirse)*
1 Esslöffel Arrowroot oder Kuzu, in 2 Esslöffeln kaltem Wasser gelöst
1 Tasse Erdbeeren, geputzt und geviertelt
Garnierung: geröstete, zerstampfte Nüsse

Zubereitung:

1. Erhitzen Sie Amazake in einem kleinen Topf, geben das gelöste Arrowroot oder Kuzu dazu und rühren ständig, bis es zu einer Creme andickt.
2. Geben Sie die Erdbeeren hinein und rühren eine halbe Minute lang vorsichtig.
3. Garnieren Sie mit frischen Erdbeeren und gerösteten Nüssen und servieren warm oder abgekühlt in einzelnen Schälchen.

Variationen:

- Verwenden Sie selbst zubereitete, in Apfelsaft gekochte, pürierte Reisreste.
- Lassen Sie die Erdbeeren fort und geben einen Spritzer frischen Zitronensaft und -schale oder Apfelsinensaft und -schale dazu oder beliebiges Obst Ihrer Wahl.

Süßer, schokoladiger Adzukibohnenkanten (Foto S. 211)

4 Portionen

Agar-Agar (Kanten) wird aus Algen hergestellt und ist eine vorzügliche Quelle für Jod (160 Milligramm auf 100 Gramm). Es ist eine Art vegetarische Gelatine und lässt sich für Obstkonserven, Kanten (Aspik) und Suppen verwenden. Es kann den Cholesterinspiegel senken, die Eingeweide beruhigen, die Verdauung verbessern und hilft gegen Stuhlverstopfung.

Zutaten: *4 Tassen Apfelsaft oder halb Wasser/halb Saft;*
1 Tasse gekochte Adzukibohnen, püriert;
½ Tasse Rosinen, 30 Minuten lang in Saft eingeweicht;
1 Prise Meersalz;
eine Handvoll dunkle Schokolade, geraspelt (wahlweise);
4 Esslöffel Agar-Agar (oder 2 Esslöffel Agar-Agar und 2 Esslöffel Arrowroot, in kaltem Wasser gelöst);
Garnierung: *Kompott Ihrer Wahl und Minzeblätter.*

Zubereitung:

1. Bringen Sie Apfelsaft, Adzukibohnenpüree, eingeweichte und abgetropfte Rosinen und eine Prise Meersalz zum Kochen. (Das Bohnenrezept finden Sie in *Schritt 3 - Protein aus einer Handvoll Bohnen.*)
2. Stellen Sie die Flamme klein, geben je nach Wunsch Schokolade hinein und lassen sie schmelzen. Rühren Sie langsam das Agar-Agar oder die Agar-Arrowroot-Mischung unter. Die Festigkeit des Kanten hängt von der verwendeten Menge Agar-Agar ab. Köcheln Sie unter gelegentlichem Rühren etwa 5 Minuten lang oder bis das Agar-Agar völlig gelöst ist. Es ist fertig, wenn sich an einem Löffel, den Sie aus der Mischung heben, Tropfen bilden.
3. Gießen Sie die Masse in eine größere, flache Schale oder in einzelne Förmchen Ihrer Wahl.
4. Lassen Sie es in der Küche oder im Kühlschrank abkühlen, etwa 45-60 Minuten lang.
5. Servieren Sie einzelne mit Minzeblättern garnierte Scheiben oder einzelne Schalen mit einem Kompott Ihrer Wahl. Garnieren Sie mit einem Blatt Minze.

Variationen:

- Verwenden Sie Ihr Lieblingsobst anstatt der Adzukibohnen.
- Geben Sie während des Kochens verschiedene gemahlene Samen oder Nüsse an das Gericht.
- Verwenden Sie andere Trockenfrüchte anstatt der Rosinen.
- Einen noch süßeren Geschmack erhalten Sie, wenn Sie Gersten- oder Reismalz (enthalten Gluten), Reissirup oder Ahornsirup dazu geben, bevor sie das Agar-Agar hinzufügen.

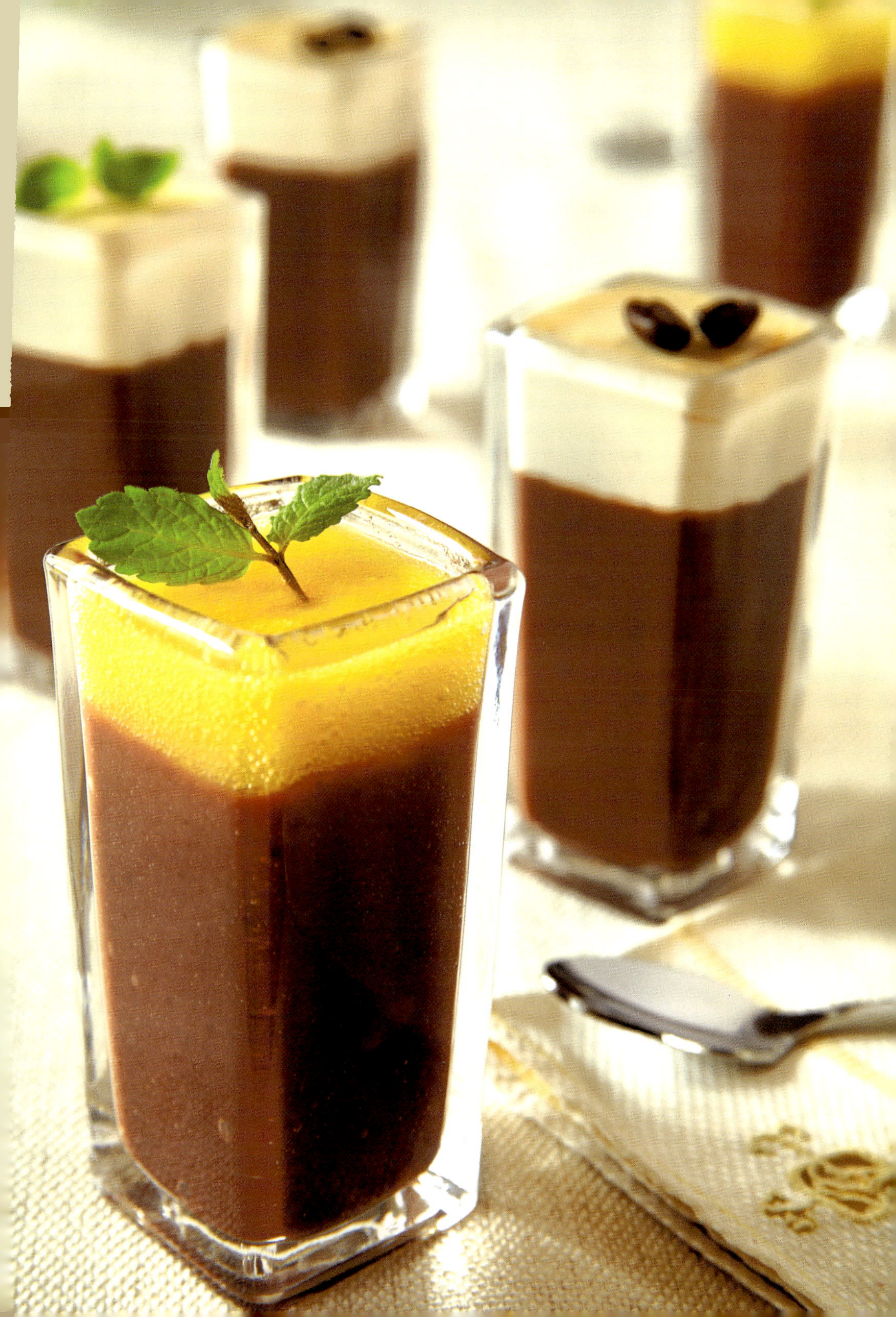

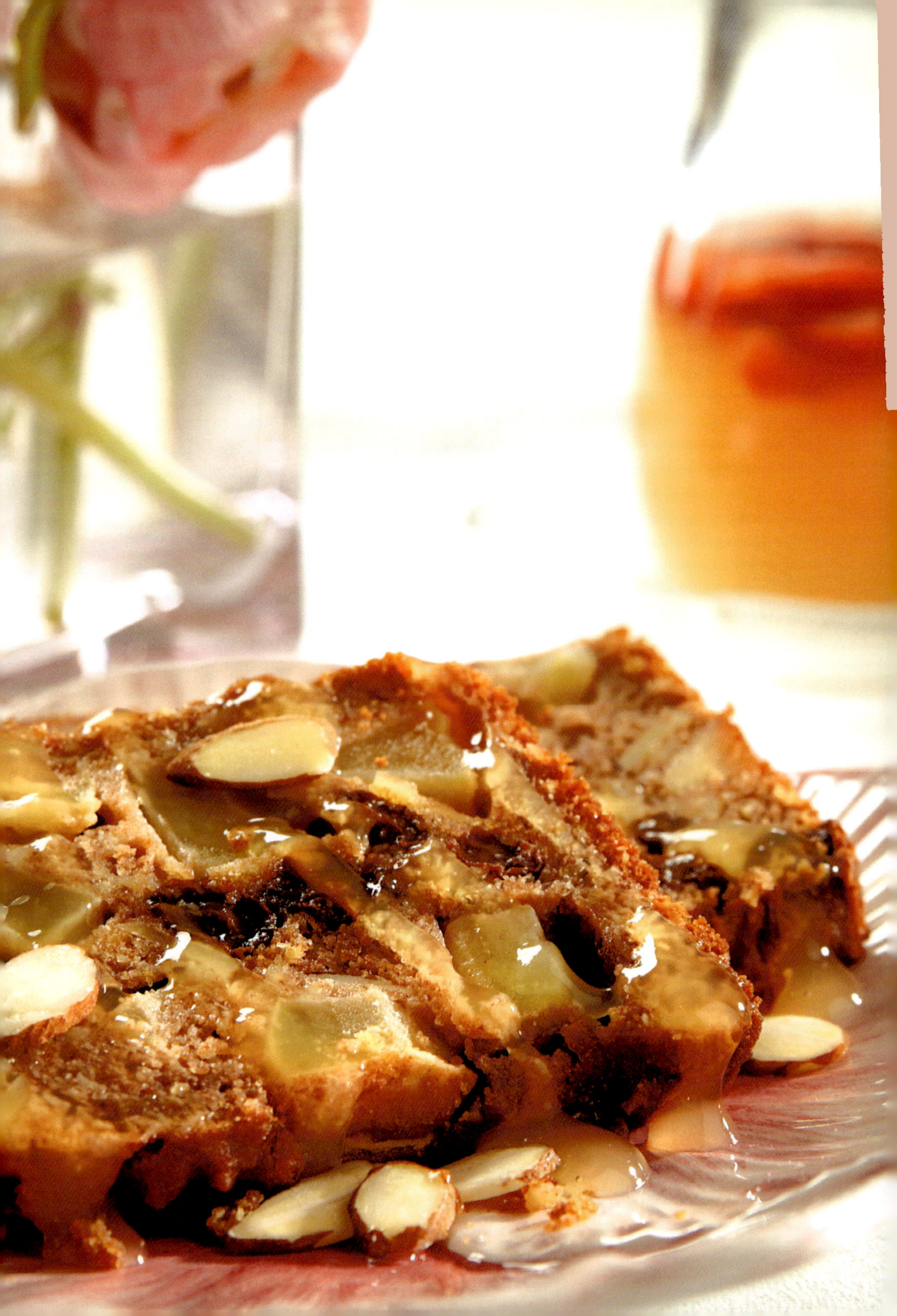

- Schichten Sie in eine Schüssel abwechseld gekochten und pürierten Kürbis, gekochte und pürierte Kastanien und gekochte und pürierte Adzukibohnen. Geben Sie vorsichtig eine gekochte Mischung aus Apfelsaft und Agar-Agar darauf. Vor dem Servieren 60 Minuten lang abkühlen lassen.

Frucht-Nuss-Kuchen mit Reismalzsauce und Mandeln (Foto S. 212)

1 Kuchen

Dieses köstliche Konfekt ist herrlich zum Tee. Es erinnert an viele traditionelle, jahreszeitliche europäische Rezepte, vor allem, wenn man Trockenfrüchte einen Monat lang in Rum einweicht, bevor sie an die Mischung gegeben werden.

Feuchte Zutaten: *½ Tasse stark oleinsäurehaltiges Distelöl*
½ Tasse Ahornsirup
½ Tasse Apfelsaft, oder nach Bedarf
3 Esslöffel Apfelmus, oder nach Bedarf
etwa 115 Gramm weicher Tofu, püriert
Natürlicher Vanilleextrakt, nach Geschmack
2 Äpfel, geschält und in Würfel geschnitten
½ Tasse Rosinen, eingeweicht in Saft (oder Rum) und abgetropft

Trockene Zutaten: *2 Tassen Teff-Reismehlmischung*
½ Tasse Haferflocken
2 Handvoll gestiftelte Mandeln, geröstet
1 Prise Meersalz
2-3 Esslöffel aluminiumfreies Backpulver
1 Teelöffel Ceylonzimt

Zubereitung:

1. Heizen Sie den Backofen auf 190 Grad Celsius vor. Ölen Sie eine Brotbackform leicht ein und bestreuen sie mit Mehl.
2. Mischen Sie die feuchten Zutaten in einer Schüssel und die trockenen in einer anderen großen Schüssel.
3. Falten Sie die feuchten Zutaten langsam in die trockenen ein, bis der Teig weich ist. Mischen Sie nicht zu stark. Korrigieren Sie die Zutaten so, dass der Teig dick und nicht flüssig wird und sich löffeln lässt.
4. Backen Sie den Kuchen 40-45 Minuten lang bei 190 Grad Celsius. Prüfen Sie mit einem Zahnstocher, ob er fertig ist.
5. Lassen Sie den Kuchen 10 Minuten lang in der Form abkühlen, bevor Sie ihn heraus nehmen und auf einen Rost legen.
6. Schneiden Sie ihn in gleich große Stücke und servieren ihn mit Reismalzsauce und Mandeln oder einem Belag Ihrer Wahl.

Reismalzsauce und Mandeln: Bringen Sie 2 Tassen Apfelsaft und eine Prise Meersalz zum Kochen. Geben Sie 2 Teelöffel Reismalz oder Ahornsirup dazu. Lösen Sie 3 Teelöffel Kuzu oder Arrowroot in 4 Teelöffeln kaltem Wasser und geben es unter ständigem Rühren hinein. Rühren Sie, bis die Mischung dick wird, löffeln sie auf die Desserts und garnieren mit gerösteten Mandelblättchen.

Weizenfreie, glutenfreie Himbeerperlen

2 Dutzend Plätzchen von 7½ Zentimetern Durchmesser

Dies ist sehr leckeres und gesundes Gebäck.

Trockene Zutaten:

2 Tassen Walnüsse, in der Küchenmaschine fein gemahlen
1½ Tassen Quinoaflocken
3 Tassen Reismehl
1 Esslöffel Zimt
1 Prise Meersalz

Feuchte Zutaten:

¾ Tasse Reissirup
¾ Tasse Ahornsirup
½ Tasse stark oleinsäurehaltiges Distelöl aus kbA, gekühlt
½ Tasse Soja- oder Reismilch aus kbA
2 Teelöffel Vanilleextrakt
etwa 285 Gramm mit Frucht gesüßter Himbeeraufstrich

Zubereitung:

1. Heizen Sie den Backofen auf 180 Grad Celsius vor.
2. Vermahlen Sie die trockenen Zutaten in der Küchenmaschine zu einem mittelfeinen Mehl.
3. Rühren Sie die feuchten Zutaten in einer großen Schüssel zusammen.
4. Geben Sie die trockenen an die feuchten Zutaten und mischen gründlich.
5. Lassen Sie den Teig 10-15 Minuten ruhen um fest zu werden.
6. Legen Sie Backbleche mit Pergamentpapier aus, formen Kugeln mit 5 Zentimetern Durchmesser aus dem Plätzchenteig und legen sie auf die Backbleche. In die Mitte jeder Kugel drücken Sie mit dem Daumen oder einem kleinen Löffel eine Vertiefung und geben etwa einen oder eineinhalb Teelöffel voll Himbeeraufstrich hinein.
7. Backen Sie die Plätzchen etwa 20 Minuten lang oder bis sie oben knusprig und unten hell goldbraun sind. Lassen Sie sie 5 Minuten lang auf den Blechen abkühlen, bevor Sie sie zum weiteren Abkühlen auf Drahtroste legen.

Variationen:

Wenn Sie nicht für Menschen mit Glutenunverträglichkeit backen, können Sie statt der Quinoaflocken glutenfreie Haferflocken (in der Küchenmaschine gemahlen) verwenden und ganz feines Vollkornweizenmehl statt Reismehl.

Cranberry-Tangerinen-Sauce

4 Portionen

Essen Sie diese Sauce vor allem im Herbst und Winter als herb schmeckende Nachspeise. Verwenden Sie sie als traditionelle Beilage zu dem Rezept Gefüllter *Kürbis - Ein mögliches Feiertagsessen in Schritt 4: Die Süße des Regenbogens in Wurzeln und rundem Gemüse.* Cranberries haben eine yangbetonte Energie im Vergleich zu Erdbeeren oder Himbeeren (yin), die während der wärmeren Jahreszeiten gut schmecken. Sie können sie auch als heilendes Gericht gegen Blasenbeschwerden anbieten.

Zutaten: *1 Tasse Cranberries*
1 Tasse Tangerinen, in Scheiben geschnitten
Tangerinenschale, fein gehackt
¼ Tasse Apfelsaft
1/3 Tasse reiner Ahornsirup
1 Prise Meersalz
2 Teelöffel Arrowroot oder Kuzu (bei Bedarf auch mehr), in 5 Teelöffeln kaltem Wasser gelöst

Zubereitung:

1. Bringen Sie Cranberries, Fruchtsaft, Ahornsirup und Meersalz in einem Topf zum Kochen.
2. Rühren Sie die Tangerinen mit der Schale hinein.
3. Geben Sie das gelöste Arrowroot oder Kuzu hinein und rühren, bis es dick wird. (Geben Sie gerade genug hinein, um die Sauce Ihrem Geschmack entsprechend anzudicken.)
4. Servieren Sie sie warm, kalt, in Zimmertemperatur, allein, als Nachspeise oder als saure Beilage zu Ihren Mahlzeiten.

Variationen:

- Geben Sie Ingwersaft an die Mischung.
- Mischen Sie eine Reihe anderer frischer saisonaler oder getrockneter Früchte hinein.
- Geben Sie nach Geschmack Tangerinen- oder Apfelsinenstücke mit ihrer Schale hinein.
- Verwenden Sie Reismalz oder Reissirup statt Ahornsirup.
- Machen Sie eine Pastetenfüllung daraus: Geben Sie mehr Arrowroot oder Kuzu dazu, gießen es in die Pastete und backen.

Cashew-Ahorn-Schlagsahne und warme Vanillesauce

4 Portionen

Verwenden Sie diese für Ihre Nachspeisen anstatt Schlagsahne aus Milch. Ein Löffel voll von Ihrer selbst zubereiteten veganen Schlagsahne kann Gäste und Familie freudig überraschen. Servieren Sie sie auf frischem Obst als schnelles Dessert oder geben sie an Kuchen, Pasteten oder Ihre Lieblingssüßspeise.

Zutaten: *1 Tasse rohe Cashewnüsse*
Gefiltertes oder Quellwasser, um die Cashewnüsse zu bedecken
Vanilleextrakt, nach Geschmack
1 Esslöffel Ahornsirup, oder nach Geschmack
Garnierung: *Cashewnussblättchen, geröstet*

Zubereitung:

1. Weichen Sie die Cashewnüsse über Nacht in kaltem Wasser ein. Lassen Sie sie abtropfen und bewahren das Einweichwasser auf.
2. Geben Sie Nüsse und Einweichwasser in Mixer oder Küchenmaschine und mixen, bis die gewünschte cremige Konsistenz erreicht ist. Falls erforderlich, geben Sie mehr Wasser dazu.
3. Geben Sie Vanille und Ahornsirup nach Geschmack dazu, mixen weiter und schmecken ab, bis Sie den erwünschten Geschmack erhalten.
4. Löffeln Sie die Crème über frisches Obst Ihrer Wahl oder andere Nachspeisen.
5. Garnieren Sie mit gerösteten Cashewblättchen.

Variationen:

- Geben Sie Beeren oder sonstiges Obst an die Mischung und mixen.
- Reste bewahren Sie in einem Glasgefäß im Kühlschrank auf und verbrauchen sie innerhalb von 4 Tagen.
- Oder Sie frieren einzelne Portionen zum späteren Verbrauch ein.

Warme Vanillesauce

Erhitzen Sie zwei Tassen milchfreie Milch mit 6 Teelöffeln Mandelbutter, 6 Esslöffeln Reissirup, natürlichem Vanilleextrakt und einer Prise Zitronenschale, nach Geschmack. Geben Sie 3 Esslöffel Arrowroot oder Kuzu, in 5 Esslöffeln kaltem Wasser gelöst, dazu. Rühren Sie um, stellen die Flamme klein und rühren weiter, bis die Sauce dick ist. Verwenden Sie sie warm auf Ihren Lieblingsdesserts.

Süßer glutenfreier Kirsch-Apfel-Knusper (Foto S. 198)

4-6 Portionen

Bereiten Sie diese schnelle und einfache Nachspeise statt einer Fruchtpastete zu. Äpfel und Kirschen machen sie zu einem farbenfrohen und aromenreichen Gericht.

Zutaten: *2-3 Tassen Backäpfel, entkernt und gewürfelt*
Zitronensaft, zum Betropfen der Äpfel
1 Tasse Süßkirschen, frisch oder gefroren, entsteint und zerschnitten
1 kleine Prise Meersalz

Belag

Trockene Zutaten: *1 Tasse Teffmehl oder Vollreismehl*
1-2 Tassen glutenfreie Vollkornhaferflocken oder Vollreisflocken
½ Tasse Haselnüsse (oder andere Nüsse), geröstet und gehackt
½ Teelöffel Ceylonzimt (wahlweise)

Feuchte Zutaten: *¼ –½ Tasse Kokosöl oder stark oleinsäurehaltiges Distelöl*
1 Tasse Ahornsirup oder Vollreissirup
Gefiltertes oder Quellwasser, geringe Menge bei Bedarf
Bitterschokolade, gehackt (wahlweise)

Zubereitung:

1. Heizen Sie den Backofen auf 190 Grad Celsius vor.
2. Geben Sie die Äpfel in eine Backform und mischen die Zitrone darunter, um die Oxidation zu verhindern. Mischen Sie eine Prise Meersalz unter und geben die Kirschen dazu.
3. Mischen Sie Mehl, Haferflocken, Haselnüsse und Zimt in einer Schüssel. Wahlweise: Rösten Sie Mehl und Haferflocken, um einen nussigeren Geschmack zu erhalten.
4. Mischen Sie Öl und Sirup mit einer Gabel in einem getrennten Behälter. Geben Sie dies dann an die Mehlmischung und kneten es mit Gabel oder Hand zu kleinen Klumpen.
5. Streuen Sie den Belag gleichmäßig über die Fruchtmischung. Geben Sie ein wenig Wasser in die Backschüssel und bedecken sie mit Pergamentpapier und dann (wahlweise) mit Folie.
6. Backen Sie bedeckt 30-45 Minuten und dann unbedeckt 15-20 Minuten lang. Gegen Ende der Backzeit geben Sie die Bitterschokolade dazu, falls Sie sie verwenden wollen, und lassen sie in den Belag schmelzen.
7. Servieren Sie so, wie es ist oder geben die Cashew-Ahorn-Schlagsahne aus diesem Buch darauf.

Variationen:

- Geben Sie Bitterschokolade an den Belag oder verwenden eine Anzahl von Früchten der Saison, wie Erdbeeren, Himbeeren, Blaubeeren, Birnen oder Pfirsiche für die Mischung.
- Frühstück für das süße Leben oder Gerichte zu jeder Zeit

Kaffee Mokka- Mousse

4 Portionen

Weicher Tofu eignet sich gut als Basis für Ihre Kreativität in der Dessert- Abteilung. Getreide- Kaffee, Früchte, Samen, Nüsse, Nussmus oder gemixte Gemüse machen viele leckere und cremige Variationen möglich.

Zutaten: *1 Packung weichen Tofu*
2 EL Instant- Getreidekaffee
1 TL natürlichen Vanille-Extrakt
4 EL Ahornsirup, oder nach Geschmack
2 EL Tahin oder Mandelmus (optional)
Reis oder Mandelmilch, nach Bedarf
Garnierung: *Minze, ungesüßte geröstete Kokosflocken oder gehackte Nüsse*

Zubereitung:

Alle Zutaten in einen Mixer oder eine Küchenmaschine geben.
Falls erforderlich, Reis- oder Mandelmilch zufügen, um die gewünschte Konsistenz zu erreichen. In separate Schalen füllen und garnieren.

Variationen:

- Verwenden Sie Nuss-Creme statt Tofu: Weichen Sie Cashewnüsse über Nacht in Wasser ein, dann abtropfen lassen, das Einweichwasser jedoch reservieren. In einer Küchenmaschine mixen und das zurückbehaltene Einweichwasser beigeben, bis die gewünschte cremige Konsistenz erreicht ist.
- Dunkle Roh- Schokolade dem Mixer beifügen. Verwenden Sie echten oder koffeinfreien Kaffee.

Zum Frühstück und zu jeder Tageszeit

Gepufftes Süßreis-Mochi

Flexible Portionen (4-6 Stücke pro Person)

Mochi besteht aus Süßreis, der geköchelt und zu einem Fladen gestoßen wird. Er ist fertig in Blöcken erhältlich. Mochi hat einen angenehmen, süßen Geschmack und hilft bei Anämie und allgemeiner Ermüdung sowie bei der Gewichtszunahme. Stillende Mütter können ihn zur Erhöhung der Milchproduktion genießen. Er hat eine erstaunliche Fähigkeit, sich aufzublähen und in erhitztem Zustand eine angenehm weiche Konsistenz anzunehmen.

Zutaten: *1 Teelöffel stark ölsäurehaltiges Distelöl*
1 Block süßes Reismochi
Garnierung:
Tropfenweise Reissirup (wahlweise)
Noristreifen und Tamari-Wasser-Mischung

Zubereitung:

1. Erhitzen Sie das Öl in einer Pfanne. Rostfreier Stahl ist gut, aber am besten ist Gusseisen.
2. Schneiden Sie das Mochi in Würfel von 5 Zentimeter Seitenlänge und legen es in die Pfanne.
3. Bedecken Sie diese und stellen die Flamme klein.
4. Garen Sie eine Seite, bis sie leicht gebräunt ist. Sehen Sie oft nach.
5. Wenden Sie die Würfel, bedecken die Pfanne, garen weiter auf kleiner Flamme, bis die Stücke sich aufblasen und ausdehnen. Das sollte 5-10 Minuten dauern.
6. Nehmen Sie sie aus der Pfanne und essen sie warm.
7. Bieten Sie sie wahlweise mit einem Tropfen Reissirup an oder wickeln einen Streifen Nori darum und dippen sie in eine Mischung aus Tamari und Wasser.

Variationen:

- Sie können Mochi auch in einer leicht eingefetteten Pfanne backen. Geben Sie es in den bei 190 Grad Celsius vorgeheizten Backofen, bis es pufft und bräunt.
- Garnieren Sie das gegarte Mochi mit frischem oder gekochtem Obst oder geben Cashew-Ahorn-Schlagsahne aus diesem Buch daran, oder ein paar Tropfen Vollreismalz oder Ahornsirup.
- Sie können auch ein paar Stücke Mochi in Ihre Misosuppe geben.

Glutenfreie Crêpes

Flexible Portionen

Crêpes sind eine dünnere Version von Pfannkuchen. Sie sind beliebt und eine willkommene Ergänzung Ihrer Küche durch die französische Kochkunst.

Zutaten: *1 Tasse glutenfreie Backmehlmischung*
Oder eine Mischung aus:
Kichererbsen-, Kartoffel-, Tapioca-, weißem Sorghum- und Favabohnenmehl
1/8 Teelöffel Meersalz
1 Tasse Sprudelwasser
Stark oleinsäurehaltiges Distelöl, nach Bedarf

Wahlweise Füllungen:

Champignons und gedünstete Zwiebeln; Grünes mit fein geraspeltem Mochi; geraspelte Schokolade; frische Erdbeeren und geraspelte Schokolade oder nur ein einfacher Fruchtaufstrich.

Zubereitung:

1. Mischen Sie Salz und Mehl. Geben Sie das Sprudelwasser dazu und mixen, bis alles glatt ist. Achten Sie darauf, dass keine Klümpchen bleiben.
2. Erhitzen Sie eine flache gusseiserne Pfanne, die Sie mit Distelöl einfetten. Gießen Sie einen mittelgroßen Kreis aus Teig in die Pfanne und streichen ihn sofort mit einem Teigrechen zu einer dünnen Scheibe aus, oder heben Sie die Pfanne an und halten sie schräg, so dass der Teig sich kreisförmig verteilt.
3. Erhitzen Sie ihn, bis die Ränder anfangen, sich leicht anzuheben oder knusprig werden (etwa 1 Minute oder weniger). Drehen Sie den Crêpe herum und backen ihn auf der anderen Seite ebenfalls etwa eine Minute lang, je nach Dicke. Die Crêpes sollten weich sein. Nehmen Sie sie vom Herd, legen sie auf einen Teller und decken sie zum Warmhalten mit einem Tuch ab.
4. Streichen Sie die Pfanne wieder mit Öl ein und wiederholen den Vorgang, bis der gesamte Teig verbraucht ist.
5. Vor dem Servieren legen Sie den Crêpe zurück in die warme Pfanne. Bestreichen Sie eine Hälfte mit einer süßen oder herzhaften Füllung, klappen ihn doppelt und dann noch einmal zu einem Viertel. Nehmen Sie ihn aus der Pfanne und bieten ihn sofort an.

Variationen:

- Geben Sie an herzhafte Crêpes ein wenig mehr Salz.
- Geben Sie mehr oder weniger Sprudelwasser an den Teig, um dünnere oder dickere Crêpes zu erhalten.
- Garnieren Sie mit einem Löffel Cashew-Ahorn-Schlagsahne.

Tipp: Wenn Sie die Crêpes im Voraus zubereiten, bewahren Sie sie in einem luftdichten Behältnis auf, damit sie nicht austrocknen.

Schritt 10

Heilmittel aus der Küche, vitalisierende Mittel und Therapien

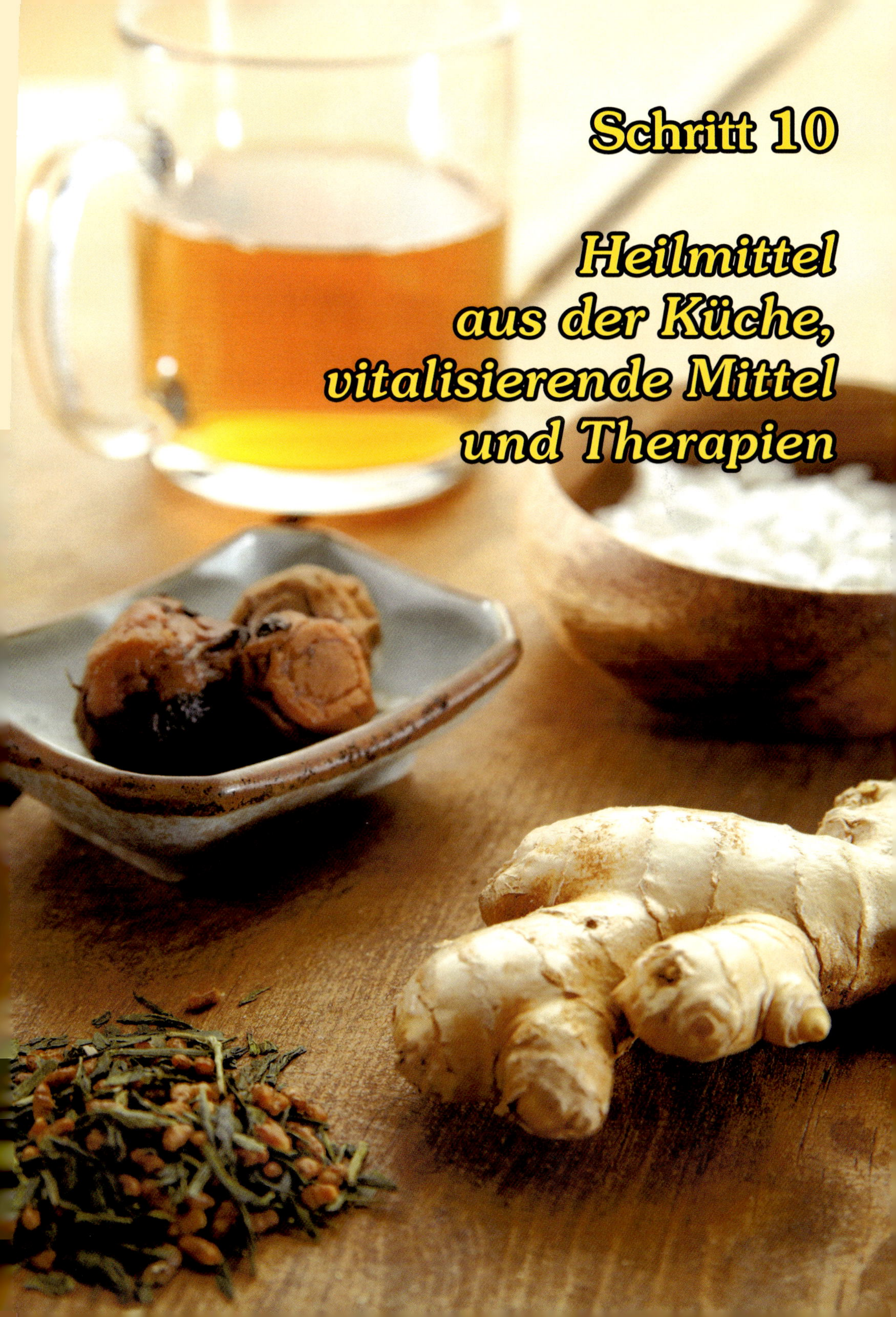

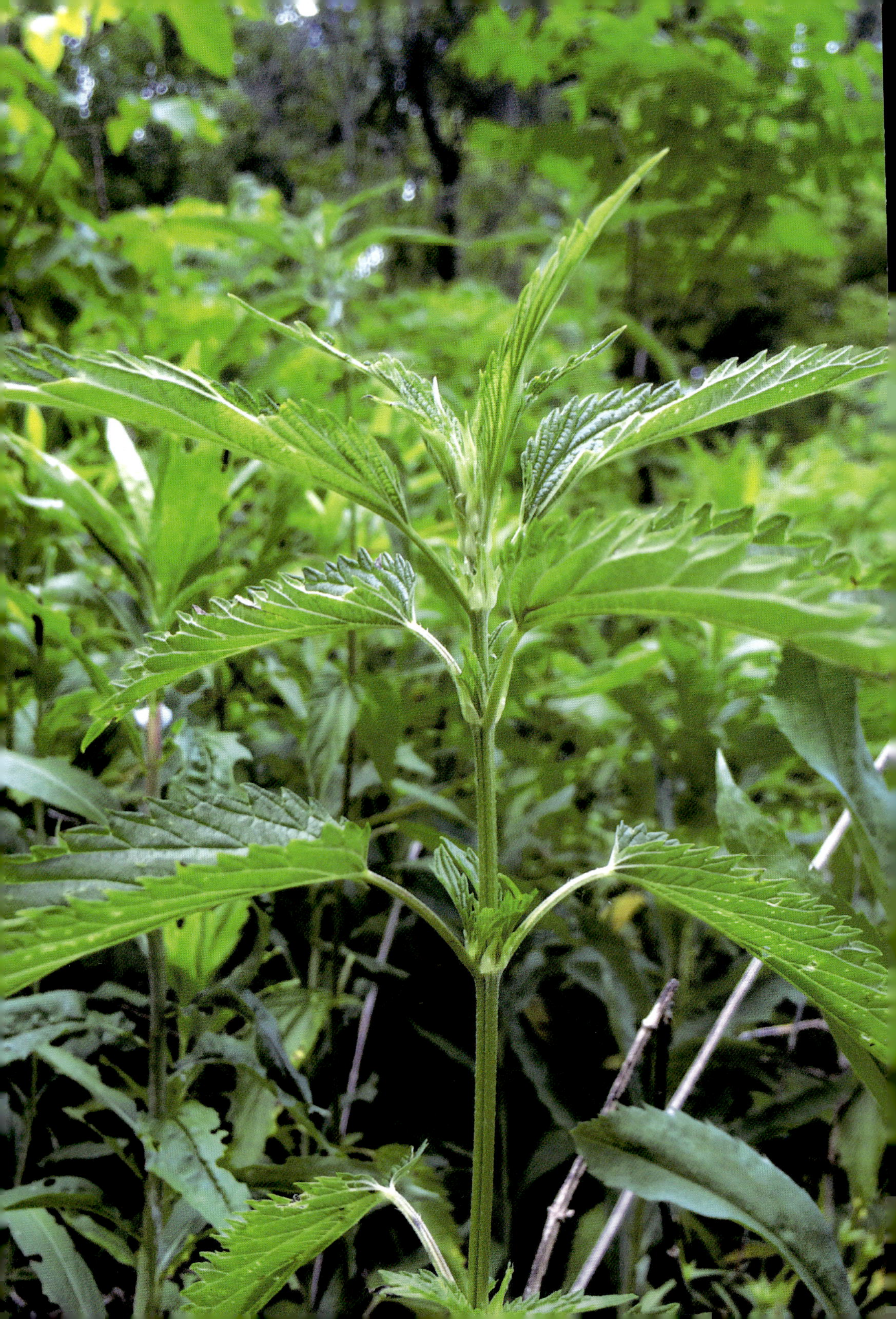

„Deine Nahrung sei deine Medizin und Deine Medizin die Nahrung.“

Hippokrates

Jahrhundertelang haben Großmütter Ihr Wissen über Tonika, Heilmittel und Heilweisen an die nächsten Generationen weiter gegeben. Daher halten Sie einiges davon bereits in Händen. In *Schritt 10* teilen wir Ihnen auch unsere makrobiotischen Lieblingstherapien, Heilmittel und Tinkturen mit, damit Sie diese in Ihr Repertoire übernehmen können. Für vertiefende Studien und Hintergrundwissen greifen Sie auf das Buch *Die makrobiotische Hausapotheke*[90] zurück.

Nahrung ist Medizin, und die Verwendung spezifischer Hausmittel ist eine großartige Möglichkeit, deren Potential an Heilkraft auf ein Maximum zu erhöhen. Nur ein paar Zutaten in sorgfältig gewählter Kombination können bereits Änderungen Ihres Zustands bewirken. Denken Sie zum Beispiel an Ingwer und Cayennepfeffer, wenn Sie einen Stau in der Lunge verspüren und lassen die Finger von Milchprodukten, denn sie erzeugen Schleim und verschlechtern den Zustand.

Kürzliche Forschungen zeigen, wie wichtig es ist, sich ausgewogen von allen Nahrungsmittelgruppen zu ernähren, um die Nährstoffe zu erhalten, die der Körper braucht. Die externen und internen Hausmittel in diesem Schritt sind hilfreich, um in schweren Zeiten und während der Wechsel der Jahreszeiten ein Gleichgewicht herzustellen. Diese Hausmittel, Stärkungsmittel und Therapien ersetzen nicht den Rat Ihres Arztes und Ernährungsberaters.

Die Herstellung von Gemüsesaft

Um Körper und Geist zu stärken, empfehlen wir oft Gemüsesäfte und einen möglichst geringen Verbrauch von Obstsäften. Obstsäfte enthalten viele Antioxidantien, einschließlich Vitamin C, und können in schweren Zeiten für Erleichterung sorgen. Allerdings hat sich gezeigt, dass Fruchtzucker, ebenso wie andere Zuckerarten, das Immunsystem belastet. Weitere Rezepte für Gemüsesäfte finden Sie in *Schritt 1: Grünes Blattgemüse ist mehr als nur Salat.*

Entspannendes süßes Gemüsegetränk

Dieses Getränk ist günstig, um Anspannungen zu lösen, die durch einen starken Konsum tierischer Nahrungsmittel entstanden sind, sowie zur Entspannung des Körpers und der Muskulatur. Es ist besonders wohltuend für die Aufweichung der Bauchspeicheldrüse und verhilft zur Stabilisierung der Blutzuckerwerte. In diesem Rezept werden keine Gewürze verwendet. Trinken Sie täglich eine Tasse, bis alles

[90] Michio Kushi, Dr. med. Marc van Cauwenberghe, Die makrobiotische Hausapotheke (Völklingen: Ost-West-Verlag, 2013)

aufgebraucht ist. Wiederholen Sie das gelegentlich, um einen durchgängigen Erfolg zu erzielen.

Zutaten: *½ Tasse Zwiebel*
½ Tasse Möhren
½ Tasse Weißkohl
½ Tasse süßer Winterkürbis
6-8 Tassen gefiltertes oder Quellwasser

Zubereitung:

1. Reinigen Sie das Gemüse und hacken es fein oder benutzen eine Küchenmaschine, um es fein zu reiben.
2. Geben Sie das Gemüse in einen Topf, geben Wasser dazu und kochen es 2-3 Minuten lang.
3. Stellen Sie die Flamme klein, bedecken den Topf und köcheln 20 Minuten lang.
4. Trinken Sie die Brühe entweder heiß oder mit Zimmertemperatur. Wahlweise: Gießen Sie die Brühe vom Gemüse ab und verwenden sie später für Suppen oder Eintöpfe.
5. Bewahren Sie den Saft im Kühlschrank auf, wärmen ihn aber vor dem Trinken an oder lassen ihn sich auf Zimmertemperatur erwärmen.

Variationen:

Verwenden Sie verschiedene süß schmeckende Wurzeln und runde Gemüsesorten, wie Rote Bete, Rotkohl, Daikon, Rüben, Sellerieknolle und Steckrübe. Geben Sie das grüne Gemüse gegen Ende des Kochvorgangs dazu.

Grün- Blätter- Tee (Foto S. 225)

Dieses Getränk hilft, stark stagniertes Protein und tierische Fette aufzulösen.

Zutaten:

Grünes Blattgemüse, wie Grünkohl, collards, Löwenzahn, Daikon, Rübenblätter oder Chinakohl
Zweimal so viel gereinigtes Wasser wie Gemüse
1 Prise Meersalz oder ein paar Tropfen weizenfreie Tamari-Sojasauce

Zubereitung:

1. Waschen Sie das Gemüse und hacken es klein.
2. Geben Sie die doppelte Menge Wasser dazu.
3. Bringen Sie es sanft zum Kochen und köcheln 3-5 Minuten lang.
4. Geben Sie gegen Ende des Köchelns eine Prise Meersalz oder ein paar Tropfen weizenfreie Tamari-Sojasauce dazu und rühren um.
5. Heiß oder mit Zimmertemperatur trinken.

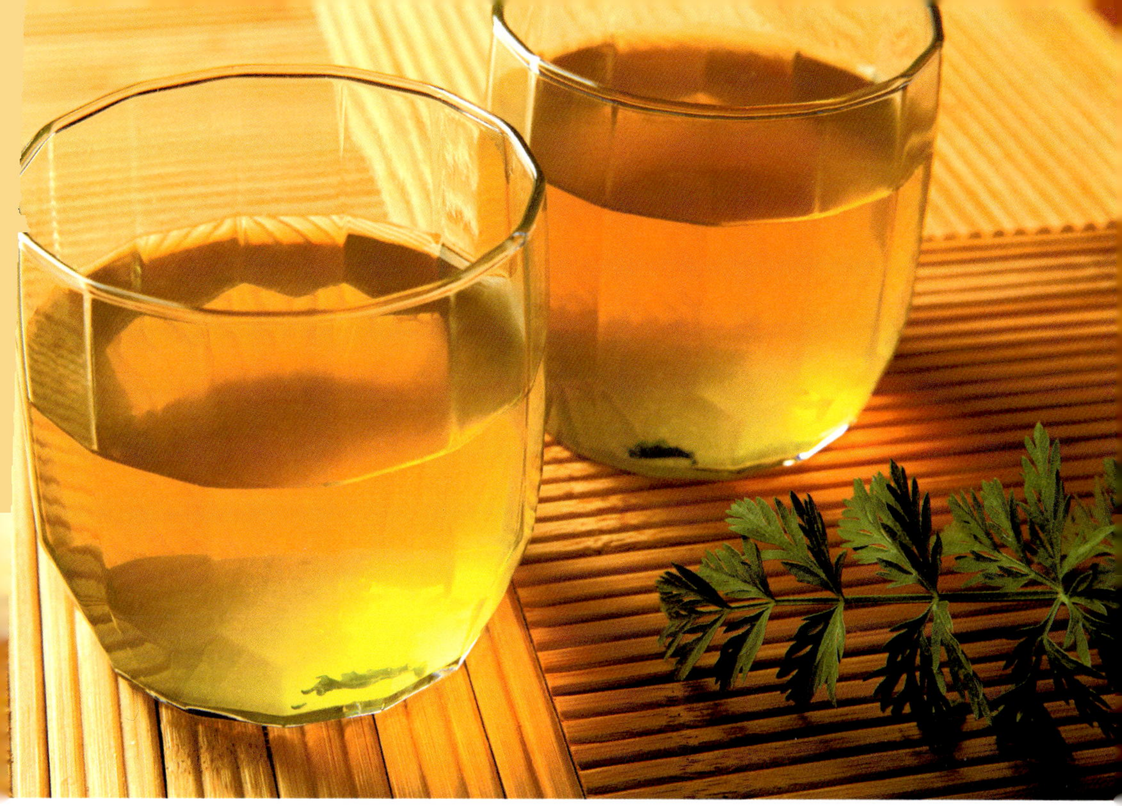

oben: Grün-Blätter-Tee (Rezept S. 224)
unten: Tee zur Vitalisierung der Leber (Rezept S. 227)

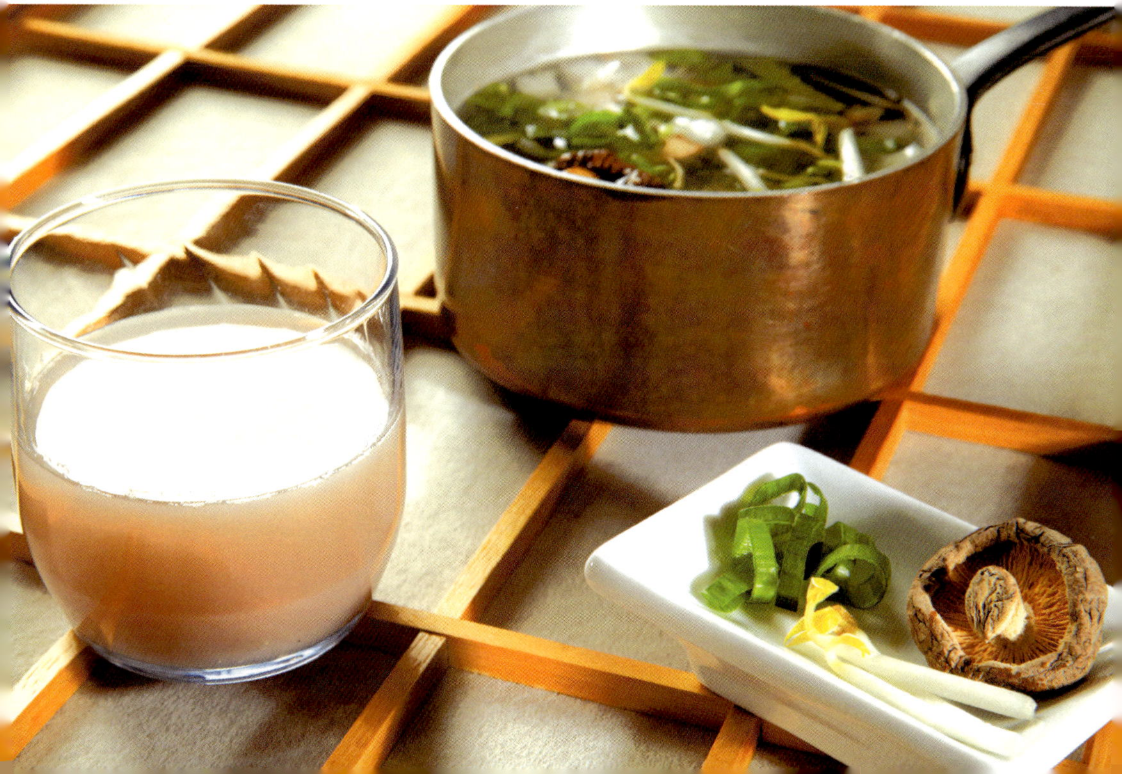

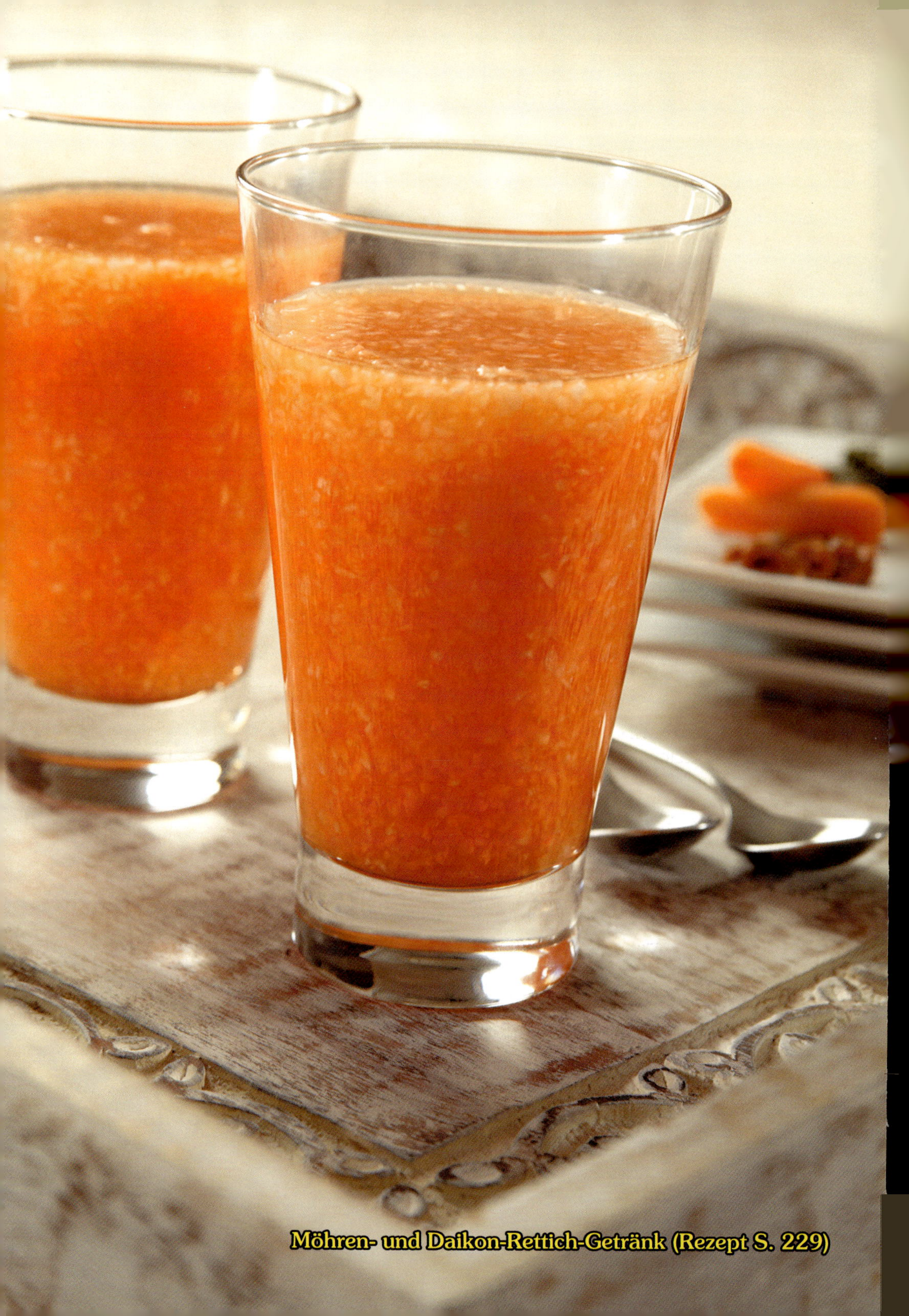
Möhren- und Daikon-Rettich-Getränk (Rezept S. 229)

Die makrobiotische Tee-Therapie

Kukicha-Zweigtee mit Umeboshi

Dieses Getränk trägt zur Kräftigung des Blutes bei, zur Regulierung der Verdauung und des Kreislaufs, der Linderung von Müdigkeit und Schwäche, auch nach übermäßigem Verzehr von Einfachzuckern (einschließlich Obst, Obstsäften oder sonstiger Säure bildender Nahrungsmittel oder Getränke). Umeboshi ist eine japanische Art Pflaume, eher wie eine Aprikose die, normalerweise mit *Shisoblättern* (Perilla), in Salz eingelegt wird.

Zubereitung:

1. Geben Sie eine halbe oder ganze Umeboshipflaume in eine Teetasse.
2. Wahlweise: geben Sie ½–1 Teelöffel Tamari dazu
3. Gießen Sie heißen Kukichatee in die Tasse und rühren gut um. Trinken Sie ihn heiß.

Tee zur Vitalisierung der Leber (Foto S. 225)

Verwenden Sie diesen Tee vor allem im Frühjahr, um Ihre Leber zu beleben oder wann immer Sie sich angespannt oder verspannt fühlen oder zu viel Fettiges gegessen haben. (Anm. d. Hersg.: Michio Kushi entwickelte dieses Leber-Tonikum während der ersten Seminare auf der Stufe 4, die er im Kushi-Institut in USA durchgeführt hat.)

Zutaten: *2 Teile ungeröstete Buchweizengrütze;*
2 Teile Sprossen (Mungbohne, Alfalfa, Soja oder andere;)
1 Teil Shiitakepilze, getrocknet und eingeweicht;
1 Teil Daikon;
2 Teile Daikongrün (auch Rüben- oder Radieschengrün oder Grünkohl);
1 Teil Frühlingszwiebel;
Fünfmal so viel Wasser, wie das Gesamtvolumen;
der anderen Zutaten beträgt.

Zubereitung:

1. Hacken Sie das gesamte Gemüse klein und geben alles zusammen in einen großen Topf.
2. Geben Sie Wasser dazu, bringen es zum Kochen, stellen die Flamme klein und köcheln etwa 30 Minuten lang.
3. Gießen Sie ab und trinken den Tee im Laufe des Tages.

Mittel und Getränke zur Anregung der Verdauung

Müdigkeit und Blähungen nach einer Mahlzeit können Zeichen dafür sein, dass Sie Schwierigkeiten mit der Nahrungsaufnahme haben. Es gibt Vieles, das Sie zur Verbesserung Ihrer Verdauung tun können.

- Bereiten Sie Ihre Nahrung sorgfältig zu, einschließlich des Einweichens von Getreide und Bohnen vor dem Kochen.
- Nehmen Sie beim Essen keine kalten Getränke zu sich.
- Essen Sie kleinere Portionen und kauen besser. Zählen Sie bis 30 oder sogar bis 50. Das Enzym Alpha-Amylase im Speichel beginnt, die Kohlenhydrate abzubauen, und das Enzym Zungenlipase wirkt bei den frühesten Stadien der Fettverdauung mit.
- Trinken Sie täglich eine oder zwei Tassen Misosuppe.
- Geben Sie an jede Mahlzeit einen Esslöffel voll Pickles oder andere mit Milchsäure fermentierte Lebensmittel. Sehen Sie sich die Rezepte in Schritt 5 noch einmal an.
- In manchen Fällen können auch aus Nahrungsmitteln stammende Enzyme, Probiotika und Präbiotika als Ergänzung hilfreich sein.

Verdauungstonikum aus geriebenem Daikon-Rettich

Dem Saft des rohen Daikon wird nachgesagt, dass er in reichem Maße Verdauungsenzyme enthält, die denen im menschlichen Verdauungstrakt ähnlich sind. Daher stellt er eine wunderbare Hilfe für Menschen mit einem schwachen Verdauungssystem dar. Verwenden Sie ihn unmittelbar nach dem Reiben, denn fast 50 Prozent der Enzyme gehen bereits innerhalb von 30 Minuten verloren. Essen Sie rohen Daikon als Beilage zu sehr fettreichen Gerichten oder tierischem Protein, damit jeder Überschuss ausgeschieden wird.

Zutaten: *1 Esslöffel geriebener Daikon*
ein paar Tropfen Tamari

Zubereitung:

1. Reiben Sie den Daikonrettich unter Wasser ab und raspeln ihn.
2. Geben Sie ein paar Tropfen Tamari dazu.

Variationen:

Daikon, zusammen mit Kombu in einer Brühe gekocht, kann dem Körper beim Ausscheiden überschüssiger Molkereiprodukte helfen. Ein Tee aus Daikon, Shiitake und Kombu ist ein volkstümliches Mittel aus Japan, um Fieber zu senken.

Möhren- und Daikon-Rettich-Getränk (Foto S. 226)

Dies ist ein klassisches makrobiotisches Getränk, das zur Auflösung verfestigter Fetteinlagerungen beiträgt, die sich tief im Körper befinden.

Zutaten: *½ Tasse Möhren*
½ Tasse Daikon
1 Tasse gereinigtes Wasser
ein paar Tropfen Tamari
Blatt Nori-Alge
½ Umeboshipflaume

Zubereitung:

1. Reiben Sie Möhren und Daikon fein und geben sie in einen Topf.
2. Geben Sie eine Tasse gefiltertes oder Quellwasser dazu und bringen es langsam zum Kochen.
3. Lassen Sie etwa 3 Minuten lang köcheln und geben gegen Ende ein paar Tropfen Tamari daran.
4. Geben Sie Nori und Umeboshi in den Topf und kochen weiter.
5. Essen Sie das Gemüse und trinken die Brühe.

Kuzugetränk mit Umeboshi

Verwenden Sie dieses makrobiotische Hausmittel, *Ume-Sho-Kuzu*, zur Stärkung und Förderung einer guten Verdauung und Wiederherstellung der Energie.

Zutaten: *1 gehäufter Teelöffel Kuzu*
1 Tasse kaltes gefiltertes oder Quellwasser
½ bis 1 Umeboshipflaume, gehackt oder zu einer Paste zerrieben
1 Teelöffel Tamari, oder nach Geschmack

Zubereitung:

1. Lösen Sie Kuzu in 2-3 Teelöffeln kaltem Wasser in einem Topf.
2. Geben Sie eine Tasse kaltes Wasser an das gelöste Kuzu.
3. Bringen Sie es auf mittelgroßer Flamme zum Kochen und rühren ständig, bis die Flüssigkeit durchsichtig wird, um Klumpenbildung zu verhindern. Stellen Sie die Flamme so klein wie möglich.
4. An diese Mischung geben Sie das Fleisch der Umeboshipflaume.
5. Geben Sie mehrere Tropfen Tamari daran, bis zu einem Teelöffel, und rühren vorsichtig um. Lassen Sie 2-3 Minuten lang köcheln. Heiß trinken.

Variationen:

Bereiten Sie Ume-Sho-Kuzu mit Ingwer zu, um die Verdauung zu fördern und den Körper zur Erzeugung von Wärme anzuregen: Geben Sie kurz vor Fertigstellung Teelöffel frisch geriebenen Ingwer hinein und rühren vorsichtig. Lassen Sie eine halbe Minute lang köcheln. Trinken Sie, solange es noch warm ist.

Vitamin- und Mineraltherapie

Bewährte Anforderungen an und Empfehlungen für Vitamine und Mineralien sind je nach Alter, Geschlecht und Aktivität sehr unterschiedlich, ebenso für Frauen in Stillzeit, Schwangerschaft oder Wechseljahren. Auch die Quellen für Vitamine und Mineralien unterscheiden sich. Eine Tasse gekochter Grünkohl enthält 300 Milligramm Kalzium – dieselbe Menge wie eine Tasse Milch. Halten Sie sich von künstlich verarbeiteter, mit Kalzium angereicherter Milch und mit Kalzium verarbeitetem Tofu fern.

Halten Sie für jede Jahreszeit einen Plan für ausgewogene Mahlzeiten bereit, der Ihrem Bedarf an Vitaminen und Mineralien gerecht wird. Wenn Sie sich aus dem einen oder anderen Grund für die Verwendung von Nahrungsergänzungsmitteln entscheiden, wählen Sie aus Lebensmitteln gewonnene vegane Vitamine und Mineralien aus Süß- oder Salzwasseralgen, wie Chlorella. Verzehren Sie täglich ein Blatt Nori oder verwenden makrobiotische Würzzutaten, wie Gomasio *(Rezept in Schritt 8 - Die Würze des Lebens: Gewürze, Öle, Saucen, Dressings und Würzzubereitungen),* zur Unterstützung Ihrer Bemühungen um ein gesundes, langes Leben.

Verwenden Sie ein wenig frisches Obst und rohes oder eingelegtes Gemüse *(s. Schritt 6 - Meeresgemüse aus dem lebenspendenden Wasser)*, um die nicht hitzebeständigen Vitamine in Ihrer Nahrung zu ergänzen, wie das Vitamin C, das unter Umständen beim Kochen zerstört wird. Es ist auch wichtig, jeden Tag 15-20 Minuten außerhalb des Hauses in der Sonne zu verbringen, um sich mit Vitamin D zu versorgen. Essen Sie an der Sonne getrocknete Nahrungsmittel, wie getrockneten Daikon, getrocknete Lotuswurzel, getrocknete Klettenwurzel und getrocknetes Meeresgemüse, die reich an Vitamin D sind.

Kräutertee-Therapie

Weltweit haben die meisten Kulturen ihr eigenes Volkstum in Bezug auf Kräuter- und Pflanzenmedizin, wie die vedische, amazonische, tibetische, europäische und chinesische sowie die der amerikanischen Ureinwohner. Kräutermedikamente können eine wunderbare therapeutische Ergänzung Ihrer Naturküche sein. Ein breites Spektrum an Heilkräutern lässt sich für Tinkturen oder Tees verwenden, indem man getrocknete oder frische Kräuter in heißes Wasser taucht. In *Schritt 7 - Getränke und Suppen für jede Jahreszeit* finden Sie verdauungsfördernde, die Immunkraft stärkende und anregende Kräutertees.

Brennnesseltee kann Ihr Immunsystem zur Zeit der Allergien unterstützen. Anne-Marie Wilboltt sagt: "Das frühe Frühjahr ist eine herrliche Zeit, um frische, nahrhafte Brennnesseln zu pflücken, da sie zu den ersten Pflanzen gehören, die nach der Schneeschmelze aus dem Boden hervor gucken. Ihre zarten Triebe kann man zum Verzehr pflücken, bis die Brennnessel ungefähr einen oder zwei Monate später zu blühen beginnt."[91] Sammeln Sie viel davon und trocknen sie, um Tee oder eine Tinktur herzustellen, indem Sie sie in heißes Wasser tauchen.

Der ***Mu Tee*** beruht auf der traditionellen chinesischen Kräutermedizin und wurde von Georges Ohsawa entwickelt. Er ist in zwei verschiedenen Zusammenstellungen von Pflanzen und Wildkräutern erhältlich. Er tut den Funktionen des Verdauungs- und des Atemsystems gut und ist traditionell auch dafür bekannt, bei Frauenproblemen besonders nützlich zu sein. Obwohl dieses Getränk sowohl yinbetonte als auch yangbetonte Zutaten enthält, ist es in der sechzehn-Kräuter-Version insgesamt stärker yang. Der weniger yangbetonte Mu Tee, der nur neun Zutaten enthält, entspricht mehr oder weniger dem Original. Mu Tee ist im makrobiotisch orientierten Naturkosthandel oder via Internet erhältlich.

Makrobiotische Wassertherapie

Die Wassertherapie kann innerlich oder äußerlich angewendet werden. Für die innere Wasserreinigung trinken Sie am Morgen, bevor Sie irgendein anderes Getränk oder Frühstück zu sich nehmen, eine Tasse warmes gefiltertes oder Quellwasser. Äußerlich wird bei vielen Wellness-Therapien die Wasserkompresse oder das Dampfbad angewendet. Eine Ingwerkompresse kann stagnierte Energie im Körper lösen und zur Anregung des Kreislaufs beitragen. Ein tägliches Abreiben des Körpers mit Wasser unterstützt die Reinigung Ihres größten Organs – der Haut.

Den Körper mit heißem Wasser abreiben

Diese Abreibung hilft, den Kreislauf zu aktivieren und unterstützt das Lymphsystem, vor allem wenn Unterarme und Leistengegend fest abgerieben werden. Zudem fördert es eine klare und saubere Haut, hilft bei der Ausscheidung von Fett, das sich unter der Haut angesammelt hat und öffnet die Poren, wodurch es die reibungslose und regelmäßige Entfernung von überschüssigem Fett und Toxinen begünstigt. Ein weiterer Vorteil ist die Befreiung von Stress und Muskelverspannungen durch die meditative Handlung des Abreibens der Haut. Die besten Ergebnisse erhalten Sie, wenn Sie Ihren Körper ein- oder zweimal täglich abreiben – morgens und/oder abends, vor oder nach dem Duschen oder Baden, oder auch zu jeder anderen Tageszeit.

[91] Anne-Marie Wiboltt, Cooking for the Love of the World: Awakening Our Spirituality Through Cooking (Benson, NC: Goldenstone Press, 2008).

Zubereitung:

1. Füllen Sie das Waschbecken mit heißem Wasser.
2. Tauchen Sie ein kleines baumwollenes Handtuch oder einen Lappen in das heiße Wasser und halten es dabei an beiden Enden fest. Wringen Sie überschüssiges Wasser aus. Reiben Sie den ganzen Körper ab, und tauchen das Handtuch oder den Lappen immer wieder in das heiße Wasser, wenn es abkühlt.
3. Nehmen Sie sich einen Bereich des Körpers nach dem anderen vor: Fangen Sie beispielsweise mit Händen und Fingern an und arbeiten sich an den Armen entlang weiter nach oben vor, zu Schultern, Hals und Gesicht, dann nach unten zur Brust, dem oberen Rücken, Gesäß, Beinen, Füßen und Zehen.
4. Die Haut sollte sich dabei rosa oder leicht rot färben. Wenn Ihre Haut mit angesammeltem Fett verstopft ist, kann es ein paar Tage dauern, bis Sie dieses Ergebnis erreichen.

Variationen:

Reiben Sie Ingwer fein, nehmen ihn in die Hand und drücken den Saft in das heiße Wasser.

Algentherapie-Bad

Ein Algenbad wärmt den Körper. Außerdem hilft es dabei, ihm Gerüche zu entziehen, die durch den Genuss tierischer Nahrung entstanden sind. Es kann dem Körper auch überschüssiges Fett und Öl entziehen und Hautleiden bessern. Dieses Bad ist kurz vor dem Schlafengehen am besten und wirksamsten, seit der letzen Mahlzeit sollte aber mindestens eine Stunde vergangen sein. Es ist ähnlich wie die Thalassotherapie, die im 19. Jahrhundert in der Bretagne entwickelt wurde und bei der Meerwasser und Meeresprodukte in Kombination mit Schlamm zur Anwendung kommen. Ein Hüftbad mit Algen oder getrocknetem Daikon ist ebenfalls günstig für die Fortpflanzungsorgane der Frau (Das Rezept finden Sie unter *Variationen*).

Zutaten: *Eine Handvoll getrockneter Arame-Algen*
knapp 4-5 Liter gefiltertes oder Quellwasser
Meersalz

Zubereitung:

1. Geben Sie eine Handvoll Arame-Algen in einen großen Topf, geben etwa vier bis fünf Liter Wasser dazu und bringen es zum Kochen. Stellen Sie die Flamme auf mittlere Größe und köcheln, bis das Wasser braun ist.
2. Geben Sie ungefähr eine Tasse Meersalz in den Topf und rühren gut, um es zu lösen. Gießen Sie die heiße Flüssigkeit durch ein Sieb in eine kleine Wanne.
3. Geben Sie heißes Wasser dazu, bis es Ihnen beim Sitzen in der Wanne bis zur Hüfte oder Taille reicht. Halten Sie die Temperatur so hoch wie möglich und be-

decken Ihren Oberkörper mit einem großen Handtuch, damit Sie ans Schwitzen kommen.

4. Bleiben Sie 10-20 Minuten lang in diesem Bad, bis Ihr Hüftbereich sehr rot und heiß wird. Halten Sie die Hüften warm, wenn Sie aus dem Bad kommen.

Variationen:

Hüftbad für Frauen. Arame ist für diesen Zweck hilfreich, aber Sie können auch 4 bis 5 Bunde getrocknete Daikon- oder Rübenblätter statt der Arame verwenden. (Trocknen Sie sich frische Daikon- oder Rübenblätter an einem schattigen Ort und bewahren Sie für eine spätere Verwendung auf.)

Therapeutische makrobiotische Pflaster und Bandagen

Tofupflaster

Das Tofupflaster ist herkömmlicherweise dafür bekannt, dass es bei Stoßverletzungen, Hämorrhoiden, Fieber und Verbrennungen hilft. In vielen Fällen ist es wirksamer als Eis, da es länger kühl bleibt.

Zutaten: *1 Stück Tofu aus kbA*
ungebleichtes Weißmehl (10-20 Prozent des Tofu-Volumens)
geriebener Ingwer (5 Prozent des Tofu-Volumens)

Zubereitung:

1. Drücken Sie die Flüssigkeit aus einem Stück Tofu und pürieren es im Suribachi.
2. Geben Sie das Mehl und den geriebenen Ingwer dazu und mischen gut.
3. Tragen Sie die Mischung direkt auf die Haut auf und bedecken sie mit einem Handtuch. Falls Sie möchten, hindern Sie das Pflaster mit einer Bandage oder einem Streifen Baumwolle am Verrutschen.
4. Wechseln Sie das Pflaster alle 2-3 Stunden, oder wenn es heiß wird.

Visualisierung

Im Geist reisen Sie in ihren Körper, an die Stelle, an der Sie die Beschwerden spüren. Wenn Sie die Stelle erreicht haben, führen Sie ein heilendes Ritual durch, indem Sie sich vorstellen, dass Sie Licht an diese Stelle bringen. Führen Sie diese Visualisierung wenn es Ihnen schlecht geht, zweimal täglich 15 Minuten lang durch.

Selbstmassage

Die eigenen Hände und Füße zu massieren ist etwas, das jeder kann. Finger und Zehen sind durch Energielinien mit allen Organen des Körpers verbunden, und das

Massieren der Gliedmaßen hilft, den ganzen Körper mit Energie zu versorgen.

Do-In, ein Selbstmassage-System[92], ist eine wunderbare Möglichkeit, die Meridiane und Muskulatur im ganzen Körper zu aktivieren. Ballen Sie beide Hände zu Fäusten und klopfen nacheinander alle Regionen des Körpers ab. Fangen Sie beispielsweise mit Händen und Fingern an und arbeiten sich an den Armen entlang weiter nach oben vor, zu Schultern, Hals und Gesicht, dann nach unten zur Brust, dem oberen Rücken, Gesäß, Beinen, Füßen und Zehen. Die Haut sollte sich leicht rosa färben, und Ihnen wird vielleicht warm.

Aromatherapie

Die Düfte von Pflanzen werden seit Jahrhunderten in der Heilkunst eingesetzt. Alte ayurvedische Texte, wie die Rig Veda, beschreiben hoch entwickelte Methoden für die Konzentration der Düfte, die schon vor 5.000 Jahren verwendet wurden. Die ätherischen Öle für die heutige Aromatherapie werden aus Pflanzenteilen ausgezogen, indem man ihre Essenzen durch Dampf als stark konzentrierte Flüssigkeiten heraus drückt.

Wählen Sie ätherische Öle, die Ihrem Bedarf entsprechen und dazu beitragen, dass es Ihnen gut geht. Fangen Sie mit Lavendelöl (yin) an, da es eins der vielseitigsten Öle ist. Außer seinem herrlichen Duft besitzt es antibakterielle Eigenschaften und wirkt beruhigend, was zu tiefer Entspannung und gutem Schlaf führt.

Wie man die ätherischen Öle anwendet: Geben Sie ein paar Tropfen auf Ihr Handgelenk oder in die Hand. Reiben Sie die Handflächen aneinander und atmen den Duft direkt von Ihren Händen ein. Geben Sie nur ein paar Tropfen in warmes Wasser und nehmen ein Handtuch, um es auf Ihrem Körper zu verteilen, oder geben Sie es ins Badewasser. Belebende und stärkende ätherische Öle (yang) sind Ingwer, Rosmarin und Salbei.

Beruhigendes Atmen

Atemübungen sind leicht durchzuführen, da wir alle sowieso schon atmen. Zur Meditation und Entspannung führen Sie die folgende Atemübung durch: Atmen Sie ein und zählen bis vier, halten den Atem an und zählen wieder bis vier und atmen dann bis sechs aus. Diese Übung, drei- bis viermal täglich je fünf Minuten lang durchgeführt, verschafft Ihnen einen friedvollen und meditativen Geist.

[92] Michio Kushi, DO-IN Buch: Übungen zur körperlichen und gesitigen Entwicklung (Holthausen/Laer: Verlag Mahajiva, 2001).

Zusammenfassung der Autoren:

Wir möchten Ihnen, unseren Lesern, dafür danken, dass Sie sich die Zeit genommen haben, dieses Buch zu lesen, das wir aus vollem Herzen geschrieben haben. Wir hoffen, dass es Sie bereits inspiriert hat, Ihr neues Wissen in Ihrer Küche anzuwenden.

Uns ist bewusst, dass die Auswahl neuer Nahrungsmittel und deren Zubereitung auf neue Art und Weise zuerst einigermaßen beängstigend sein kann, und aus diesem Grund haben wir beschlossen, alles für Sie in Schritte aufzuteilen. Sie können damit rechnen, dass es Ihnen bald leichter fallen und zur zweiten Natur werden wird. Die Arbeit in der Küche wird intuitiver ablaufen, und was zuerst sehr mühsam schien, wird zum Spaß und spannend, wenn Sie neue, sich mit den Jahreszeiten ändernde Geschmacksrichtungen und Beschaffenheiten entdecken. Mit der Zunahme Ihrer Fertigkeiten werden Sie nach und nach selbst von Ihren neuen Kenntnissen und Entdeckungen überrascht sein.

Makrobiotisch zu leben bedeutet, bewusst im Einklang mit der Natur, den Jahreszeiten sowie Ihrer Umwelt und deren klimatischen Bedingungen zu leben. Das ist wie ein Tanz, bei dem Sie lernen, den Ausgleich zwischen diesen sich ständig ändernden Kräften herbeizuführen. Beispielsweise mögen Sie denken es sei gut, das ganze Jahr über Blaubeeren und Vollkornreis zu essen, weil diese so wunderbare Nahrungsmittel sind, aber dann essen Sie sie außerhalb ihrer Saison. Andererseits ist es besser, diese Nahrungsmittel außerhalb ihrer Saison zu verzehren, anstatt täglich gezuckerte Leckereien zu sich zu nehmen. Diese Art der Ernährung ist eine makrobiotische Übergangsernährung.

Trotz dessen ermöglicht eine makrobiotische Küche eine sehr flexible Lebensweise mit einer breiten Palette möglicher Nahrungsmittel. In diesem Buch haben wir uns nach der makrobiotischen Standardernährungs-Pyramide für Regionen mit gemäßigtem Klima gerichtet und Ihnen entsprechende Ernährungsrichtlinien an die Hand gegeben. Auf diese Weise können Sie gleich anfangen zu kochen und essen, ohne sich die Zeit nehmen müssen, sich eingehend mit Yin und Yang zu befassen. Diese Standardrichtlinien treffen auf eine makrobiotische Übergangsküche zu, auf eine den Jahreszeiten entsprechende Küche, auf Heilkost, alters- und geschlechtsspezifische Kost und so weiter. Sie gelten auch für eine Küche und Lebensweise für Kranke oder Genesende, aber in diesen Fällen sollten Sie sich zusätzlich mit einem Makrobiotikberater in Verbindung setzen.

Um Ihnen Ihr neues makrobiotisches Leben zu erleichtern, haben wir einen allgemein ausgewogenen Menüplan für eine Woche hinzugefügt. Sie können die Rezepte durch Zutaten, die Ihrer Region angemessen sind und der Jahreszeit entsprechen, anpassen. Da die Hauptmahlzeit in verschiedenen Kulturen zu unterschiedlichen Zeiten eingenommen wird, haben wir Mittag- und Abendessen zusammengefasst. Wir raten Ihnen, genug für mehrere Mahlzeiten zu kochen, um Zeit zu sparen und ausreichend Reste zu haben, so dass Sie für sich und Ihre Familie eine Mahlzeit einpacken können, wenn Sie nicht zu Hause sind.

Wir haben Ihnen einen Weg zu einem friedvollen und gesunden Leben aufgezeigt.

Jetzt müssen Sie sich entscheiden die Schritte zu tun, einen oder mehrere gleichzeitig, wie es Ihrem Tempo entspricht. Bewahren Sie dieses Buch in der Küche auf und greifen immer wieder auf die Rezepte und Tabellen zurück. Wir schlagen Ihnen vor, ein Nahrungs-Tagebuch anzulegen, so dass Sie Ihre Experimente auf dem Weg durch alle 10 Schritte leicht verfolgen können – und auch Ihre Erfolge.

Wir senden Ihnen und Ihren Lieben unsere besten Wünsche und hoffen, dass dieses Buch die beste Küchenhilfe sein wird, die Sie jemals zu Rate zogen.

Anhang:

Grundnahrungsmittel für Ihre makrobiotische Naturkost- Küche

Statten Sie Küchenschrank, Speisekammer und Regale mit allen Trockenprodukten aus, die Sie in diesem Buch kennen gelernt haben. Dann haben Sie alles zur Hand, wann immer Sie es brauchen. Das ist ein großer Schritt in Richtung zu einer gesunden naturköstlichen und makrobiotischen Küche. Bewahren Sie getrocknetes Getreide, Algen, Pilze, Samen, Nüsse und Trockenfrüchte in Glasbehältern auf und beschriften sie zur Übersichtlichkeit. Wählen Sie, wo immer möglich, Nahrungsmittel aus kbA und traditionell hergestellte Produkte.

Naturkostgeschäfte, ethnisch orientierte Märkte, Kooperativen, Bauernmärkte und teils andere Lebensmittelgeschäfte sowie der Versandhandel bieten heutzutage Lebensmittel in guter Qualität an.

Bohnen:
Adzukibohnen
Schwarze Sojabohnen
Kichererbsen
Linsen - grün, braun

Bohnenprodukte:
Tempeh
Tofu, getrocknet

Getränke:
Bancha (gerösteter Blatt-Tee)
Gerstenkaffee
Grüner Tee mit Vollkornreis oder
andere Versionen
Kukicha (gerösteter Zweigtee)

Kondimente:
Gomasio (Sesam und Meersalz)
Noriflocken
Shisopulver
Tekka (Wurzelgemüse und Miso)

Kochgeschirr:
Schneidebrett und Utensilien, aus Holz
Keramikreibe
Pickles-Presse
Töpfe und Pfannen
rostfreier Stahl, Glas, Keramik oder
Gusseisen
Drucktopf
Suribachi und Stößel
Sushimatte aus Bambus
Gemüsemesser, japanisch

Nüsse:
Mandeln
Kastanien
Walnüsse

Öle:
Leinöl, roh, mit Lignanen
Nussöle
Olivenöl - kalt gepresst, nativ extra
Sesam - unraffiniert, dunkel, geröstet
Sesam - unraffiniert, hell

Pickles:
Ingwerpickles
Hausgemachte Pickles
Rohes Sauerkraut
Takuan (eingelegter Daikonrettich)

Gewürze:
Kuzu
Mirin
3 Monate lang fermentiertes Miso:
mit Reis oder Kichererbsen, hell oder lieblich
2-3-jähriges Miso:
mit Gerste (enthält Gluten), Reis, oder nur Soja
Schwarzer Pfeffer
Himalayasalz, Kristalle
Meersalz - hell, ungebleicht
Sojasauce (enthält Gluten)
Tamari (weizenfreie Sojasauce)
Umeboshi - Pflaume und Paste
Essig - Umeboshi, Reis und Apfel

Meeresgemüse:
Agar-Agar (Kanten)
Arame
Dulseflocken
Hiziki
Kombu
Sushi-Nori
Noriflocken
Sea palm
Wakame

Samen:
Chia-Salbei
Leinsamen
Kürbiskerne
Sesam
Sonnenblumenkerne

Süßmittel:
Agave, roh blau
Amazake
Apfelsaft
Gerstenmalz
Vollreismalz
Vollreissirup
Ahornsirup
Stevia, grün

Vollkorngetreide, glutenhaltig:
Gerste
Kamut
Dinkel
Einkorn
Emmer (Farro?)

Vollkorngetreide, glutenfrei:
Amaranth
Vollkornreis - rund-, mittellang-, langkörnig
Mais
Hato Mugi (wilde Gerste, Hiobstränengras)
Hirse
Hafer, ganz
Quinoa
Süßreis
Wildreis

Rezept-Index:

<u>Schritt 8:</u> Rezepte für Gewürze, Öle, Saucen, Dressings und Würzzubereitungen, 187

<u>Schritt 9:</u> Rezepte für das Süße Leben, 209

<u>Schritt 10:</u> Heilmittel aus der Küche, vitalisierende Mittel und Therapien, 221

GLOSSAR

Adzukibohne - kleine, dunkelrote Bohne, stammt ursprünglich aus Japan, wird aber heutzutage auch in der westlichen Welt angebaut und ist auch als Adukibohne bekannt

Amazake - süßes, cremiges Getränk aus fermentiertem Vollkorn-Süßreis hergestellt

Arame - dünne, drahtige, schwarze mineralreiche Alge, der Hiziki ähnlich

Banchatee - Zweige, Stiele und Blätter des reifen japanischen Teestrauchs, auch als Kukichatee bekannt.

Gerste - vollwertiges Getreide und traditionelles Grundnahrungsmittel im Fernen Osten und Südeuropa

Gerstenmalz - natürliches Süßmittel aus Gerstenkonzentrat mit einem köstlichen Röstaroma

Vollkornreis - vollwertiger, unpolierter Reis, der in drei Varianten vorkommt: als Rundkorn-, mittellanger und Langkornreis. Vollkornreis enthält Nährstoffe in idealer Ausgewogenheit und ist das wichtigste Lebensmittel in der makrobiotischen Küche.

kalt gepresst - betrifft Öle, die bei niedrigen Temperaturen verarbeitet wurden, um so ihre natürlichen Eigenschaften zu erhalten

Daikon - langer, weißer Rettich, der sowohl für viele Gerichte als auch für medizinische Zwecke verwendet wird

Dulse - rot-lila Alge, die in Suppen, Salaten und Gemüsegerichten oder als Garnierung Verwendung findet

Gomasio - Sesamsalz aus trocken geröstetem, zerriebenen Meersalz und Sesam, im Suribachi zerstoßen

Hiziki - (auch Hijiki oder Iziki genannt) - dunkelbraune Alge, die beim Trocknen schwarz wird. Sie hat eine drahtige Konsistenz und kann streng schmecken. Sie gehört ursprünglich nach Japan und in den Nordatlantik.

Kombu - breite, dicke dunkle Alge, die in großen Tiefen im Ozean wächst. Sie wird zur Herstellung von Suppenbrühen, Kondimenten und Süßwaren verwendet oder als eigenes Gericht oder zusammen mit Gemüse, Bohnen oder Getreide gekocht.

Makrobiotik - stammt von dem griechischen Wort für Großes Leben oder Langes Leben ab und ist die der breitest möglichen Sicht entsprechende Lebensweise, die unendliche Ordnung des Universums. Die Praxis der Makrobiotik beinhaltet das Verstehen und die praktische Anwendung der Ordnung des Universums im täglichen Leben. Dies umfasst die Auswahl, Vorbereitung und Art und Weise des Kochens und Essens, ebenso wie die Ausrichtung des Bewusstseins.

Hirse - Getreide mit kleinen, gelben Körnern, die im Ganzen zubereitet und an Suppen, Salate und Gemüsegerichte gegeben oder gebacken werden können. Sie ist in China und Afrika ein Grundnahrungsmittel.

Mirin - aus Süßreis hergestellter süßer Wein zum Kochen.

Miso - fermentierte Paste aus Sojabohnen, Meersalz und normalerweise Reis oder Gerste. Miso wird in Suppen, Eintöpfen, Aufstrichen, zum Backen und für Gewürze verwendet, hat einen angenehm süßen Geschmack und verleiht ein salziges Aroma.

Natto - gekochte weiße Sojabohnen, die mit nützlichen Enzymen gemischt und 24 Stunden lang fermentiert werden. Das Gericht ist klebrig, zieht lange Fäden und riecht streng. Es dient der Verbesserung der Verdauung.

Naturkost - Vollwertige Nahrungsmittel, die weder verarbeitet sind noch künstliche Zusätze oder Konservierungsmittel enthalten.

Nori - dünne Blätter getrockneter Algen, die schwarz oder dunkellila sind und beim Rösten über einer Flamme grün werden. Sie lassen sich als Garnierung, zum Umwickeln von Reisbällen, für die Herstellung von Sushi oder mit Tamari-Sojasauce als Kondiment verwenden.

Lebensmittel aus kbA - Nahrungsmittel, die ohne Einsatz chemischer Düngemittel, Herbizide, Pestizide oder sonstiger chemischer Spritzmittel hergestellt werden und nicht genverändert (GMO) sind.

Oxalsäure - ritt in Pflanzen auf und bindet sich an Kalzium, so dass unlösliche Verbindungen entstehen, die das absorbierbare Kalzium einschränken.

Gepresster Salat - Salat, für den zerschnittenes Gemüse mit Meersalz in einer kleinen Pickles-Presse oder mit einem improvisierten Gewicht beschwert gepresst wird.

Drucktopf - Ein luftdichter metallener Kochtopf, in dem Nahrung schnell gart, weil sie unter Druck bei hoher Temperatur gedämpft wird. Er wird in der makrobiotische Küche in erster Linie für Vollkorngetreide und gelegentlich für Bohnen mit Gemüse benutzt.

Reissirup - natürliches Süßmittel aus gemälztem Vollkornreis.

Meersalz - aus dem Meer gewonnenes Salz. Anders als das raffinierte Tafelsalz ist das unraffinierte Meersalz reich an Spurenelementen und enthält keine Chemikalien, Zucker oder Jod.

Meeresgemüse - essbares Gemüse aus den Meeren, wie Kombu, Wakame, Arame, Hiziki, Nori und Dulse. Meeresgemüse ist sehr mineralreich.

Shiitake - ein in Japan heimischer Pilz, der heutzutage auch in den Vereinigten Staaten angebaut wird. Er ist sowohl in getrockneter als auch frischer Form in der Küche für Suppen und Eintöpfe sowie in medizinischen Präparaten weit verbreitet.

Soba-Nudeln - bestehen aus Buchweizenmehl oder Buchweizen zusammen mit Vollkornweizen. (Enthalten Gluten)

Sojamilch - flüssiger Rückstand der Tofuherstellung, der als Getränk verwendet wird, häufig als Milchersatz.

Soja-Lebensmittel - Produkte aus Sojabohnen, wie Miso, Tofu, Tempeh, Natto, Tamari und Sojasauce.

Suribachi - eingekerbte, glasierte Tonschüssel beziehungsweise Mörser. Er wird mit einem Stößel, dem Surikogi, zusammen benutzt, um Nahrungsmittel zu zerreiben oder pürieren.

Sushi - traditionelles japanisches Gericht, mit Essig gewürzt und mit verschiedenen Gemüsesorten, Meeresgemüse und Pickles serviert. Außer als spiralige runde Stücke kann Sushi auf etliche andere Weisen zubereitet werden.

Sushimatte - kleine Bambusmatte, mit der man Nori-Maki Sushi aufrollt oder Schüsseln und Teller abdeckt, um sie warm zu halten.

Süßreis (auch Süßer Reis genannt) ---- schmeckt etwas süßer als der normale Reis und wird für eine ganze Reihe regulärer und Feiertagsgerichte verwendet.

Tahin - dicke, glatte Paste aus gemahlenem Sesam

Tamari - traditionelle, auf natürliche Weise hergestellte Sojasauce im Gegensatz zu raffinierter, chemisch verarbeiteter, auch bekannt als biologisches oder natürliches Shoyu. Eine kräftigere, weizenfreie Sojasauce, auch als wahre oder echte Tamari bezeichnet und ein Nebenprodukt der Misoherstellung, wird für besondere Gerichte verwendet. Tamari-Sojasauce wird für das tägliche Kochen verwendet.

Tekka - Kondiment aus Hatcho-Miso, Sesamöl, Klettenwurzel, Lotuswurzel, Möhren und Ingwer. Während des mehrere Stunden dauernden Dünstens auf kleiner Flamme wird es zu einem schwarzen Pulver.

Tempeh - traditionelles indonesisches Nahrungsmittel aus gespaltenen Sojabohnen, Wasser und besonderen Bakterien. Durch eintägiges Fermentieren der Sojabohnen erhält man Tempeh, das aber auch vielen Naturkostgeschäften fertig erhältlich ist. Es ist sehr proteinreich und hat einen köstlichen, dynamischen Geschmack und wird in Suppen, Eintöpfen, auf Brot, in Aufläufen und vielen anderen Gerichten verwendet.

Tofu - Sojaquark aus Sojabohnen und Nigari

Umeboshi-Essig - Flüssigkeit, in der Umeboshipflaumen gealtert werden, auch bekannt als Ume-Su.

Wakame - lange, dünne grüne Alge, die für die Zubereitung von Misosuppe verwendet wird.

Vollwertkost - Nahrungsmittel in ihrer rohen, unraffinierten und unverarbeiteten Form, wie Vollkornreis und Vollkornweizen, ebenso bekannt als Naturkost.

Vollkorngetreide - unraffiniertes Getreide, dem nichts zugefügt oder beim Mahlen entzogen wurde, außer der nicht essbaren äußeren Schale.

Wildreis - in Nordamerika heimisches Wildgras

Yang - Eine der beiden fundamentalen Energien des Universums. Yang bezieht sich auf die relative Tendenz zu Zusammenziehung, Zentripetalkraft, Dichte, Wärme, Licht und andere Eigenschaften. Eine yangbetonte Energie tendiert im Pflanzenreich dazu, nach unten und innen gerichtet zu sein. Yang herrscht vor in kleinen kompakten Getreidekörnern, wie bei Vollkornreis, Hirse und Buchweizen, beim Wurzelgemüse und in Salz, Miso und Tamari-Sojasauce. Die komplementär-antagonistische Energie ist das Yin.

Yin - Eine der beiden fundamentalen Energien des Universums. Yin bezieht sich auf die relative Tendenz zu Ausweitung, Wachstum, Zentrifugalkraft, Zerstreuung, Kälte, Dunkelheit und andere Eigenschaften. Eine yinbetonte Energie tendiert im Pflanzenreich dazu, nach oben und außen gerichtet zu sein. Die yinbetonte Energie herrscht vor in großkörnigem Getreide (wie Mais, Hafer und Gerste), grünem Blattgemüse, Ölen, Nüssen, Früchten und den meisten Flüssigkeiten. Die komplementär-antagonistische Energie ist das Yang.

MENÜBEISPIELE FÜR EINE WOCHE

Zubereitungsvorschläge: **Kochen Sie zusätzlich andere Getreide und Hülsenfrüchte zur freien Verwendung im Laufe der Woche mit anderen Beilagen.**

	Montag	Dienstag	Mittwoch	Donnerstag	Freitag	Samstag	Sonntag
Frühstück	***Frühstück***	***Frühstück***	***Frühstück***	***Frühstück***	***Frühstück***	***Frühstück***	***Frühstück***
Alternativen: Misosuppe, 165 Obst der Saison Getreidebrei, 61, 130, 239; Gedämpftes grünes Gemüse, 30	Kukichatee, 227 Toast und Marmelade	Grüner Tee, 155 Getreidebrei mit Obst, 61	Kaffee/Tee (Schritt 7) Rührtofu, 86 mit Gemüse der Saison	Kukichatee (Schritt 7) Gepufftes Süßreis-Mochi, 218	Grüner Tee (Schritt 7) Burrito mit schwarzen Bohnen und Mango-Salsa, 87	Grüner Smoothie, 39 Obst der Saison	Kaffee/Tee (Schritt 7) Crêpes, 219

<u>Zum Mittagessen</u> nehmen Sie z. B. als Lunchpaket Reste vom Abendbrot zur Arbeit mit oder umgekehrt. Falls Sie mittags zuhause essen und für Familie oder Kinder kochen, bereiten Sie eine andere Mahlzeit zu, damit das Essen abwechslungsreich wird. Falls Sie z. B. zwei warme Hauptmahlzeiten pro Tag kochen, wählen Sie eine davon als „leichtere", z.B. ein Nudelgericht o.ä.

Zwischenmahlzeit	**Zwischenmahlzeit**	**Zwischenmahlzeit**	**Zwischenmahlzeit**	**Zwischenmahlzeit**	**Zwischenmahlzeit**	**Zwischenmahlzeit**	**Zwischenmahlzeit**
Alternativen: Besondere Getränke	¼ Tasse Saat	Rohes Gemüse, Rohkost & Bohnendip, 75	Obst der Saison	Grünkohlchips, 239 (am Vortag zubereiten)	¼ Tasse Nüsse	Edamame, oder grüne Bohnen (Schritt 3)	Kuchen/Nachspeise

Packen Sie Zwischenmahlzeiten für die ganze Woche im Voraus ein

Abend-/Mittagessen	**Abend-/Mittagessen**	**Abend-/Mittagessen**	**Abend-/Mittagessen**	**Abend-/Mittagessen**	**Abend-/Mittagessen**	**Abend-/Mittagessen**	**Abend-/Mittagessen**
Geben Sie ganz kleine Beilagen dazu aus: Pickles (Schritt 5) Gepresster Salat (Schritt 1 u. S. 122, 243) Würzzutaten (Schritt 8) Meeresgemüse: (Schritt 6)	Vollkornreis mit Gomasio, 52 Rolle aus dunkelgrünem Blattgemüse, 32 Rauchige, scharf angebratene grüne Bohnen mit schwarzem Pfeffer, 85	Quinoa mit Gemüse, 57 Bohnensprossensalat,74 Misosuppe, 165	Grünkohl mit Rosinen und gerösteten Mandeln, 36 Getreidegericht Ihrer Wahl, (Schritt 1) Schwarze Bohnen mit Mais oder Gemüse, 84 Gepresster Salat, (Schritt 1)	Reisbratlinge, 58 (Reisreste vom Tag zuvor verwenden) Tempeh- Sandwich mit Grün u. Wurzelgemüse, 80 Misosuppe, 165	Gemüse auf Nabe-Art, 35 Im Topf geröstete Hirse mit Teff und gedünsteten Zwiebeln, 60 Vielseitige Linsen und farbenfrohe Linsen, 77 Gepresster Salat (Schritt 1)	Geheimnisvolles Misogrün, 37 Buchweizennudeln & Ingwer und Frühlingszwiebel, 53 Süße Möhren, Kürbispüree, 111 Pickles, 122	Wild-Reis und gedünstetes Gemüse, 59 Melange aus rohem Grün Misosuppe, 165

Makrobiotische Ernährungs-Richtlinien für gemäßigte Klimazonen

einschließlich Nord-Amerika, Europa, Russland, China, Ost-Asien, und moderate Klima-Regionen in Süd-Afrika, Süd-Amerika, Australien und Neu-Seeland

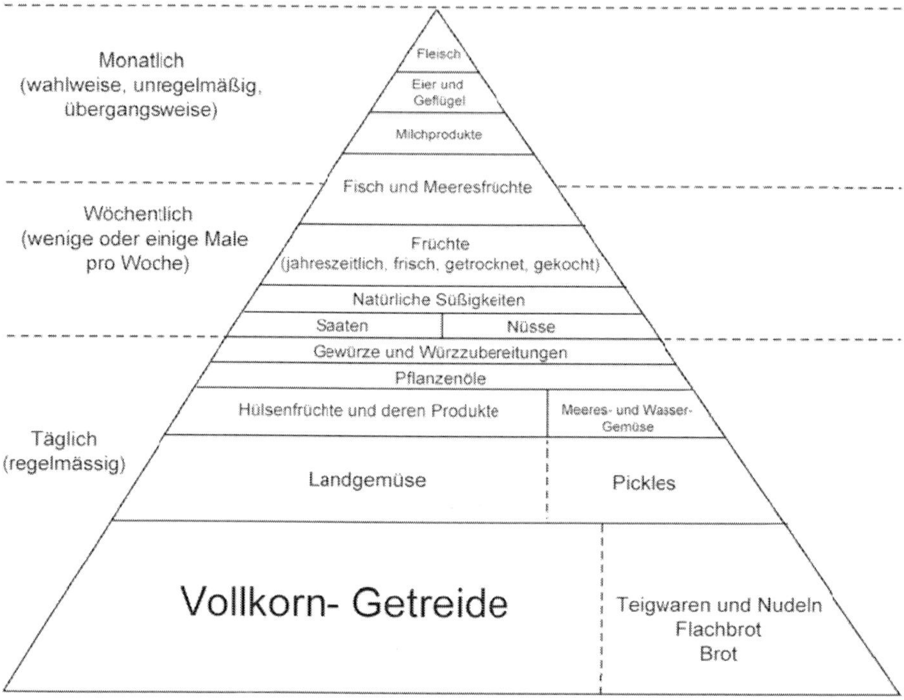

Makrobiotische Ernährungs-Richtlinien für gemäßigte Klimazonen

einschließlich Nord-Amerika, Europa, Russland, China, Ost-Asien, und moderate Klima-Regionen in Süd-Afrika, Süd-Amerika, Australien und Neu-Seeland

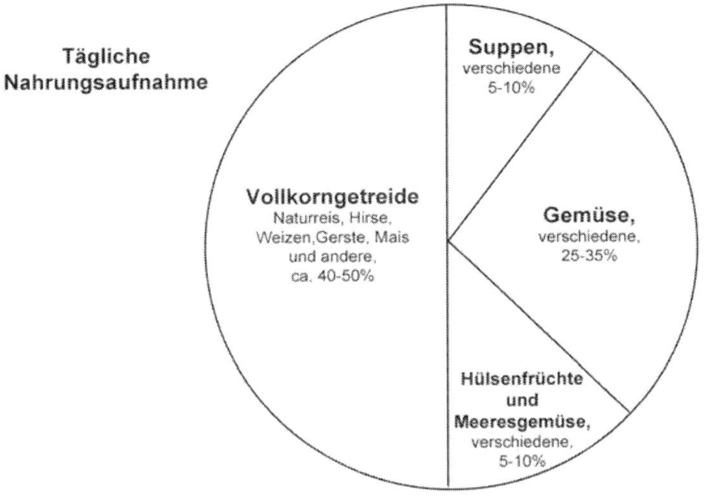

Zuzüglich ergänzende Nahrungsmittel und Getränke:

Fisch und Meeresfrüchte (optional)
Lokale Früchte, Saaten und Nüsse
Natürlich hergestellte Speiseöle, Gewürze und Würzzubereitungen
Natürliche Süßmittel
Nicht-aromatische und nicht-stimulierende Getränke und
gelegentlich aromatische und stimulierende Getränke

Die Nahrung sollte so viel wie möglich aus biologischer Herkunft stammen
Wasser sollte Quellwasser, Brunnenwasser oder gereinigtes Wasser sein
Feuer sollte aus Holz, Holzkohle, Gas, Solar erzeugt werden oder aus anderen natürlicher Quellen stammen

Danksagungen

Einen herzlichen Dank an alle, die uns dabei unterstützt haben, dieses Buch Wirklichkeit werden zu lassen! Der begrenzte Raum ermöglicht uns nur die Erwähnung von Einigen unter Ihnen, aber Sie wissen, wer Sie sind.

Unsere tiefste Dankbarkeit dafür, dass sie den Samen für die modernen Lehren der Makrobiotik gesät haben, gilt den Pionieren der modernen Makrobiotik, Georges and Lima Ohsawa. Wir möchten außerdem diese Gelegenheit wahrnehmen, an die Makrobiotik- Lehrer, -Autoren, -Gemeinschaften, -Praktizierenden und -Unternehmen weltweit einen von Herzen kommenden Dankesgruß für ihre ununterbrochene Förderung dieses makrobiotischen, friedvollen Lebensweges zu richten.

Unsere tiefe Anerkennung geht an unsere Großfamilie, die Kinder und Enkel, mit einem besonderen Dankeschön an Midori Kushi, Angelica Kushi, Anne Leinen für ihr Brainstorming für das Titelbild, Lawrence Haruo Kushi, PhD, für seinen wissenschaftlichen Beitrag sowie an Aveline Kushi für die Lehren ihrer makrobiotischen Kochkünste.

Ein besonderer Dank geht an den Herausgeber Richard Theobald, der die Idee zu diesem Buch von Anfang an unterstützt hat, und an den Ost-West-Verlag. Wir danken auch den englischen Lektoren Lynn Cross und Pat Samples für ihre gewissenhafte Arbeit.

Unsere große Dankbarkeit richtet sich an diejenigen, die die Rezepte getestet und an die, die uns Requisiten geliehen haben, an Unterstützer und Freunde: Laurie Savran, Anita Demants, Jim Bottomley von Red Eye Ceramic, Deborah Savran, Allison Widboom, Michelle Licata, Debbie Johnson, Anna Merle, Cheryl Locke, Kathleen Schuler, Dawn Pallavi Ludwig, AmyLeo Barankovich und Leslie Frodema.

Unserem Photographen Allen Brown (den uns der Himmel gesandt hat) können wir gar nicht genug danken, ebenso Jody Ann Lichtor, der Speisen- und Requisiten-Künstlerin schlechthin sowie Susan Barrientos für ihre visuell so ansprechende Gestaltung der Speisen. Einen besonderen Dank richten wir an die Maskenbildnerin und Stylistin Cindy Rae.

Vielen Dank an die Köche, die uns ihre wunderbaren Rezepte zur Verfügung gestellt haben: Marie Digatono von Eco Yards & Gardens für die *Palmkohlchips*, AmyLeo Barankovich von Vegan Affairs and Teaching Compassion für *Rauchige, scharf angebratene grüne Bohnen mit schwarzem Pfeffer*, Dawn Pallavi Ludwig, frühere Eigentümerin der Natural Epicurean Academy of Culinary Arts in Austin, für ihre *Glutenfreie Crêpes*, Gary Alinder, seit mehr als 20 Jahren Koch der Makrobiotischen Montagabendessen in Palo Alto, Kalifornien und Blogger, für die *Glutenfreien Himbeerperlen*, Anne-Marie Wilboltt für den *Brennesseltee* und die deutsche Makrobiotik- Zeitschrift DAS GROSSE LEBEN für die *Traditionelle osteuropäische fermentierte Getreide-Suppe*.

Über die Autoren

Gabriele Kushi, studierte alternative Ernährungsformen und Lehrtätigkeiten an der Columbia- Universität, dem Kushi-Institut, sowie der University von Minnesota, ist international als Autorin, Dozentin, Gesundheitsberaterin und Kochlehrerin bekannt. Sie hat ihr Leben der Heilkunst gewidmet, mit dem besonderen Schwerpunkt auf der makrobiotischen Tradition für eine friedvolle Welt, indigenen und alternativen Heilmethoden, Yoga, Nachhaltigkeit und der Unterstützung dieser Wissenschaften durch solide Forschung.

Sie ist die Gründerin und Direktorin des Lehrzentrums *Kushi's Kitchen* in Minneapolis, USA, Verfasserin von *Embracing Menopause Naturally* (Square One Publishers, 2006) und Dozentin von in den USA erschienenen DVDs über makrobiotisches Kochen mit naturbelassenen Lebensmitteln, die ihr Buch *The Macrobiotic Kitchen in 10 Easy Steps* (Englischsprachige Ausgabe von *Einführung in die makrobiotische Küche in 10 leichten Schritten)* und ihre persönlichen Fernberatungs- und Betreuungsprogramme begleiten.

Gabriele Kushi spricht häufig in US-Radio-Talkshows und wird vielfach in Druck- und elektronischen Medien zitiert. Ihre Arbeiten wurden unter anderem in den Zeitschriften *Natural Health, Taste for Life, Essential Wellness* in USA und in Deutschland in DAS GROSSE LEBEN - Magazin veröffentlicht.

1979 hat sie ihre Ausbildung am Kushi-Institut in den USA abgeschlossen, wo sie bei den Gründern des Instituts und internationalen makrobiotischen Führungspersönlichkeiten Michio and Aveline Kushi eine fortgeschrittene Ausbildung in den universellen makrobiotischen Prinzipien des Gleichgewichts, Handheilung, Konsultationen, Kochen und gesundheitliche Bewertung absolviert hat. Seit 2008 ist sie nach ihrem Studium am *Institute for Integrative Nutrition* in Verbindung mit dem Lehrerseminar an der Columbia University, New York, NY außerdem US- zertifizierte Therapeutin für ganzheitliche Medizin.

Gabriele Kushi erhielt 2009 den *Aveline-Kushi-Preis* für ihr Engagement und ihre Arbeit für die Makrobiotik und ist Mitglied des Beratungsausschusses von *Earth Save International*. Sie arbeitet sowohl mit Medizinfrauen der amerikanischen Ureinwohner als auch mit Heilern und geistigen Führern weltweit zusammen und hat Europa, Japan, Mexiko, Mittelamerika, die Vereinigten Staaten und Afrika bereist.

Gabriele Kushi ist in Deutschland geboren, lebt in den Vereinigten Staaten, hat eine Tochter und ist Michio Kushis Schwiegertochter. Weitere Informationen: www.KushisKitchen.com.

Michio Kushi wurde 1926 in Kokawa, Wakayama-ken, Japan, geboren. Nach seinem Studium der politischen Wissenschaft und des Völkerrechtes an der Universität Tokio übersiedelte er 1949 in die Vereinigten Staaten. Angeregt von George Ohsawas Ernährungslehren, widmete er sein Leben dem Studium der Anwendung der traditionellen Philosophie und Medizin zur Lösung der Probleme in der modernen Welt. Anfang der 1960er Jahre zogen Michio Kushi und seine Familie von New York nach

Boston und gründeten EREWHON, den Naturkosthandelspionier in den Vereinigten Staaten, um biologisch gewachsene, vollwertige und natürlich verarbeitete Lebensmittel erhältlich zu machen. Während der letzten fünfzig Jahre hielt er auf der ganzen Welt Vorträge über Ernährung, Gesundheit, Philosophie und Kultur und gab Tausenden von Menschen und Familien Ernährungs- und Lebensempfehlungen. 1971 gründeten seine Schüler das *East West Journal*, um Makrobiotik-Informationen bekannt zu machen, und 1972 wurde zur Verbreitung der makrobiotischen Lehren und Forschungen die *East West Foundation* ins Leben gerufen. Heute gibt es viele lokale und regionale makrobiotisch inspirierte Zentren, Institutionen, Unternehmen und Landprojekte in den Vereinigten Staaten, in Kanada und in Europa sowie in Teilen Lateinamerikas, im Mittleren Osten, in Asien und in Australien.

1978 gründeten Michio und Aveline Kushi das Kushi Institute, eine Ausbildungsstätte für Makrobiotik-Lehrer und -Lehrerinnen, -Berater und -Beraterinnen sowie für -Köche und -Köchinnen mit Sitzen in USA, Europa und Asien. Als weiteres Mittel zur Diskussion der Probleme der Weltgesundheit und des Weltfriedens riefen die Kushis alljährliche Makrobiotik-Kongresse in Nordamerika, Europa und in der Karibik ins Leben, die von Delegierten aus vielen Ländern getragen wurden.

Seit den 1980er Jahren traf Michio Kushi mit Regierungsvertretern und Führungspersönlichkeiten aus dem Sozialwesen in den Vereinten Nationen, in der Weltgesundheitsorganisation (WHO), im Weißen Haus und in vielen internationalen Hauptstädten zusammen. Seine Seminare und Vorträge über Ernährungstherapie bei Krebs, Herzkrankheiten, AIDS und anderen Leiden haben Tausende von Ärzten, Krankenschwestern, Ernährungswissenschaftlern und anderen Menschen, die auf dem Gebiet der Gesundheitsfürsorge tätig sind, angezogen. Medizinische Wissenschaftler an der *Harvard Medical School*, der *Universität Tulane*, der *School of Public Health* der Universität von Minnesota, der Universität von Ghent, Belgien, und anderen Universitäten, Krankenhäusern, Gefängnissen und Schulen betrieben Forschungen über die Wirksamkeit der makrobiotischen Ernährung. 1985 wurde Kushi zum Präsident der des Weltkongress der alternativen Medizin gewählt, einem Zusammenschluß von 300 Naturheil-und Gesundheitsvorsorgeorganisationen mit internationalem Sitz in Madrid,Spanien.

Michio Kushi hat mehr als fünfzig Bücher veröffentlicht, darunter *Das große Buch der makrobiotischen Ernährung und Lebensweise* sowie *Natürliche Heilung mit Makrobiotik* (beide: Ost-West-Verlag), und weitere Werke, die bisher nur zum Teil in deutscher Sprache erschienen sind. Er lebte bis zu seinem Tode 2014 im Alter von 88 Jahren in Massachusetts, USA. Das von ihm gegründete Lehrzentrum in Becket, in den Berkshire Mountains (Massachusetts USA), bietet heute vielfältige Möglichkeiten zum zurückgezogenen Intensivstudium der Makrobiotik. Dieses Buch - zusammen mit seiner Schwiegertocher Gabriele Kushi entstanden - ist seine letzte literarische Hinterlassenschaft: der Wegweiser für eine gesunde, moderne und menschengemäße Ernährung und Lebensweise für das 21. Jahrhundert!

Makrobiotik-Organisationen

One Peaceful World – One Peaceful World ist ein internationales Informationsnetzwerk und ein dem Ziel der Freundschaft gewidmeter Zusammenschluß von Einzelpersonen, Familien, Bildungseinrichtungen, biologisch wirtschaftenden Landwirten, Lehrern, Eltern und Kindern, Autoren und Kunstlern, Heimarbeitern und Geschäftsleuten sowie anderen die sich der Verwirklichung einer gesunden, friedvollen Welteinheit verschrieben haben. Die Angebote umfassen Bildungs- und kulturelle Reisen, Versammlungen und Foren internationale Hilfe zu Ernährung und Entwicklung sowie Publikationen. Nähere Informationen erhalten Sie über One Peaceful World, Box 10, 623-2322 Becket, MA, USA, oder One Peaceful World, c/o Klaus Schubring, Möllner Str 100, D-2059 Büchen, Tel. 04155-5581.

Kushi-Institute – Zentrum für makrobiotische und ganzheitliche Studien, das in den Bergen von Berkshire im westlichen Massachusetts, USA, liegt, und seine Programme auch über angeschlossene Institute in Europa und Japan anbietet. Der Begründer Michio Kushi hielt weltweit Seminare ab zu den Grundlagen und der Entwicklung von Gesundheit, der Beziehung zwischen Ernährung und degenerativen Krankheiten und über die Neuorientierung der Gesellschaft bis hin zu mehr Gesundheit und Frieden. Weitere Informationen bekommen Sie über Kushi Institute, Box 7, Becket, MA 01223, USA, www.kushiinstitute.org, oder Kushi Institute of Northern Europe Weteringschans 65, NL-1017 RX Amsterdam, Holland, www.macrobiotics.nl.

Der Ost-West-Bund e.V. ist seit 1977 in makrobiotischer Öffentlichkeitsarbeit im deutschsprachigen Raum tätig. Hauptaktivitäten sind die Aufklärung und Information zur naturgemäßen Lebensweise und das besondere Bemühen, unseren Mitmenschen Selbstverantwortung für die eigene Gesundheit und Lebensführung nahezubringen. Als Grundlage dazu dienen die traditionellen ganzheitlichen Erfahrungen der fernöstlichen Heilkunde und Kultur, die mit den analytischen wissenschaftlichen Erkenntnissen des Westens zu einer Synthese geführt werden sollen. Der Ost-West-Bund e. V. veranstaltete in diesem Sinne Seminare mit Michio & Aveline Kushi und anderen Makrobiotik-Lehrern, unterstützte wesentlich den Aufbau und die Entwicklung der Naturkostversorgung in Deutschland und initiierte Makrobiotik-Seminare und -Aktivitäten, aus denen die meisten heutigen Makrobiotik- Lehrer in Deutschland hervorgingen. Der Ost- West- Bund e.V. dient heute mit der Zeitschrift DAS GROSSE LEBEN als Kommunikations- und Informationsverband für die Makrobiotik-Offentlichkeitsarbeit im deutschsprachigen Raum. Angegliedert ist auch ein Buchverlag (www.ost-west-verlag.org), der Literatur im Rahmen der Organisationsziele herausgibt.

Weitere Kurse und Informationen über Makrobiotik – Aus Aktualitätsgründen veröffentlichen wir in diesem Buch keine weiteren Adressennachweise. Es gibt jedoch eine Fülle von wechselnden Makrobiotik-Adressen und -Aktivitäten. Laufende aktuelle Informationen erhalten Sie über **DAS GROSSE LEBEN- Nachrichten**, welches in jeder Ausgabe einen umfangreichen Terminkalender sowie ein Adressenverzeichnis aller relevanten deutschsprachigen Makrobiotik-Zentren veröffentlicht (auch online unter www.das-grosse-leben.de), sowie über die Mitgliedszeitschrift **DAS GROSSE LEBEN- Magazin** mit umfangreichen Artikeln zum Thema. Adresse: DAS GROSSE LEBEN, Hauptstr. 50, D-66333 Völklingen, email: info@das-grosse-leben.de.